Springer-Lehrbuch

Jürgen Schatz

Übungsbuch Chemie für Mediziner

Mit 248 Abbildungen

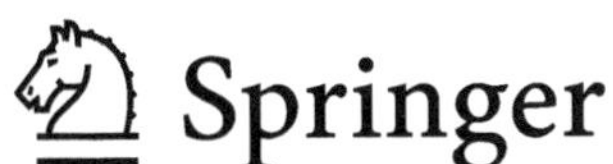

Jürgen Schatz
Universität Erlangen-Nürnberg, Organische Chemie I
Erlangen, Deutschland

ISBN 978-3-662-53487-8 978-3-662-53488-5 (eBook)
DOI 10.1007/978-3-662-53488-5

Die Deutsche Nationalbibliothek verzeichnet diese Publikation in der Deutschen Nationalbibliografie; detaillierte bibliografische Daten sind im Internet über http://dnb.d-nb.de abrufbar.

Springer

Umschlaggestaltung: deblik Berlin
Fotonachweis Umschlag: © Nicolas Loran/iStock

Gedruckt auf säurefreiem und chlorfrei gebleichtem Papier

Springer ist Teil von Springer Nature
Die eingetragene Gesellschaft ist Springer-Verlag GmbH Deutschland
Die Anschrift der Gesellschaft ist: Heidelberger Platz 3, 14197 Berlin, Germany

Bedienungsanleitung

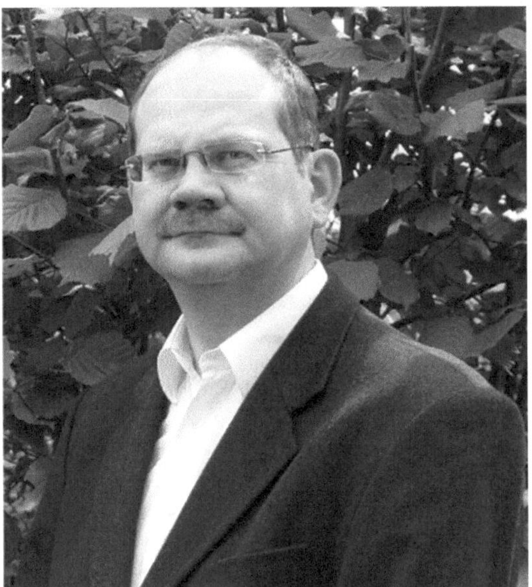

Herzlich willkommen bei der Lektüre von *Übungsbuch Chemie in der Medizin*! Nachfolgend finden Sie eine Vielzahl von Aufgaben, für die alle eine explizite Lösung angegeben ist. Ziel ist dabei nicht, reines Faktenwissen abzufragen. Vielmehr hilft die Bearbeitung Ihnen, sich der chemisch-naturwissenschaftlichen Denkweise anzunähern und zu verstehen, wie solche Fragestellungen lösbar sind. Deshalb sind die Aufgaben exemplarisch zu sehen; kleine Variationen führen zu weiteren Aufgaben, die aber vom Typus und von der Lösungsstrategie her vergleichbar sind.

Jeder Aufgabe folgt zunächst ein Lösungshinweis – hier finden Sie das Ergebnis der Aufgabe ohne weiteren Kommentar. Sie können so schnell selbst überprüfen, ob Sie die Aufgabe richtig gelöst haben. Danach folgt immer ein schrittweiser Lösungsweg, meist mit Zusatzinformationen und weiteren Hinweisen.

In Ihrem Studium haben Sie nur begrenzt Zeit zur Verfügung. Daher ist es nicht meine Intention, ein Übungsbuch im Sinne »3000 Aufgaben zur…« bereitzustellen. Der Umfang ist vielmehr so gewählt, dass Sie das Übungsbuch begleitend zu einem oder zwei Semestern Chemie komplett durcharbeiten können.

Parallel zum Übungsbuch benötigen Sie selbstverständlich Vorlesungsmaterialien und/oder ein Lehrbuch, da die Theorie der Chemie in solch einem Aufgabenwerk nicht vollständig abgebildet werden kann.

Viel Erfolg beim Lösen der Übungen und in Ihrem Studium wünscht Ihnen

Jürgen Schatz

Inhaltsverzeichnis

I Allgemeine Chemie

II Organische Chemie

III Metallkomplexe

IV Medizinisch relevante Materialien

Allgemeine Chemie

Allgemeine Grundlagen

J. Schatz, *Übungsbuch Chemie für Mediziner*,
DOI 10.1007/978-3-662-53488-5_1,

In diesem Kapitel werden wichtige Grundlagen der Chemie zusammengefasst: Wie sieht ein Atom im Detail aus und wie bauen sich aus Atomen chemische Verbindungen auf? Was können spektroskopische Methoden leisten, um die atomare und molekulare Ebene zu erhellen. Daraus leitet sich dann das Periodensystem als zentrales Ordnungsprinzip in der Chemie ab. Viele Sachverhalte, wie z. B. Stöchiometrie und erwarteter Bindungstyp einer Verbindung, lassen sich so verstehen.

1.1 Mathematische Grundlagen

Notwendige mathematische Grundlagen:
- Gleichungen und Gleichungssysteme:
- Potenzen, Logarithmus
- Differenziale und Integrale

Welche mathematischen Kompetenzen werde für den Kurs »Chemie für Medizinerinnen und Medizinern« benötigt? Nicht viele, aber Probleme, die in dieser Veranstaltung auftreten, sind sehr oft mathematischer und nicht chemischer Natur. Deshalb werden in den »Rechenaufgaben« der allgemeinen Chemie immer explizite Rechenwege formuliert und dort nochmals wichtige mathematische Grundlagen erwähnt. Die mathematischen Anforderungen in der Chemie sind etwas geringer als die der Physik. Dennoch ist Kapitel 1 aus meinem Lehrbuch *Erste Hilfe – Chemie und Physik für Mediziner* eine gute Grundlage.

1.2 Atombau, Periodensystem der Elemente (PSE) und chemische Bindung

1.2.1 Zusammenfassung

Kern:
- Neutronen: n^0
- Protonen: p^+

Hülle:
- Elektronen: e^-
- $2n^2$ e^- pro Schale

s-Orbital = kugelförmig
p-Orbital = hantelförmig

PSE:
- Gruppen
- Perioden

Atome sind aus Neutronen und Protonen im Kern und Elektronen in der Hülle aufgebaut. Zur Masse eines Atoms tragen in erster Linie die neutralen Neutronen und die positiv geladenen Protonen bei. Die Masse negativ geladenen Elektronen sind näherungsweise vernachlässigbar. Die Elektronenhülle ist in Schalen gegliedert, mit einer maximalen Aufnahmekapazität $2n^2$, wobei n mit der Schalennummer (= Periode im PSE) korreliert.

Die Elektronen halten sich hierbei in Orbitalen auf, deren Form sich aus der Quantenmechanik ergibt. Hundsche Regel und Pauli-Prinzip gelten für die Besetzung der Orbitale.

Periodensystem: Anordnung der Elemente gemäß Ordnungszahl = Anzahl der Protonen im Kern. Elemente einer Gruppe haben die gleiche Valenzelektronen-Konfiguration und verhalten sich chemisch ähnlich.

Eigenschaften der Elemente wie Metallcharakter, Elektronegativität (EN), Ionisierungsenergie und Ionenradius entwickeln sich im PSE systematisch (◘ Abb. 1.1):

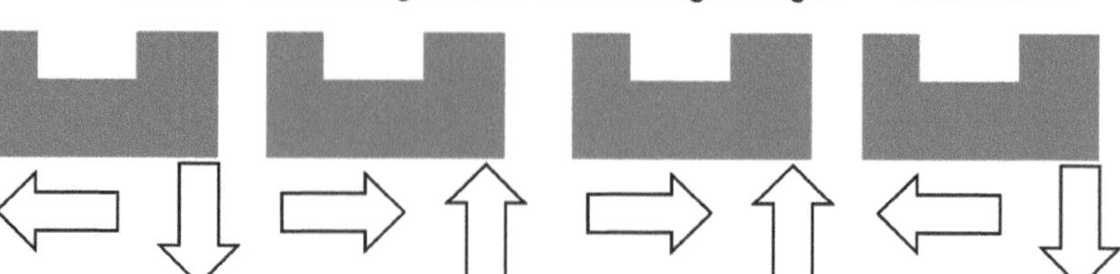

◘ **Abb. 1.1**

Bindungen

Bindungen zwischen Teilchen basieren auf elektrostatischer Wechselwirkung (Anziehung). Je nach Art und Weise dieser Wechselwirkung ergeben sich:
- Metallbindung
- Ionenbindung
- Kovalente Bindung
- Koordinative Bindung

Wechselwirkungen

Schwächere Wechselwirkungen dienen dem Zusammenhalt einzelner Teilchen:
- Wasserstoff- oder H-Brückenbindungen
- Polare Wechselwirkungen (Monopol/Dipol/induzierter Dipol)
- Dispersionskräfte, Van-der-Waals-Kräfte

1.2.2 Aufgaben und Lösungen

GK 1.1, 1.2

Aufgabe: Bindung und PSE
- Stellen Sie die Elektronenkonfiguration für die Elemente Beryllium und Selen auf.
- Leiten Sie dann anhand der Stellung dieser Elemente im PSE den wahrscheinlichen Bindungstyp und die Stöchiometrie der binären Verbindung aus Beryllium und Selen ab.

Lösungshinweis

► Se: $1s^2\ 2s^2\ 2p^6\ 3s^2\ 3p^6\ 4s^2\ 3d^{10}\ 4p^4$

► BeSe (Berylliumselenid)

Lösung

Beryllium (Be) steht in der 2. Hauptgruppe, 2. Periode, das heißt, die 1. Schale ist voll besetzt → $1s^2$.

Die 2. Periode füllt zuerst das 2s-Orbital auf, 2. Gruppe bedeutet, 2 e^- sind zu vergeben, woraus folgt: $1s^2\ 2s^2$.

Bei Selen sind in der 4. Schale 6 Elektronen zu vergeben, damit sind die ersten 3 Schalen vollständig gefüllt: $1s^2\ 2s^2\ 2p^6\ 3s^2\ 3p^6$.

So sind schon 18 der insgesamt 34 Elektronen vergeben.

Jetzt geht es in die 4. Schale: $4s^2$. Hier ist wichtig: Die Orbitale werden der Energielage nach aufgefüllt, von unten nach oben, das heißt, 4s kommt vor 3d, dann 4p:

→ $4s^2\ 3d^{10}$ (5 d-Orbitale ergeben 10 e^-), damit sind 30 der 34 e^- vergeben. Die letzten kommen jetzt in das 4p-Orbital, unter Berücksichtigung der hundschen Regel: Erst ein Elektron pro energiegleichem Orbital, dann zu Paaren auffüllen (■ Abb. 1.2).

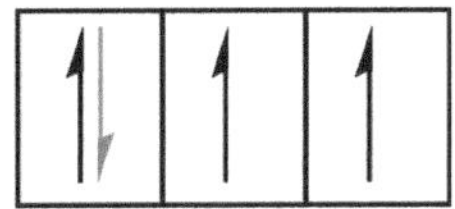

■ Abb. 1.2

Insgesamt ergibt sich: $1s^2\ 2s^2\ 2p^6\ 3s^2\ 3p^6\ 4s^2\ 3d^{10}\ 4p^4$.

Be gibt 2 Elektronen ab, um eine Edelgaskonfiguration zu erreichen (→ Be^{2+}) und Se braucht noch 2 Elektronen (→ Se^{2-}). Der große EN-Unterschied (ein Element »links« im PSE z. B. aus der 1. oder 2. Hauptgruppe reagiert mit einem Element, das sich »rechts« im PSE befindet, also z. B. aus 6. oder 7. Hauptgruppe) legt ein Salz nahe: BeSe (Berylliumselenid).

GK 1.1.5, 1.2.1

■ Aufgabe: Verbindungen, Oktettregel

Sagen Sie mithilfe der Oktettregel die Summenformeln der Verbindungen voraus, die aus folgenden Elementkombinationen entstehen:

- Natrium (Na) + Iod (I)
- Aluminium (Al) + Brom (Br)
- Magnesium (Mg) + Sauerstoff (O)
- Bor (B) + Schwefel (S)
- Silizium (Si) + Fluor (F)
- Kohlenstoff (C) + Selen (Se)
- Kohlenstoff (C) + Wasserstoff (H)

■ Lösungshinweis

► NaI, $AlBr_3$, MgO, B_2S_3, SiF_4, CSe_2, CH_4.

■ Lösung

Edelgaskonfiguration

Die **Oktettregel** besagt – wie auch die 18-Elektronen-Regel bei den Komplexen –, dass Atome immer danach streben, eine Edelgaskonfiguration zu erreichen, das heißt so viele Elektronen aufzunehmen oder abzugeben, dass die gleiche Anzahl an Außenelektronen vorliegen wie bei dem zum jeweiligen Element benachbarten Edelgas. Die Oktettregel gilt streng nur in der 1. Periode des PSE, ist aber dennoch eine sehr große Hilfe, auch in den anderen Fällen.

Verbindungen entstehen dadurch, dass ein Partner Elektronen abgibt und der andere diese aufnimmt. Die Zahl der aufgenommenen und abgegebenen Elektronen muss dabei gleich sein, die Bilanz muss stimmen. Alle Atome müssen dabei in der Verbindung eine Edelgaskonfiguration erreichen. Hier hilft wieder ein Periodensystem:

H							He
		B	C		O	F	Ne
Na	Mg	Al	Si		S		Ar
					Se	Br	Kr
						I	Xe
+1	+2	+3	+4|–4	–3	–2	–1	

Elemente in der 1. Hauptgruppe (Li, Na, K…) geben ihr einziges Valenzelektron ab, werden zum einfach positiv geladenen Kation (Li^+, Na^+ etc.). Prinzipiell könnten sie auch 7 Elektronen aufnehmen, es wird aber bevorzugt die Richtung beschritten, die weniger Ladungen ergibt. Daher können bei Elementen der 4. Hauptgruppe beide Richtungen eingeschlagen werden: +4 bzw. –4.

Stöchiometrie ergibt sich durch Ladungsausgleich, kleinstes gemeinsames Vielfaches (kgV)!

Die Stöchiometrie ergibt sich dann daraus, dass sich die Ladungen in der Verbindung ausgleichen müssen. Beispiel Borsulfid:

Bor, 3. Hauptgruppe, gibt damit B^{3+}, Schwefel, 6. Hauptgruppe, gibt dann S^{2-}.

Nomenklatur Salze: Name Kation – Name Anion

Die 3 positiven und 2 negativen Ladungen müssen sich ausgleichen. Dazu sucht man das kgV der beiden Ladungen, hier 6, $2 \times B^{3+}$ und $3 \times S^{2-} \rightarrow B_2S_3$.

Ach ja, noch etwas: B_2S_3 und **nicht** S_3B_2!

■ **Aufgabe: Atomradius (Mathematik)**

GK 1.2.6

Das Metall Kalium besteht aus maximal dicht zusammengepackten Atomkugeln (»dichteste Kugelpackung«); dabei beträgt der ausgefüllte Raum 74 %. Welchen Atomradius hat das Kaliumatom (Dichte: 0,856 g cm^{-3})?

■ **Lösungshinweis**

► 238 pm.

■ **Lösung**

Für die Lösung benötigen wir die Anzahl N_K der Kaliumatome, da sich das von den Kaliumatomen ausgefüllte Volumen V rechnerisch durch das Volumen einer Kugel multipliziert mit der Anzahl N_K ergibt. So weit, so einfach.

Aus der Dichte d ergibt sich, dass 1 cm^3 die Masse 0,856 g hat. Mit der molaren Masse M von Kalium (39 g mol^{-1}) errechnet sich daraus die Stoffmenge n.

$V = \frac{4}{3} \cdot \neq \cdot r^3$

$d = \frac{m}{V}$

$M = \frac{m}{n}$

$$n = \frac{m}{M}$$

Anzahl der Kaliumatome

$$N_K = N_A \cdot n = N_A \cdot \frac{m}{M}$$

Das Gesamtvolumen setzt sich aus den Einzelvolumina V_K der Kaliumatome zusammen.

$$V_{gesamt} = V_{einer\ Kaliumkugel} \cdot N_K = V_K \cdot N_K = V_K \cdot N_A \cdot \frac{m}{M}$$

$$V_K = \frac{4}{3} \cdot \pi \cdot r_K^3$$

Einsetzen dieser Gleichung in die vorherige führt dann zu:

$$V_K = \frac{4}{3} \cdot \pi \cdot r_K^3 \cdot N_A \cdot \frac{m}{M}.$$

Damit sind jetzt alle Größen beieinander. Die Masse m ergibt sich noch aus der Dichte d unter Berücksichtigung, dass nur 74 % des Raumes tatsächlich gefüllt sind.

$$V \cdot 0{,}74 = \frac{4}{3} \cdot \pi \cdot r_K^3 \cdot N_A \cdot \frac{d \cdot V}{M}.$$

$$r_K^3 = \frac{3}{4 \cdot \pi \cdot N_A} \cdot \frac{M \cdot 0{,}74}{d} = \frac{3 \cdot 0{,}74}{4 \cdot \pi \cdot 6{,}022 \cdot 10^{23} \frac{1}{mol}} \cdot \frac{39 \frac{g}{mol}}{0{,}856 \frac{g}{cm^3}} = 1{,}34 \cdot 10^{-23} cm^3.$$

Nach dem gesuchten Radius auflösen und einsetzen

$$r = \sqrt[3]{1{,}34 \cdot 10^{-23} cm^3}$$

$$= 2{,}38 \cdot 10^{-8} cm = 2{,}38 \cdot 10^{-8} \cdot 10^{-2} m = 2{,}38 \cdot 10^{-10} m$$

$$= 2{,}38 \cdot 10^{2} \cdot 10^{-12} m = 238 \cdot 10^{-12} m = 238\,pm$$

Wurzel ziehen und Einheiten anpassen, 1 Picometer (pm) = 10^{-12} m

GK 1.2.2

▪ Aufgabe: Orbital

Begründen Sie, warum es keine stabile Verbindung He_2 geben kann. Warum ist molekularer Sauerstoff (O_2) in seinem elektronischen Grundzustand ein Diradikal (das heißt, er besitzt 2 ungepaarte Elektronen)?

▪ Lösungshinweis

Beide Fragen lassen sich über Atom- und Molekülorbital-Energieschemata analog zum Bindungsmodell von Wasserstoff erklären.

▪ Lösung

Eine chemische Bindung entsteht durch Überlagerung von Orbitalen, das heißt aus 2 Atomorbitalen (AO) werden 2 neue Molekülorbitale (MO). Auch für Molekülorbitale gelten hundsche Regel und Pauli-Prinzip! Wichtig ist generell: Aus *n* AO werden immer *n* MO, einem energetisch abgesenkten Orbital steht immer ein erhöhtes Orbital entgegen, so entsteht ein bindendes-antibindendes Paar!

$\psi_1 + \psi_2$: bindendes σ-Orbital
$\psi_1 - \psi_2$: antibindendes σ*-Orbital

Beispiel H_2 (▪ Abb. 1.3 links):

Das 1s-Orbital des H-Atoms ist einfach besetzt und überlagert sich mit dem 1s-Orbital eines zweiten H-Atoms. Es resultieren 2 neue Orbitale durch Linearkombination der Wellenfunktionen.

Die verfügbaren Elektronen 1+1 = 2 werden gemäß Hund/Pauli eingefüllt, dies ergibt 2 Elektronen im bindenden Orbital. Für Helium (▪ Abb. 1.3, rechts) ist die Situation identisch, nur müssen jetzt 2+2 = 4 Elektronen verteilt werden. Im bindenden und antibindenden Orbital befinden sich nun jeweils ein Elektronenpaar, was in der Summe bedeutet: »keine Bindungsenergie«!

Für das Sauerstoffmolekül ist das sehr vergleichbar: Die Elektronenkonfiguration des Sauerstoffs lautet: $1s^2\,2s^2\,2p^4$.

Die Atomorbitale für $1s^2$ und $2s^2$ überlappen sich, sodass bindende und antibindende Teile sich gegenseitig neutralisieren und insgesamt nicht zu einer Bindung beitragen. Damit verbleiben 3 p-Orbitale, besetzt mit 4 Elektronen, die für die Bindung entscheidend werden (▪ Abb. 1.4).

Die 3 p-Orbitale müssen jetzt überlappen, das heißt, jene in x-Richtung kommen aufeinander zu und wechselwirken in Richtung der Bewegung. Das ergibt aber ein MO direkt auf der Bindungsachse → σ-Bindung. Die beiden p-Orbitale in y- bzw. z-Richtung überlappen parallel. »Ohne σ-Bindung keine π-Bindung.«

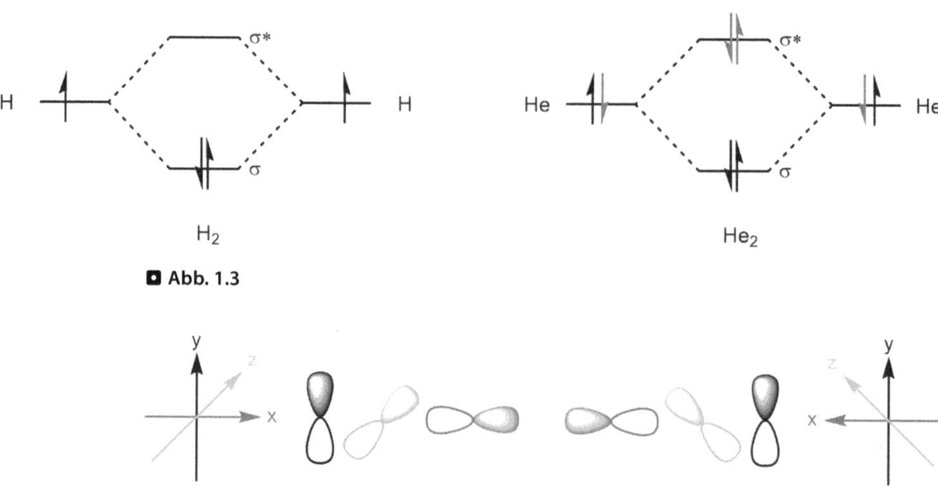

▪ **Abb. 1.3**

▪ **Abb. 1.4**

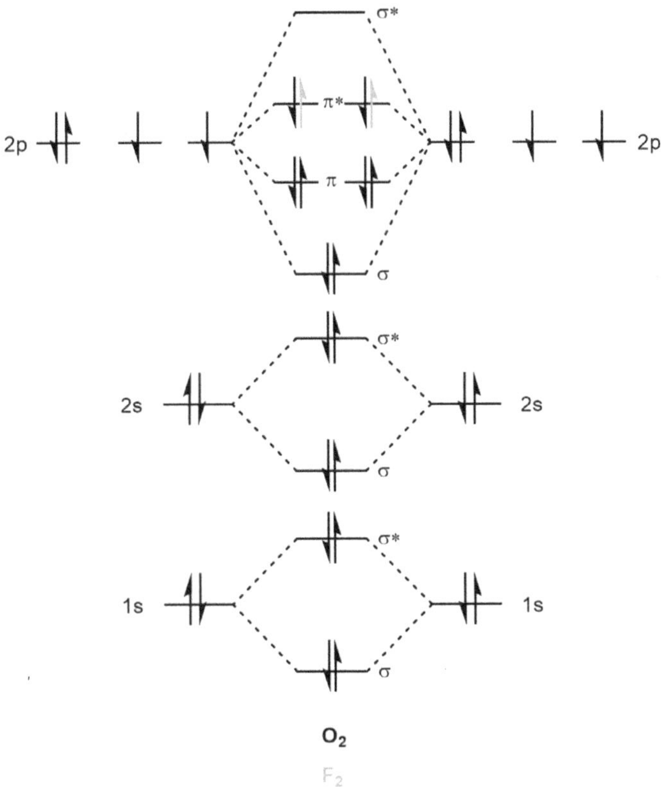

Abb. 1.5

Im Orbital-Energieschema sieht das dann so aus (Abb. 1.5):

Wie gesagt: 1s und 2s sind in Summe irrelevant, entscheidend sind die 2 × 4 Elektronen in den 2 × 3 p-Orbitalen, woraus sich 6 neue MO generieren. Die Besetzung wieder von unten nach oben, erst einfach. Daraus ergeben sich 2 einzelne Elektronen in den π*-Orbitalen → Biradikal! •O–O•

Geht man von Sauerstoff zum Fluor, kommen 2 × 1 Elektron (vgl. graue Pfeile in Abb. 1.5) dazu, damit ist der π/π*-Satz vollständig besetzt. Als einzige Bindung bleibt die vom σ (2p) abgeleitete Einfachbindung übrig: F–F.

- **Aufgabe: Geometrie von Verbindungen** GK 1.2.2, 1.2.3

Geben Sie Formeln für folgende Verbindungen an, die den räumlichen Bau erkennen lassen (3D-Strukturen). Berücksichtigen Sie hier auch eventuell auftretende freie Elektronenpaare:

- Ammoniak (NH_3)
- Wasser (H_2O)
- Flusssäure (HF)
- Tetrachlorkohlenstoff (CCl_4)
- Blausäure (H–CN)

- **Lösungshinweis (Abb. 1.6)**

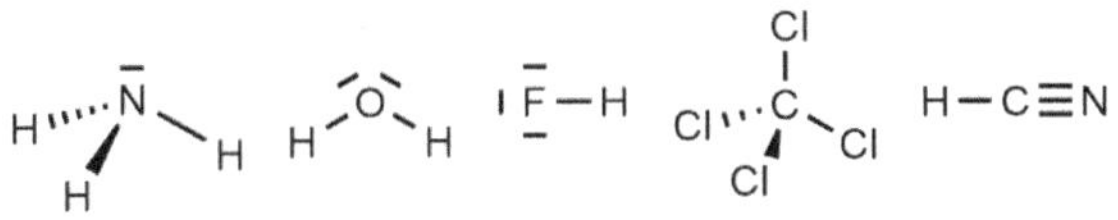

Abb. 1.6

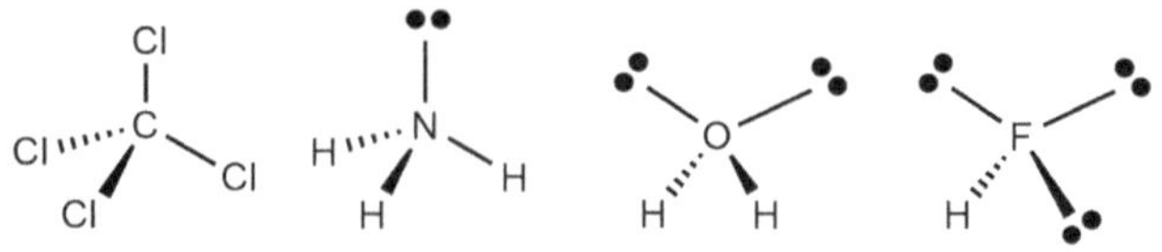

Abb. 1.7

■ **Lösung**

Bei den ersten 4 Verbindungen geht man von tetraedrischen Strukturen aus (sp^3-Hybridisierung). Mit zunehmender Elektronenzahl treten freie Elektronenpaare auf, die dann sukzessive an die Stelle der Substituenten treten, die Ecken der Tetraeder werden so »abgeschnitten«, Ammoniak ist trigonal pyramidal, H_2O gewinkelt und HF dann logischerweise linear (**Abb. 1.7**).

Freie Elektronenpaare brauchen Platz!

Freie Elektronenpaare sind »ziemlich anspruchsvolle Gesellen«, die Elektronen brauchen Auslauf und viel Platz. Um diesen Platz zu haben, drücken sie die anderen Substituenten etwas zur Seite. Das kann man schön an den Bindungswinkeln erkennen: Bei Tetrachlorkohlenstoff ist das der ideale Tetraederwinkel 109°, bei Ammoniak beträgt er 107°, bei Wasser 104°.

Bindungswinkel:
- sp^3: Tetraeder 109°
- sp^2: trigonal planar 120°
- sp: linear 180°

Blausäure (HCN) muss linear sein, da die CN-Gruppe eine Dreifachfachbindung beinhaltet, da ist der Bindungswinkel 180°.

Nebenbemerkung:

Wie die Oktettregel nur strikt für die 1. Periode im PSE gilt, trifft das auch auf die vom Kohlenstoff bekannte Hybridisierung zu. Ein Beispiel: Schwefelwasserstoff H_2S. Hier beträgt der Bindungswinkel 92°. Wie ist das zu erklären?

Die Elektronenkonfiguration des Schwefels im Grundzustand ist:

$1s^2\ 2s^2\ 2p^6\ 3s^2\ 3p_x^{\ 2}\ \mathbf{3p_y^{\ 1}\ 3p_z^{\ 1}}\ 3d^0$.

Das Schwefelatom ist jetzt im Vergleich zum Sauerstoff ziemlich groß und stark geladen. Dies führt dazu, dass sich die Hybridisierung für das Schwefelatom nicht lohnt. Die Bindung erfolgt so über die 3p-Orbitale, und zwar über die einfach besetzten Orbitale $\mathbf{3p_y^{\ 1}\ 3p_z^{\ 1}}$. Da die p-Orbitale senkrecht aufeinander stehen, muss dann H_2S schlussendlich eine annähernd rechtwinklige Geometrie aufweisen.

1.3 Spektroskopische Methoden

1.3.1 Zusammenfassung

- Infrarot-(IR-)Spektrokopie → infrarotes Licht → Schwingungen in Molekülen
- UV/vis-Spektroskopie → Anregung durch ultraviolettes (UV) und sichtbares (»visible«) Licht → Elektronenstruktur quantitative Beschreibung durch das Lambert-Beer-Gesetz
- Kristallstrukturanalyse → Röntgenstrahlung → Atompositionen
- Kernresonanz-Spektroskopie (Nuclear Magnetic Resonance [NMR] bzw. MRI) → Radiowellen → »chemische Umgebung«
- Massenspektrometrie → Bestimmung von Masse und Summenformel

1.3.2 Aufgaben und Lösungen

GK 2.2

Aufgabe: Spektroskopische Methoden

Welche spektroskopische Methode würden Sie einsetzen, um Informationen zu erhalten über:

- Struktur und Energie der Elektronen
- 3D-Struktur eines Proteins
- Funktionelle Gruppen eines Biomoleküls
- Masse eines Proteins?

Lösungshinweis

Worauf beruhen die einzelnen spektroskopischen Methoden? Was »sehen« diese?

Lösung

Elektronenstruktur → UV/vis-Spektroskopie
3D-Struktur eines Proteins → Kristallstrukturanalyse oder NMR
Funktionelle Gruppen → IR
Masse eine Teilchens → Massenspektrometrie

Aufgabe: Lambert-Beer-Gesetz

GK 2.5

Zur Bestimmung des Extinktionskoeffizienten einer Verbindung werden Eichgeraden aufgenommen. Hierzu werden unterschiedlich konzentrierte Lösungen des zu untersuchenden Stoffs vermessen. Die abgelesene Extinktion E wird dann grafisch gegen die Konzentration aufgetragen. Im Idealfall ergibt sich eine exakte lineare Abhängigkeit (Abb. 1.8). Berechnen Sie aus dem folgenden Graphen den Extinktionskoeffizienten dieser Verbindung ($d = 1$ cm).

Lösungshinweis

► 1000 L mol^{-1} cm^{-1}

Lösung

$$E = \varepsilon \cdot c \cdot d \rightarrow \varepsilon = \frac{E}{c \cdot d}$$

Das Lambert-Beer-Gesetz verknüpft die Extinktion E mathematisch mit der Konzentration c, der Proportionalitätsfaktor ist der Extinktionskoeffizient ε. Prinzipiell ist eine Messung ausreichend, aber um experimentelle Schwankungen auszugleichen, nimmt man die Eichgerade auf. Aus der Steigung kann dann der Extinktionskoeffizient abgelesen werden.

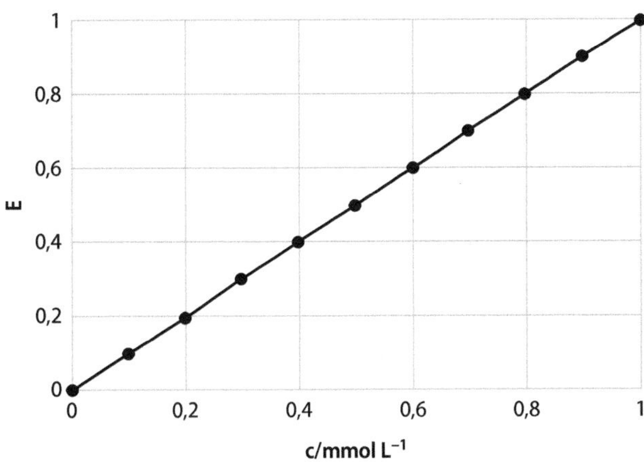

Abb. 1.8

Wenn wir einen Punkt nehmen, z. B. $c = 1$ mmol L^{-1}, $E = 1$, lässt sich daraus direkt der Extinktionskoeffizient ε berechnen:

$$\varepsilon = \frac{E}{c \cdot d} = \frac{1}{1 \cdot 10^{-3} \frac{\text{mol}}{\text{L}} \cdot 1\,\text{cm}} = 10^3 \frac{\text{L}}{\text{mol} \cdot \text{cm}}$$

GK 2.5

▪ Aufgabe: Lambert-Beer-Gesetz

Um die molare Masse M (veraltet: »Molmasse«) einer Verbindung zu bestimmen, wird 1 mg dieser Verbindung in 10 mL Lösungsmittel eingewogen. Dieser Lösung entnimmt man 1 mL und füllt auf exakt 100 mL auf. Von dieser Lösung wird in einer 1-cm-Küvette die Extinktion zu 0,8 bestimmt. Berechnen Sie die molare Masse, wenn der Extinktionskoeffizient dieser Verbindung 100 000 L mol^{-1} cm^{-1} beträgt.

▪ Lösungshinweis

► 125 g mol^{-1}

▪ Lösung

$E \rightarrow c$

Wir beginnen mit dem Lambert-Beer-Gesetz, um die Konzentration c zu bestimmen.

$c \rightarrow n$

$$E = \varepsilon \cdot c \cdot d \rightarrow c = \frac{E}{\varepsilon \cdot d} = \frac{0{,}8}{10^5 \frac{\text{L}}{\text{mol} \cdot \text{cm}} \cdot 1\,\text{cm}} = 8 \cdot 10^{-6} \frac{\text{mol}}{\text{L}}$$

$n \rightarrow M$

$$c = \frac{n}{V} \rightarrow n = c \cdot V = 8 \cdot 10^{-6} \frac{\text{mol}}{\text{L}} \cdot 0{,}1\,\text{L} = 8 \cdot 10^{-7}\,\text{mol}$$

Jetzt hilft es, ein wenig zu überlegen: Die Stoffmenge, die schlussendlich vermessen wurde, ist ein Zehntel der Gesamtmasse (1 mg in 10 mL eingewogen, daraus 1 mL entnommen). Damit ist die gesamte Stoffmenge, die den 1 mg entspricht 8×10^{-4} mol.

$$M = \frac{m}{n} = \frac{1\,\text{mg}}{8 \cdot 10^{-6}\,\text{mol}} = \frac{1 \cdot 10^{-3}\,\text{g}}{8 \cdot 10^{-6}\,\text{mol}} = 125 \frac{\text{g}}{\text{mol}}$$

Chemische Reaktionen, Energetik und Kinetik

J. Schatz, *Übungsbuch Chemie für Mediziner*,
DOI 10.1007/978-3-662-53488-5_2,

Chemische Reaktionen werden über Reaktionsgleichungen und das Massenwirkungsgesetz exakt beschrieben. Damit sind Stoffmengen-, Massen- und Volumenverhältnisse der Edukte und Produkte quantitativ vorhersagbar. Dies ist für eine sichere Umsetzung chemischer Reaktionen in einem Labor unverzichtbar. Jede Reaktion ist aber auch mit einer Änderung der energetischen Situation verbunden. Die Thermodynamik erlaubt es, diese Energieänderungen zu berechnen. Auch die gesamte Bioenergetik unseres Stoffwechsels gehorcht diesen Gesetzen. Da diese energetische Betrachtung aber unabhängig vom Reaktionsverlauf (»Mechanismus«) ist, muss man hier die Reaktionskinetik zu Hilfe nehmen. In der Medizin finden sich diese Prinzipien in der Pharmakokinetik wieder, was anhand vieler Beispiele mit pharmakologischem Hintergrund gezeigt wird.

2.1 Chemische Reaktionen und Stöchiometrie

2.1.1 Zusammenfassung

Reaktionsgleichungen

Edukte → Produkte, »→«: Reaktionspfeil

Stöchiometrie

$$M = \frac{m}{n}$$

$$d = \frac{m}{V}$$

$$c = \frac{n}{V}$$

- Molare Masse *M* (früher: »Molmasse«)
- Stoffmenge *n*
- Masse *m*
- Dichte *d*, Volumen *V*
- Konzentration *c*

Gleichgewichtsreaktionen

$$a \cdot A + b \cdot B \rightleftharpoons c \cdot C + d \cdot D$$

$$\frac{[C]^c \cdot [D]^d}{[A]^a \cdot [B]^b} = K$$

- Beschreibung über das Massenwirkungsgesetz (MWG): »Produkt der Produktkonzentrationen geteilt durch Produkt der Eduktkonzentrationen«
- Stöchiometrische Koeffizienten als Exponenten
- Beeinflussung des Gleichgewichts durch Druck und Konzentration

2.1.2 Aufgaben und Lösungen

GK 3.1.2

- **Aufgabe: Stöchiometrie**

Ergänzen Sie in folgenden chemischen Reaktionen die stöchiometrischen Koeffizienten:

$$\_\_ H_2 + \_\_ S_8 \rightleftharpoons \_\_ H_2S$$
$$\_\_ Na + \_\_ Br_2 \rightleftharpoons \_\_ NaBr$$
$$\_\_ Al + \_\_ F_2 \rightleftharpoons \_\_ AlF_3$$
$$\_\_ Al + \_\_ Cl_2 + \_\_ H_2O \rightleftharpoons \_\_ Al(OH)_4^- + \_\_ HCl + \_\_ H^+$$

- **Lösungshinweis**

► $8\ H_2 + S_8 \rightleftharpoons 8\ H_2S$
► $2\ Na + Br_2 \rightleftharpoons 2\ NaBr$
► $2\ Al + 3\ F_2 \rightleftharpoons 2\ AlF_3$
► $2\ Al + 3\ Cl_2 + 8\ H_2O \rightleftharpoons 2\ Al(OH)_4^- + 6\ HCl + 2\ H^+$

- **Lösung**

Wichtig sind die Bilanzen: Atombilanz, Ladungsbilanz.

Rechts und links vom Reaktionspfeil muss die gleiche Anzahl der einzelnen Elemente und Ladungen vorliegen.

S_8 muss 8 H_2S ergeben.

$$\_\_ H_2 + \_\_ S_8 \rightleftharpoons \_\_ H_2S$$
$$\_\_ H_2 + \_1\_ S_8 \rightleftharpoons \_8\_ H_2S$$
$$\_8\_ H_2 + \_1\_ S_8 \rightleftharpoons \_8\_ H_2S$$

Für 8 H_2S braucht man 8 × 2 H-Atome.

Kontrolle Atome links: 16 H, 8 S, rechts dito!

Die nächste Aufgabe geht genauso, Ausgangspunkt ist hier F_2.

$$\_\_ Al + \_\_ F_2 \rightleftharpoons \_\_ AlF_3$$

$F_2 \rightarrow AlF_3$

2 Fluoratome des F_2 müssen 3 F-Atome im AlF_3 ergeben. Hier kommt wieder das kleinste gemeinsame Vielfache (kgV) zum Einsatz, hier 6 in Form von 3 F_2 und 2 AlF_3.

$$\_\_ Al + \_3\_ F_2 \rightleftharpoons \_2\_ AlF_3$$

Bilanz der Al-Atome und Kontrolle

$\_2\_ Al + \_3\_ F_2 \rightleftharpoons \_2\_ AlF_3$ passt!

Jetzt wird es etwas schwieriger:

$$\_\_ Al + \_\_ Cl_2 + \_\_ H_2O \rightleftharpoons \_\_ Al(OH)_4^- + \_\_ HCl + \_\_ H^+$$

Da können wir mal richtig mathematisch rangehen:

Reaktionsgleichung verknüpft Atome gleicher Sorte, das heißt, aus x Al müssen x $Al(OH)^-$ werden, die Al-Atome können ja sonst nirgend woanders hin!

$$\_x\_ Al + \_\_ Cl_2 + \_\_ H_2O \rightleftharpoons \_x\_ Al(OH)_4^- + \_\_ HCl + \_\_ H^+$$

Ähnliches gilt für die Chloratome:

2y Cl-Atome auf jeder Seite der Reaktionsgleichung:

$y\,Cl_2 \rightarrow 2y\,HCl$

$$\_x\_ Al + \_y\_ Cl_2 + \_\_ H_2O \rightleftharpoons \_x\_ Al(OH)_4^- + \_2y\_ HCl + \_\_ H^+$$

Jetzt sind die O-Atome dran: $Al(OH)_4^-$ benötigt 4 O, die ihrerseits aus 4 Wassermolekülen stammen müssen. Da ja eventuell x $Al(OH)_4^-$-Moleküle rauskommen, werden entsprechend 4 Wassermoleküle benötigt.

$$\_x\_ Al + \_y\_ Cl_2 + \_4x\_ H_2O \rightleftharpoons \_x\_ Al(OH)_4^- + \_2y\_ HCl + \_\_ H^+$$

$4x\,H_2O \rightarrow Al(OH)_4^-$

Ein Koeffizient fehlt noch, der für das H^+. Das erfordert jetzt die Bilanzen:

x $Al(OH)_4^-$ **muss** x H^+ ergeben, die Ladungen müssen sich ausgleichen.

Ladungsbilanz

$$\_x\_ Al + \_y\_ Cl_2 + \_4x\_ H_2O \rightleftharpoons \_x\_ Al(OH)_4^- + \_2y\_ HCl + \_x\_ H^+$$

Atombilanz

Der Rest müsste sich jetzt über die Atombilanzen ergeben:

x Al	x Al
2y Cl	2y Cl
4x H_2O = 4x O	4x $Al(OH)_4^-$ = 4x O
4x H_2O = 8x H	4x + 2y + x H-Atome

Die ersten 3 Bilanzen passen schon, letztere ergibt eine Beziehung zwischen x und y:

$$8x = 5x + 2y \text{ bzw. } y = 3/2\ x$$

Das in die Reaktionsgleichung einsetzen:

$$x\,Al + 3/2\ x\,Cl_2 + 4x\,H_2O \rightleftharpoons x\,Al(OH)_4^- + 3x\,HCl + x\,H^+$$

Stöchiometrische Koeffizienten werden immer ganzzahlig dargestellt → alles × 2

oder nach Kürzen von x, taucht ja überall auf:

$$Al + 3/2\ Cl_2 + 4\ H_2O \rightleftharpoons Al(OH)_4^- + 3\ HCl + H^+$$
$$2\ Al + 3\ Cl_2 + 8\ H_2O \rightleftharpoons 2\ Al(OH)_4^- + 6\ HCl + 2\ H^+$$

Mehr formale Stöchiometrie gibt es dann noch später, vor allem bei den Redoxaufgaben (► Abschn. 5.2).

GK 3.2.1, 3.2.2

▪ **Aufgabe: Reaktionswärme**

Ein Zucker der Formel $C_6H_{12}O_6$ wird in einer Sauerstoffatmosphäre vollständig zu Kohlendioxid und Wasser verbrannt, dabei wird –2815 kJ mol^{-1} Energie frei. Wie viel Gramm Zucker müssen Sie verbrennen, um einen Wärmebetrag von 8445 kJ zu erzeugen [$M(C) = 12$, $M(H) = 1$, $M(O) = 16\ g\ mol^{-1}$]?

▪ **Lösungshinweis**

► 540 g

▪ **Lösung**

Was für Atome und Ladungen gilt, gilt auch für Energien. In Summe muss sich alles ausgleichen, daher braucht man als Erstes die Reaktionsgleichung:

$$\_\_\ C_6H_{12}O_6 + \_\_\ O_2 \rightarrow \_\_\ CO_2 + \_\_\ H_2O$$

Die 6 C-Atome im Zucker links müssen sich in 6 CO_2-Molekülen rechts wiederfinden, die 12 H-Atome im Zucker werden zu Wasser, das heißt zu 6 H_2O. Die O_2-Moleküle müssen dann die Bilanz ausgleichen:

Reaktionsgleichung

$$\_(1)\_\ C_6H_{12}O_6 + \_6\_\ O_2 \rightarrow \_6\_\ CO_2 + \_6\_\ H_2O$$

(Das war jetzt in Kurzform das gleiche Vorgehen wie bei der vorherigen Aufgabe!)

Energiebilanz

1 mol Zucker liefert –2815 kJ, das heißt, es müssen $\frac{-8445}{-2815} = 3$ mol verbrannt werden. Die molare Masse (M) des Zuckers beträgt:

$$6 \cdot M(C) + 12 \cdot M(H) + 6 \cdot M(O) = 180\,g.$$

Da 3 mol verbrannt werden müssen, wären das $3 \cdot 180\,g = 540\,g$.

■ **Aufgabe: Stöchiometrie**

GK 3.1

Die Gleichung für die Verbrennung von **Saccharose** mit Sauerstoff lautet:

$$C_{12}H_{22}O_{11} + 12\,O_2 \rightarrow 12\,CO_2 + 11\,H_2O$$

Wie viel g bzw. mL CO_2 werden bei der Verbrennung eines Gramms Saccharose frei. Wie viel g bzw. mL Sauerstoff benötigt man hierfür? [$M(C) = 12$, $M(H) = 1$, $M(O) = 16\ g\ mol^{-1}$, $d_{CO2} = 1{,}977\ kg\ m^{-3}$, $d_{O2} = 1{,}429\ kg\ m^{-3}$]

■ **Lösungshinweis**

► 1,54 g; 779 mL

► 1,12 g; 784 mL

■ **Lösung**

Die Lösung ergibt sich über Stoffmengen. Aus der Stöchiometrie erkennt man, dass die Verbrennung von 1 mol Saccharose 12 mol O_2 benötigt und 12 mol Kohlendioxid liefert.

Analyse Stöchiometrie

$$n_{\text{Saccharose}} = \frac{m}{M} = \frac{1g}{(12 \cdot 12 + 22 \cdot 1 + 11 \cdot 16)\frac{g}{mol}} = 2{,}92 \cdot 10^{-3}\,mol$$

Stoffmenge Saccharose?

$n(O_2)$ und $n(CO_2)$

$$n_{\text{Sauerstoff}} = n_{\text{Kohlendioxid}} = 12 \cdot n_{\text{Saccharose}} = 35 \cdot 10^{-3}\,mol$$

Jetzt sind die Stoffmengen bekannt, die am Prozess der Verbrennung von 1 g Saccharose beteiligt sind. Daraus können die benötigten Massen und Volumina berechnet werden. Für die Masse brauchen wir die Werte der molaren Massen: Sauerstoff: 32, CO_2 40 g mol^{-1}.

Für Sauerstoff ergibt sich dann:

$n \rightarrow m$

$n \rightarrow V$

$$m = M \cdot n = 32\frac{g}{mol} \cdot 35 \cdot 10^{-3}\,mol = 1{,}12g$$

$$d = \frac{m}{V} \rightarrow V = \frac{m}{d} = \frac{1{,}12g}{1{,}429\frac{kg}{m^3}} = \frac{1{,}12 \cdot 10^{-3}\,kg}{1{,}429\frac{kg}{m^3}} = 7{,}84 \cdot 10^{-4}\,m^3$$

$$= 7{,}84 \cdot 10^{-4}(10\,dm)^3 = 7{,}84 \cdot 10^{-1}\,dm^3 = 7{,}84 \cdot 10^{-1}\,L = 784\,mL$$

Hier sind jetzt mal die Einheiten explizit schrittweise umgerechnet worden. Einfacher geht es, wenn man weiß, dass die Dichte in kg m^{-3} identisch ist mit der Dichte in g L^{-1} bzw. mg mL^{-1}.

$$V = \frac{m}{d} = \frac{1{,}12\,g}{1{,}429\frac{kg}{m^3}} = \frac{1120\,mg}{1{,}429\frac{mg}{mL}} = 784\,mL$$

Das Volumen ließe sich auch über das allgemeine Gasgesetz berechnen. Können wir ja mal schnell machen und nehmen dabei Raumtemperatur und Normaldruck an (allgemeine Gaskonstante $R = 8{,}31$ kPa L mol^{-1} K^{-1}; Übersichten für die Umrechnung der allgemeinen Gaskonstante finden sich z. B.

online oder in Tabellenwerken; die in der Chemie übliche Einheit von R lautet $J\,K^{-1}\,mol^{-1}$; bei den Aufgaben ist bereits auf die jeweils »günstigste« Einheitenform umgerechnet worden):

$$p \cdot V = n \cdot R \cdot T$$

$$V = \frac{n}{p} \cdot R \cdot T = n \frac{8{,}31 \frac{\mathrm{kPa \cdot L}}{\mathrm{K \cdot mol}} \cdot 298\,\mathrm{K}}{101\,\mathrm{kPa}} = n \cdot 24{,}5 \frac{\mathrm{L}}{\mathrm{mol}} = 858\,\mathrm{mL}$$

Dies zeigt auch mal den Unterschied zwischen idealem und realem Gas: Das reale Gas hat ein kleineres Volumen, da tatsächlich Wechselwirkungen zwischen den einzelnen Teilchen bestehen. Im idealen Gas werden diese vernachlässigt.

GK 3.1.2

▪ Aufgabe: Verbrennung

Butan (C_4H_{10}) kann als effizienter Treibstoff eingesetzt werden. Dazu wird es zum Beispiel in einem Raketenmotor vollständig mit flüssigen Sauerstoff verbrannt:

$$2\ C_4H_{10} + 13\ O_2 \rightarrow 8\ CO_2 + 10\ H_2O$$

Berechnen Sie den prozentualen Anteil an Kohlenstoff bzw. Wasserstoff im Butan.

Wie viel Kilogramm flüssigen Sauerstoff benötigen Sie zur vollständigen Verbrennung von einem Kilogramm Butan?

▪ Lösungshinweis

► 83 %, 17 %; 3,59 kg O_2

▪ Lösung

Masse der einzelnen Atomsorten bezogen auf die gesamte Molekülmasse

Der erste Teil der Aufgabe ist einfach:
molare Masse Butan = 58 g mol^{-1}
In 1 mol Butan (58 g) sind dann 4 × 12 g Kohlenstoff und 10 g Wasserstoff.

$\sum$Prozentanteile aller Atome = 100 %

$$\%(\mathrm{C}) = \frac{m(\mathrm{C})}{m(\mathrm{gesamt})} \cdot 100\% = \frac{48}{58} \cdot 100\% = 83\%$$

Da nur C und H im Butan enthalten sind, muss der Rest dann H sein, sprich 17 %.

2.2 Energetik und Kinetik

2.2.1 Zusammenfassung

▪ Energetik

Eine Zustandsgröße ist eine physikalische Größe, die ein System makroskopisch beschreibt. Es gibt intensive Zustandsgrößen (= keine Änderung, wenn sich die Größe des Systems ändert; Beispiele: Druck, Temperatur) und extensive Zustandsgrößen (Volumen, Stoffmenge, Entropie).

Die Gibbs-Helmholtz-Gleichung beschreibt die Spontaneität chemischer Prozesse:

$$\Delta G = \Delta H - T \cdot \Delta S$$

Exergon
Endergon

Satz von Hess: Energien sind unabhängig vom Reaktionsweg. Die Reaktionsenergien (Index »R«) können folglich aus den Bildungsenergien (Index »f« = »formation«) berechnet werden:

$$\Delta G_R^0 = \sum \Delta G_f^0(\text{Produkte}) - \sum \Delta G_f^0(\text{Edukte})$$

3 Hauptsätze der Thermodynamik: Energieerhaltung, Entropiezunahme und Grenzwert der Entropie

$\lim_{T \to 0} S = S_0$

■ **Kinetik**

Reaktionsordnung für die Konzentrationsabnahme einer Komponente A: häufig = 0. Ordnung, 1. Ordnung oder 2. Ordnung → $n = 0, 1, 2$

$v = -\frac{d[A]}{dt} = k \cdot [A]^n$

Integrale Zeitgesetze:

0. Ordnung: $[A]_t = [A]_0 - k \cdot t$
1. Ordnung: $[A]_t = [A]_0 \cdot e^{-k \cdot t}$

Die Halbwertszeit für eine Reaktion 1. Ordnung ist unabhängig von der vorhandenen Konzentration und kann so zur Unterscheidung der Reaktionsordnungen benutzt werden.

$t_{\frac{1}{2}} = \frac{\ln 2}{k}$

2.2.2 Aufgaben und Lösungen

■ **Aufgabe: Energiediagramme**

GK 3.2.1, 3.3.2

Skizzieren Sie allgemeine Energiediagramme einstufiger Prozesse, die a1) endotherm, a2) exotherm, a3) endergon, und a4) exergon verlaufen.

■ **Lösungshinweis (◘ Abb. 2.1)**

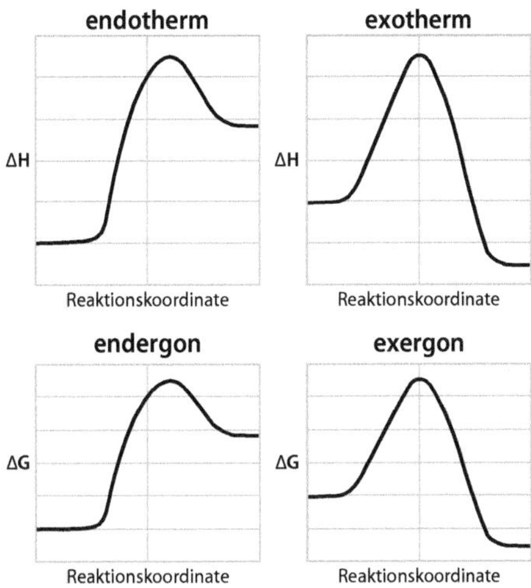

◘ **Abb. 2.1**

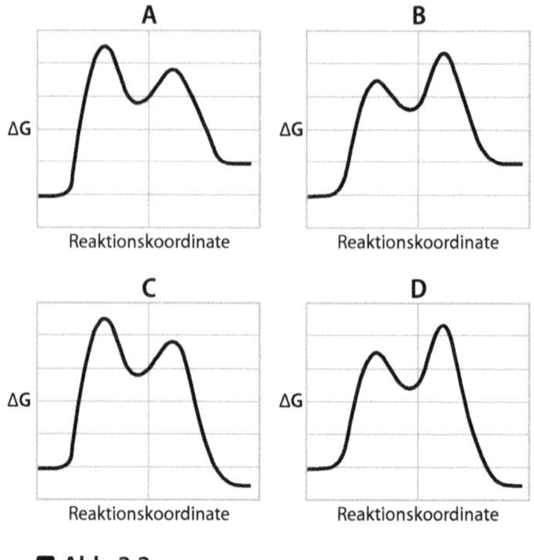

■ **Abb. 2.2**

■ Lösung

1-stufig bedeutet: nur *ein* Übergangszustand.
»**ex**...« bedeutet: Produkte sind niedriger als Edukte, die Differenz aus Produkt- und Eduktenergie ist < 0.
»**end**...« bedeutet: Produkte sind höher als Edukte, die Differenz aus Produkt- und Eduktenergie ist > 0.
Die Achsenbeschriftungen sind dann entscheidend für finalen Bezeichnungen:
ΔG: endergon und exergon
ΔH: endotherm und exotherm, »...therm« steht immer für (Reaktions-)Wärme.

ΔG = **G**ibbs = ender**G**on/exer**G**on
ΔH = »**H**eat« = endot**H**erm/exot**H**erm

GK 3.2.1, 3.3.2

■ Aufgabe: Energiediagramme

Geben Sie bei den Energiediagrammen A bis D (■ Abb. 2.2) an,

- ob es sich um einen endergonen oder exergonen Prozess handelt und
- welcher Reaktionsschritt geschwindigkeitsbestimmend ist.

■ Lösung

Geschwindigkeitsbestimmend ist der energetisch höchste Übergangszustand.

Alle Reaktionen sind 2-stufig.
A: endergon, 1. Schritt geschwindigkeitbestimmend
B: endergon, 2. Schritt
C: exergon, 1. Schritt
D: exergon, 2. Schritt

■ Aufgabe: Spontaneität von Prozessen

Für die Bildung von (flüssigem) Wasser aus den Elementen finden sich für 25 °C folgende Angaben:

$$\Delta H^0 = -286 \text{ kJ mol}^{-1},\ \Delta S^0 = +70 \text{ J mol}^{-1}\text{ K}^{-1}$$

Berechnen Sie ΔG^0. Ist der Vorgang exergon oder endergon?

■ Lösungshinweis

► –307 kJ mol^{-1}, exergon

- **Lösung**

Hier hilft Gibbs-Helmholtz:

$$\Delta G^0 = \Delta H^0 - T \cdot \Delta S^0 = -286\frac{\text{kJ}}{\text{mol}} - 298\,\text{K} \cdot 70\frac{\text{J}}{\text{K} \cdot \text{mol}}$$

$$= -286\frac{\text{kJ}}{\text{mol}} - 21\frac{\text{kJ}}{\text{mol}} = -307\frac{\text{kJ}}{\text{mol}} \text{ und damit exergon}$$

- **Aufgabe: Satz von Hess**

GK 3.2.1, 3.2.2

Für die Umwandlungen der Substanzen A, B, C und D ineinander wurde gemessen:

$\Delta H_{A\to B} = 10\text{ kJ mol}^{-1}$
$\Delta H_{B\to C} = 20\text{ kJ mol}^{-1}$
$\Delta H_{A\to D} = 70\text{ kJ mol}^{-1}$

Wie viel kcal beträgt $\Delta H_{C\to D}$?

- **Lösungshinweis**

► 40 kJ mol^{-1}

- **Lösung**

Für konsekutive Reaktion gilt: Die einzelnen Gleichgewichtskonstanten verhalten sich multiplikativ, die Energien additiv.

Das kann man leicht illustrieren:

$\Delta G^0_{ges} = \Delta G^0_1 + \Delta G^0_2 + \ldots = \sum_{i=1}^{n} \Delta G^0_i$

$$A \rightleftharpoons B \rightarrow K_1 = \frac{[B]}{[A]}; \Delta G_1 = -R \cdot T \cdot \ln K_1$$

$$B \rightleftharpoons C \rightarrow K_2 = \frac{[C]}{[B]}; \Delta G_2 = -R \cdot T \cdot \ln K_2$$

$$A \rightleftharpoons C \rightarrow K_{ges} = \frac{[C]}{[A]} = \frac{[B] \cdot [C]}{[A] \cdot [B]} = K_1 \cdot K_2$$

$$\Delta G_{ges} = -R \cdot T \cdot \ln(K_1 \cdot K_2) = -R \cdot T \cdot \ln K_1 - R \cdot T \cdot \ln K_2 = \Delta G_1 + \Delta G_2$$

Da parallel dazu die Gibbs-Helmholtz-Gleichung gilt, kann das direkt auf ΔH übertragen werden. Die Reaktionswärmen ΔH verhalten sich somit ebenfalls additiv, na ja Satz von Hess halt.

Auf die Aufgabe angewendet:

$$\Delta H_{A\to B} + \Delta H_{B\to C} + \Delta H_{C\to D} = \Delta H_{A\to D}$$

$$\Delta H_{C\to D} = \Delta H_{A\to D} - \Delta H_{A\to B} - \Delta H_{B\to C} = (70 - 10 - 20)\frac{\text{kJ}}{\text{mol}} = 40\frac{\text{kJ}}{\text{mol}}$$

Aufgabe: Massenwirkungsgesetz und ΔG

Die Veresterung ist eine klassische Gleichgewichtsreaktion, in der man aus einer Säure und einem Alkohol je ein Molekül Ester und Wasser erhält. In einem Experiment bestimmte man, nachdem das Gleichgewicht erreicht war, die Stoffmenge an erhaltenem Ester. Diese betrug, ausgehend von 1 mol Säure und 1 mol Alkohol, 0,6 mol Ester. Berechnen Sie ΔG^0 dieser Reaktion bei 25 °C (allgemeine Gaskonstante $R = 8{,}314472\ \text{J K}^{-1}\ \text{mol}^{-1}$).

Lösungshinweis

► $-2\ \text{kJ mol}^{-1}$

Lösung

Auch hier hilft eine Reaktionsgleichung, ohne genauer auf die Details eingehen zu müssen. Folgendes reicht vollkommen:

1 Säure + 1 Alkohol → 1 Ester + 1 Wasser

Was weiß man denn alles?

Bestimmung der Gleichgewichtskonzentrationen

Am Start waren 1 mol Säure (»S«) und 1 mol Alkohol (»A«) vorhanden. Im Gleichgewicht ergaben sich daraus 0,6 mol Ester (»E«). Die freie Energie ergibt sich aus dem Massenwirkungsgesetz, daher benötigen wir erst mal alle Konzentrationen im Gleichgewicht:

$$K = \frac{[\text{Ester}]\cdot[\text{Wasser}]}{[\text{Säure}]\cdot[\text{Alkohol}]} = \frac{n(\text{E})}{V}\cdot\frac{n(\text{W})}{V}\cdot\frac{V}{n(\text{S})}\cdot\frac{V}{n(\text{A})} = \frac{n(\text{E})\cdot n(\text{W})}{n(\text{S})\cdot n(\text{A})}$$

Da sich alle Komponenten ja im gleichen Volumen befinden, kann man jetzt direkt mit den Stoffmengen arbeiten.

Bestimmung der Stoffmengen im Gleichgewicht

Ein Teilchen Säure reagiert mit genau einem Teilchen Alkohol zu einem Molekül Ester und Wasser. Für die 0,6 mol Ester mussten folglich genau 0,6 mol Alkohol/Säure reagieren und ergaben auch noch 0,6 mol Wasser. Damit gilt:

$$n(\text{E}) = n(\text{W}) = 0{,}6\ \text{mol}$$

Da am Anfang je 1 mol Säure/Alkohol da waren und 0,6 mol reagiert haben, folglich »weg« sind, gilt:

$$n(\text{S}) = n(\text{A}) = 1\ \text{mol} - 0{,}6\ \text{mol} = 0{,}4\ \text{mol}$$

Der Rest ist einfach:

Berechnung K

$$K = \frac{n(\text{E})\cdot n(\text{W})}{n(\text{S})\cdot n(\text{A})} = \frac{0{,}6\ \text{mol}\cdot 0{,}6\ \text{mol}}{(1-0{,}6)\ \text{mol}\cdot(1-0{,}6)\ \text{mol}} = 2{,}25$$

Berechnung ΔG^0

$$\Delta G^0 = -R\cdot T\cdot lnK = -8{,}31\frac{\text{J}}{\text{K}\cdot\text{mol}}\cdot 298\ \text{K}\cdot\ln 2{,}25 = -2\frac{\text{kJ}}{\text{mol}}$$

Diese Veresterung wäre folglich exergon.

■ **Aufgabe: Chemisches Gleichgewicht**

GK 3.2, 3.3.1

Sauerstoff wird im Körper an **Myoglobin** gebunden, so zu den Verbraucherzellen transportiert und unterhält dann dort den Zellstoffwechsel.

Die Geschwindigkeitskonstante $k_{\rightarrow}$ für die Bindung von O_2 an Myglobin beträgt $2 \cdot 10^7$ L mol^{-1} s^{-1} für den Rückprozess ist $k_{\leftarrow} = 20$ s^{-1}

Berechnen Sie ΔG^0 dieser Reaktion bei 25 °C (allgemeine Gaskonstante $R = 8{,}314472$ J K^{-1} mol^{-1}).

■ **Lösungshinweis**

► –34 kJ mol^{-1}

■ **Lösung**

Wie immer eine Reaktionsgleichung:

Myoglobin + Sauerstoff → Myglobin-O_2-Komplex

Berechnung K und daraus ΔG^0

$$K = \frac{[\text{Komplex}]}{[\text{M}]\cdot[\text{O}_2]} = \frac{k_{\rightarrow}}{k_{\leftarrow}} = \frac{2\cdot 10^7 \frac{\text{L}}{\text{mol}\cdot\text{s}}}{2\cdot 10^1 \frac{1}{\text{s}}} = 10^6 \frac{\text{L}}{\text{mol}}$$

Ist das Ergebnis »chemisch sinnvoll«?

Hier kann man mal einen Moment innehalten und überlegen, ob das alles auch sinnvoll ist, was da so gerechnet wird:

Passt die Einheit?

Als Erstes überprüfen wir die Einheit des Ergebnisses, eine reziproke Konzentration. Das passt, da im Massenwirkungsgesetz (MWG) im Zähler eine, im Nenner zwei Konzentrationen stehen, ergibt sich schlussendlich der Kehrwert einer Konzentration.

Passt die Größenordnung?

Als Zweites prüft man, ob das Ergebnis naturwissenschaftlich sinnvoll ist. Der Zahlenwert des MWG für die Sauerstoffbindung an das Myoglobin ist ziemlich groß. Das bedeutet, dass das Gleichgewicht »rechts« liegt, oder anders ausgedrückt, die Bindung im Komplex ist effizient. Das entspricht schlicht der Alltagserfahrung – das mit dem Atmen klappt ganz gut!

Solche Checks sollten bei allen Rechenaufgaben gemacht werden!

Passt die Einheit? Passt die Größenordnung des Ergebnisses?

Zurück zur Aufgabe:

$$\Delta G^0 = -R\cdot T\cdot \ln K = -8{,}31 \frac{\text{J}}{\text{K}\cdot\text{mol}} \cdot 298\,\text{K}\cdot \ln 10^6 = -34 \frac{\text{kJ}}{\text{mol}}$$

Das ist mal richtig exergon!

■ **Aufgabe: Satz von Hess**

GK 3.2.2, 3.3.2

In einem Bombenkalorimeter wird der Zucker **Glycerinaldehyd** ($C_3H_6O_3$) vollständig zu Kohlendioxid und Wasser verbrannt. Berechnen Sie die Wärmetönung dieser Reaktion.

Standardbildungsenthalpien: Glycerinaldehyd: –590; CO_2: –395; H_2O: –285 kJ mol^{-1}.

■ **Lösungshinweis**

► –1450 kJ mol^{-1}

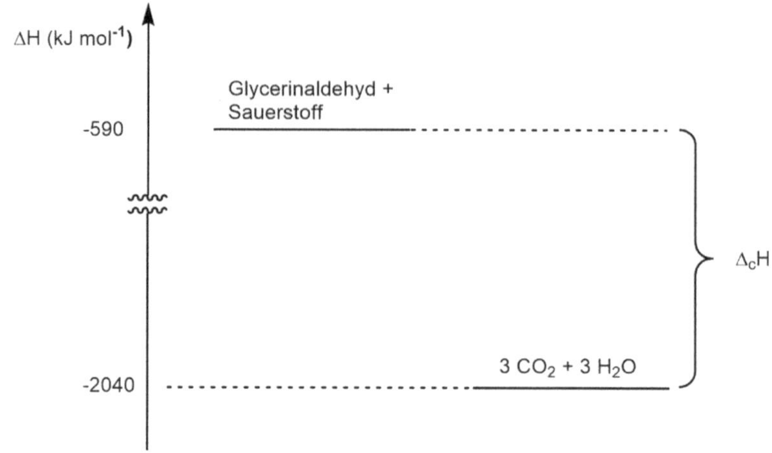

Abb. 2.3

- **Lösung**

Auch hier wird als Erstes die Reaktionsgleichung benötigt und dann gemäß dem Satz von Hess ein Kreisprozess formuliert.

$$C_3H_6O_3 + 3\ O_2 \rightarrow 3\ CO_2 + 3\ H_2O + \Delta H$$

Energien Produkte – Energien Edukte = Reaktionswärme ΔH:

$$\Delta H = 3 \cdot \Delta_f H(CO_2) + 3 \cdot \Delta_f H(H_2O) - \Delta_f H(C_3H_6O_3) - 3 \cdot \Delta_f H(O_2)$$

$$= [3 \cdot (-395) + 3 \cdot (-285) - (-590) - 3 \cdot (0)]\ \text{kJ mol}^{-1} = -1450\ \text{kJ mol}^{-1}$$

Anschaulich und hilfreich sind auch hier Energiediagramme, zum Beispiel Abb. 2.3.

Hier wird auch sofort ersichtlich, dass es sich um eine exotherme Reaktion handelt.

GK 3.2.2

- **Aufgabe: Satz von Hess**

Glucose verbrennt exotherm mit Sauerstoff zu CO_2 und Wasser gemäß folgender Gleichung:

$$C_6H_{12}O_6 + 6\ O_2 \rightarrow 6\ CO_2 + 6\ H_2O$$

Berechnen Sie die Wärmemenge, die bei dieser Reaktion frei wird, unter Verwendung des Satzes von Hess. Die Standard-Bildungsenthalpien ΔH_f^0 betragen: $C_6H_{12}O_6$: 1259; O_2: 0; CO_2: 394; H_2O: 286 kJ mol^{-1}

- **Lösungshinweis**

► –2821 kJ mol^{-1}

- **Lösung**

Diese Aufgabe ist nur eine Variation der vorhergehenden.

$$1259\ \text{kJ mol}^{-1} + 0\ \text{kJ mol}^{-1} \rightarrow 6 \times 394\ \text{kJ mol}^{-1} + 6 \times 286\ \text{kJ mol}^{-1} + E$$

$$E = [1259 - (6 \times 394 + 6 \times 286)]\ \text{kJ mol}^{-1} = -2821\ \text{kJ mol}^{-1}$$

$$H-\underset{H}{\overset{H}{C}}-OH + 0{,}5\,O_2 \longrightarrow H_2C{=}O + H_2O$$

Abb. 2.4

Da in der Aufgabenstellung schon verraten wurde, dass die Reaktion exotherm ist, sollte das Ergebnis auch tatsächlich negativ sein!

Aufgabe: Reaktionsenthalpie

GK 3.2.1

Methanol wird im Körper durch ein Entgiftungsenzymsystem in Formaldehyd umgewandelt (Abb. 2.4).

Die Standardbildungsenthalpie ΔH^0 der Verbindungen, die an obiger Reaktion beteiligt sind, lauten:

Methanol	$-239{,}15\ \text{kJ mol}^{-1}$	Sauerstoff	$0\ \text{kJ mol}^{-1}$
Formaldehyd	$-108{,}6\ \text{kJ mol}^{-1}$	Wasser	$-241{,}8\ \text{kJ mol}^{-1}$

Handelt es sich bei dieser Reaktion um eine exo- oder endotherme Reaktion? Begründen Sie!

Lösungshinweis

► Exotherm

Lösung

$$\Delta H(\text{Edukte}) = -239{,}15\,\text{kJ}\cdot\text{mol}^{-1}$$

$$\Delta H(\text{Produkte}) = -108{,}6 - 241{,}8 = -350{,}4\,\text{kJ}\cdot\text{mol}^{-1}$$

$$\Delta H = -350{,}4 + 239{,}15 = -112{,}25\,\text{kJ}\cdot\text{mol}^{-1}$$

Wie die Rechnung zeigt, ist die Reaktion exotherm!

Aufgabe: Chemisches Gleichgewicht, Dissoziationsgrad

GK 3.2.3

Bei 27 °C und 1 atm Druck ist N_2O_4 zu 20 % in NO_2 dissoziiert. Berechnen Sie die Gleichgewichtskonstante K unter diesen Bedingungen.

Lösungshinweis

► $K = 0{,}17$ atm

Lösung

Diese Aufgabe ist etwas anspruchsvoll, beleuchtet aber das Prinzip des Dissoziationsgrades (vgl. Säure-Base-Reaktionen, ► Kap. 4).

$$N_2O_4 \rightarrow 2\,NO_2$$

Reaktionsgleichung

Stoffmenge vor Dissoziation:	n_0	$\rightarrow 0$
Stoffmenge nach Dissoziation:	$n_0 - \alpha \cdot n_0$	$\rightarrow 2\alpha \cdot n_0$

α ist der Dissoziationsgrad und $\alpha \cdot n_0$ ist der Anteil, der dissoziiert ist. Da aus einem Teilchen N_2O_4 2 NO_2 werden, liegen dann $2\alpha\, n_0$ davon vor.

Die gesamte Stoffmenge nach der Dissoziation ist:

$$n_{ges} = (n_0 - \alpha \cdot n_0) + 2\alpha \cdot n_0 = n_0 \cdot (1+\alpha)$$

Das ist auch sinnvoll so, da ja durch die Dissoziation die Teilchenzahl insgesamt größer wird!

$p \cdot V = n \cdot R \cdot T$

$p = \frac{n}{V} \cdot R \cdot T = c \cdot R \cdot T$

$p_{gesamt} = \sum_i p_i$

Bei Gasen kann man mit Partialdrücken im Massenwirkungsgesetz (MWG) arbeiten. Diese sind der Konzentration direkt proportional. Und der gesamt messbare Druck setzt sich aus den Drücken der einzelnen Komponenten zusammen:

$$p_{ges} = p(N_2O_4) + p(NO_2)$$

Laut Angabe ist das 1 atm.

Der Partialdruck zum Beispiel von N_2O_4 ist ein Teil vom Gesamtdruck, der Anteil ergibt sich aus dem Stoffmengenverhältnis:

$p_i = \frac{n_i}{n_{gesamt}} \cdot p_{gesamt}$

$$p(N_2O_4) = \frac{n(N_2O_4)}{n_{gesamt}} \cdot p_{gesamt} = \frac{n_0(1-\alpha)}{n_0(1+\alpha)} \cdot p_{gesamt} = \frac{(1-0{,}2)}{(1+0{,}2)} \cdot 1\,\text{atm} = 0{,}67\,\text{atm}$$

Genauso für NO_2:

$$p(NO_2) = \frac{n(NO_2)}{n_{gesamt}} \cdot p_{gesamt} = \frac{2n_0\alpha}{n_0(1+\alpha)} \cdot p_{gesamt} = \frac{2(0{,}2)}{(1+0{,}2)} \cdot 1\,\text{atm} = 0{,}33\,\text{atm}$$

Wäre auch einfacher gegangen, da sich ja der Gesamtdruck von 1 atm aus den Einzeldrücken zusammensetzt: $p(NO_2) = p_{gesamt} - p(N_2O_4)$.

Die Gleichgewichtskonstante K ergibt sich dann einfach aus dem MWG; Einsetzen der Werte ergibt:

$$K = \frac{p(NO_2)^2}{p(N_2O_4)} = \frac{(0{,}33\,\text{atm})^2}{0{,}66\,\text{atm}} = 0{,}17\,\text{atm}$$

GK 3.3.1, 3.3.4

- **Aufgabe: Kinetik 0. Ordnung**

Folgendes Diagramm (■ Abb. 2.5) zeigt den Ethanolabbau eines intoxinierten Patienten (Blutalkoholkonzentration in Promille versus Zeit t).

Um welche Reaktionsordnung handelt es sich hier? Berechnen Sie die Reaktionsgeschwindigkeitskonstante k und wie lange es dauert (gerundet auf ganze Stunden), bis dieser Patient wieder 0 Promille Blutalkoholkonzentration aufweist, nachdem er mit dem Trinken aufgehört hat.

- **Lösungshinweis**

► 16 h

- **Lösung**

c vs. t linear → 0. Ordnung

$[A]_t = [A]_0 - k \cdot t$

Der Konzentrationsablauf ist linear. Daher kann das nur eine Reaktion (pseudo) nullter Ordnung sein, was sich direkt aus dem differenziellen Zeitgesetz dieses Reaktionstyps ergibt. Die Reaktionsgeschwindigkeitskonstante k entspricht dabei der Steigung dieser Kurve:

$$k = \frac{[A]_0 - [A]_t}{t}$$

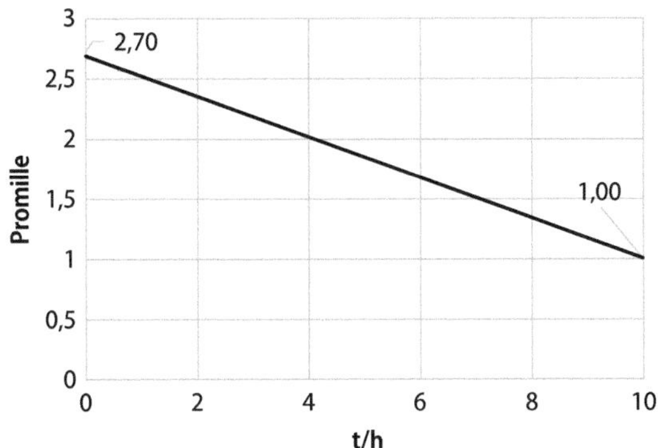

Abb. 2.5

Bestimmung von k aus der Steigung

Oder für 2 beliebige Zeitpunkte t_1 und t_2:

$$k = \frac{[A]_{t1} - [A]_{t2}}{\Delta t} = \frac{2{,}70‰ - 1{,}00‰}{10\,h} = 0{,}17\frac{‰}{h}$$

Damit kann jetzt extrapoliert werden:

$$t = \frac{[A]_0 - [A]_t}{k} = \frac{2{,}7‰ - 0‰}{0{,}17\frac{‰}{h}} = 15{,}9\,h \cong 16\,h$$

- **Aufgabe: Reaktion 0. Ordnung**

GK 3.3.1, 3.3.4

Und nochmals Ethanolabbau für angehende Gerichtsmedizinerinnen und -mediziner:

Eine männliche Person war in einen Streit mit Personenschaden verwickelt. Er gibt an, kurz vor dem Vorfall eine 0,7-L-Flasche Wodka (im Wesentlichen Ethanol-Wasser-Gemisch) in sehr kurzer Zeit getrunken zu haben und plädiert deshalb auf Schuldunfähigkeit. Sie sollen als Gerichtsgutachter entscheiden, ob dies zutrifft.

In erster Näherung kann der Ethanolgehalt über die Widmark-Formel (schwedischer Physiologe, 1932) ermittelt werden:

$$AG = \frac{A}{KG \cdot f}$$

AG: Alkoholgehalt
A: Menge des zu sich genommenen Alkohols in g
KG: Körpergewicht in kg (hier 80 kg)
f: Verteilungsfaktor im Körper (0,7 für Männer)

Berechnen Sie über die Widmark-Formel den maximalen Alkoholspiegel, der beim Konsum einer Flasche Wodka in kurzer Zeit idealisiert zu erreichen ist.

(Hinweise: Alkoholgehalt des Wodkas: 40 Vol.-%, Dichte von Alkohol 0,8 kg L^{-1}, bei der Berechnung werden Resorptionsdefizite nicht berücksichtigt.)

Um zu überprüfen, ob die Angaben des Beschuldigten zutreffen können, wurden zeitabhängig mehrere Blutproben entnommen und der Blutalkoholspiegel bestimmt. Hieraus kann die persönliche Alkoholtoleranz besser abgeschätzt werden. Die Werte sind in der folgenden Tabelle zusammengestellt. Die angegebene Zeit bezieht sich hierbei auf die Zeit, die seit der zu beurteilenden Tat verstrichen ist: Tragen Sie die Messwerte in ein Diagramm ein und entscheiden Sie, ob eine Reaktion 0., 1. oder 2. Ordnung vorliegt. Bestimmen Sie grafisch den realen Blutalkoholspiegel zur Tatzeit.

Zeit *t*/h	3	4	5	6
AG	1,26	1,11	0,96	0,81

Berechnen Sie ausgehend von diesen Daten die Geschwindigkeitskonstante *k* für den Alkoholabbau. Berechnen Sie daraus den realen Blutalkoholspiegel zu Tatzeit.

Lösungshinweis

► 4 ‰; 1,7 ‰; 1,71 ‰

Lösung (Abb. 2.6)

Die lineare Abhängigkeit zeigt wieder eine Reaktion 0. Ordnung an. Legt man eine Gerade durch die Messpunkte, kommt für den Zeitpunkt $t = 0$ auf ca. 1,7 ‰.

Berechnung *k*

Für die Berechnung dieses Wertes benötigt man wieder *k*, für die Konzentrationen kann man direkt die Promillewerte hernehmen, da diese wieder proportional zu den realen Konzentrationen sind.

$$k = \frac{[A]_0 - [A]_t}{t} = \frac{[A]_{t1} - [A]_{t2}}{\Delta t} = \frac{(1{,}26 - 1{,}11)‰}{1\,\text{h}} = \frac{(1{,}26 - 0{,}81)‰}{3\,\text{h}} = 0{,}15\frac{‰}{\text{h}}$$

Rückextrapolation für $t = 0$

$$[A]_t = [A]_0 - k \cdot t$$

$$[A]_0 = [A]_t + k \cdot t = 1{,}26‰ + 0{,}15\frac{‰}{\text{h}} \cdot 3\text{h} = 1{,}71‰$$

Die rechnerische Lösung passt sehr gut zur grafischen Abschätzung. Passt das aber zur Aussage der »Delinquenten«?

Was ergibt denn eine Flasche Wodka »auf ex« im maximal denkbaren Fall:

$$AG = \frac{A}{KG \cdot f}$$

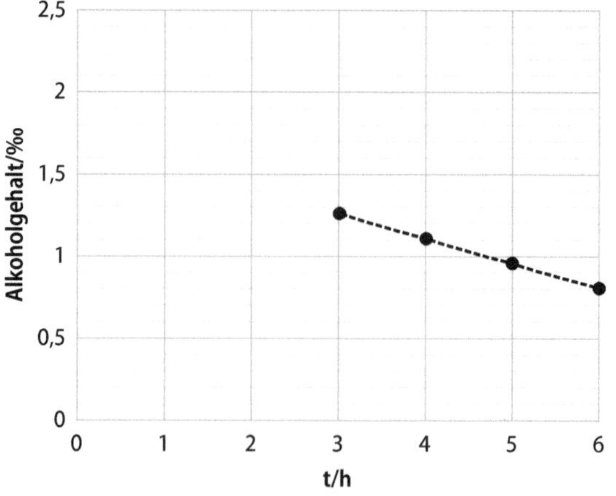

Abb. 2.6

$$d=\frac{m}{V}\rightarrow m=d\cdot V$$

Berechnung A = Alkoholmenge in g über die Dichte

$$AG=\frac{d\cdot V}{KG\cdot f}=\frac{0{,}8\frac{\text{kg}}{\text{L}}\cdot 0{,}7\,\text{L}\cdot 0{,}4}{80\,\text{kg}\cdot 0{,}7}=\frac{0{,}224\,\text{kg}}{56\,\text{kg}}=\frac{224\,\text{g}}{56\,\text{kg}}=4‰$$

Die 0,4 in der Gleichung kommt vom Alkoholgehalt der Wodkas, »nur« 40 Vol.-% davon sind ja reiner Alkohol, eine 700-mL-Flasche enthält 280 mL reinen Alkohol und der wiegt 224 g.

Damit gibt es doch eine signifikante Differenz zwischen der Aussage der Person und der Messung, was nicht unbedingt zum Vertrauen beiträgt.

- **Aufgabe: Reaktion 1. Ordnung**

GK 3.1.2, 3.3.1, 3.3.4

Eine toxische Verbindung (30 mmol) wird intravenös injiziert.

Analytisch wurden zu gegebenen Zeitpunkten folgende Konzentrationen gemessen:

0 h	10 mmol L^{-1}
3,5 h	5 mmol L^{-1}
7,0 h	2,5 mmol L^{-1}
10,5 h	1,25 mmol L^{-1}
14,0 h	0,62 mmol L^{-1}
17,5 h	0,31 mmol L^{-1}

Tragen Sie die Konzentration nach der Zeit auf und bestimmen Sie Reaktionsordnung und Halbwertszeit dieses Prozesses.

Berechnen Sie ausgehend von diesen Ergebnissen die Geschwindigkeitskonstante k (Einheit h^{-1}).

Das Volumen (Kompartiment), in dem sich der Fremdstoff verteilen kann, wird als **Plasmavolumen** bezeichnet. Berechnen Sie das Plasmavolumen in diesem Fall.

Nach wie vielen Stunden (auf ganze Stunden gerundet) sind insgesamt 94 % des Wirkstoffs ausgeschieden.

- **Lösungshinweis**

► 3,5 h; 0,2 h^{-1}; 3 L; 14 h

- **Lösung (◘ Abb. 2.7)**

Da die Kurve (und auch die Datentabelle) zeigt, dass zum Halbieren der Konzentration jeweils die gleiche Zeit benötigt wird, liegt eine Reaktion 1. Ordnung vor. Die Halbwertszeit $t_{1/2}$ beträgt 3,5 h, woraus sich dann k errechnen lässt.

Reaktion 1. Ordnung: konstante Halbwertszeit

$[A]_t = [A]_0 \cdot e^{-k\cdot t}$

$t_{\frac{1}{2}} = \frac{\ln 2}{k}$

$$k=\frac{\ln 2}{t_{\frac{1}{2}}}=\frac{\ln 2}{3{,}5\,\text{h}}=0{,}2\frac{1}{\text{h}}$$

Hier passt die berechnete Einheit mit der Angabe in der Aufgabe!

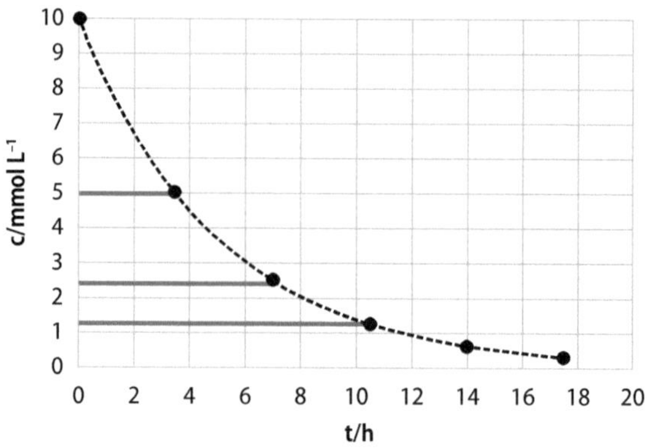

Abb. 2.7

Plasmavolumen: Volumen V, in dem sich der Stoff verteilt, über die Konzentration c_0 berechenbar

Kommen wir jetzt zum Plasmavolumen: Klingt kompliziert, ist es aber nicht. Eine bekannte Stoffmenge wird injiziert und verteilt sich im gesamten verfügbaren Volumen. Daraus ergibt sich die Anfangskonzentration des Prozesses.

$$V = \frac{n}{c} = \frac{30\,\text{mmol}}{10\frac{\text{mmol}}{\text{L}}} = 3\,\text{L}$$

Jetzt zur Extrapolation: Sind 94 % ausgeschieden, dann verbleiben noch 6 % im System, das heißt:

$$[\text{A}]_t = 0{,}06 \cdot [\text{A}]_0$$

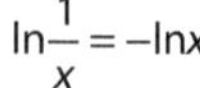
$\ln\frac{1}{x} = -\ln x$

$$\ln\frac{[\text{A}]_t}{[\text{A}]_0} = -k \cdot t$$

$$t = \frac{1}{k} \cdot \ln\frac{[\text{A}]_0}{[\text{A}]_t} = \frac{1}{0{,}2\frac{1}{\text{h}}} \ln\frac{[\text{A}]_0}{0{,}06 \cdot [\text{A}]_0} = \frac{1}{0{,}2\frac{1}{\text{h}}} \ln\frac{1}{0{,}06} = 14{,}1\,\text{h}$$

Na ja, dieses Ergebnis hätte man auch direkt aus den Tabellenwerten oben entnehmen können, die Rechnung funktioniert aber mit jedem gewünschten Prozentsatz.

- **Aufgabe: Reaktion 1. Ordnung**

In die Notaufnahme wird ein männlicher Patient mit akuter »*Klausurotoxin*-Vergiftung« eingeliefert. Deshalb muss er auf Ihre Intensivstation verlegt werden, wo sofort »*Lernofon forte*« als Gegengift gegeben wird.

Um die Entgiftung zu verfolgen, wird zeitabhängig der Giftgehalt im Serum gemessen:

Zeit *t*/h	0	2	4	6	8	10	12	14	16	18	20
Serumspiegel/ µmol L⁻¹	10,0	8,7	7,6	6,6	5,7	5,0	4,4	3,8	3,3	2,9	2,5

Tragen Sie die Messwerte in ein Diagramm ein. Handelt es sich hier um eine Reaktion 0. oder 1. Ordnung? Bestimmen Sie grafisch die Halbwertszeit $t_{½}$. Berechnen Sie die Geschwindigkeitskonstante ausgehend von der vorher bestimmten Halbwertszeit.

Aufgrund akuter Bettenengpässe auf Ihrer Intensivstation müssen Sie entscheiden, wann der Patient frühestmöglich wieder auf die Normalstation verlegt werden soll. Üblicherweise gelten Serumspiegel von 1,25 µmol L^{-1} als unproblematisch. Berechnen Sie anhand der vorher erzielten Ergebnisse, wann die Konzentration 1,25 µmol L^{-1} erreicht ist und der Patient verlegt werden kann.

▪ Lösungshinweis

► 10 h, 30 h

▪ Lösung (◘ Abb. 2.8)

Nach 10 h ist die Konzentration von 10 µmol L^{-1} auf die Hälfte abgefallen, nach weiteren 10 h sind es noch 2,5 µmol L^{-1}, das heißt wieder die Hälfte (5 → 2,5). Damit handelt es sich wieder um eine Reaktion 1. Ordnung. Die Halbwertszeit beträgt 10 h.

$$k = \frac{\ln 2}{t_{\frac{1}{2}}} = \frac{\ln 2}{10\,\text{h}} = 0{,}0693\frac{1}{\text{h}}$$

Halbwertszeit → *k*

Nebenbemerkung: Bisher waren die Beispiele immer so, dass mindestens 2 Halbwertszeiten erkennbar waren, um so die Reaktion 1. Ordnung klar identifizieren zu können. Wie würde man das machen, wenn nur die ersten Werte bekannt wären:

Zeit *t*/h	0	2	4
Serumspiegel/µmol L^{-1}	10,0	8,7	7,6

Prinzipiell würde ein Messwert genügen, um die gesamte Reaktion 1. Ordnung vorhersagen zu können, wenn die Anfangskonzentration bekannt ist.

$$[\text{A}]_t = [\text{A}]_0 \cdot e^{-k \cdot t}$$

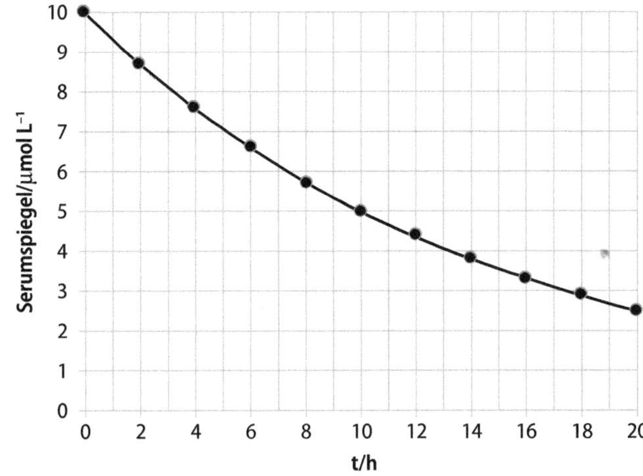

◘ Abb. 2.8

Überprüfung der Reaktionsordnung

$$\ln\frac{[A]_t}{[A]_0} = -k \cdot t$$

Wieder mit $\ln\frac{1}{x} = -\ln x$

$$\frac{1}{t} \cdot \ln\frac{[A]_0}{[A]} = k$$

Für den 1. Datenpunkt ergibt sich damit:

$$\frac{1}{t} \cdot \ln\frac{[A]_0}{[A]} = \frac{1}{2\,h} \cdot \ln\frac{10}{8{,}7} = 0{,}0696\frac{1}{h}$$

Für den 2. Datenpunkt:

Jeder Datenpunkt muss im Rahmen der Messgenauigkeit einen identischen *k*-Wert ergeben. Diese Methode funktioniert für beliebige Reaktionsordnungen!

$$\frac{1}{t} \cdot \ln\frac{[A]_0}{[A]} = \frac{1}{4\,h} \cdot \ln\frac{10}{7{,}6} = 0{,}0686\frac{1}{h}$$

Beide Werte sind im Rahmen der Messgenauigkeit identisch und entsprechen dem Wert, der über die Halbwertszeit berechnet wurde.

So könnte man auch k für eine Reaktion 2. Ordnung berechnen, jeder Datenpunkt eingesetzt ins integrale Zeitgesetz muss dann einen identischen k-Wert geben.

Zurück zur Aufgabe: Wann beträgt die Konzentration bei dieser Reaktion 1,25 µmol L^{-1}?

Halbwertszeiten bei Reaktionen 1. Ordnung helfen bei Überschlagsrechnungen!

Da gibt es jetzt einen schnellen Weg:

1 × Halbwertszeit 10 h	→ 5 µmol L^{-1}
2 × Halbwertszeit 10 h + 10 h = 20 h	→ 2,5 µmol L^{-1}
3 × Halbwertszeit 20 h + 10 h = 30 h	→ 1,25 µmol L^{-1}

Folglich liegt nach 30 h die angegeben Konzentration vor.

Hier passt der gefragte Wert glücklicherweise in die Reihe, die sich aus den Halbwertszeiten ergibt. Aber auch wenn das nicht genau der Fall ist, kann man die Halbwertszeiten zum Plausibilitätstest einer Aufgabe benutzen.

Exakte Rechnung:

$$t = \frac{1}{k} \cdot \ln\frac{[A]_0}{[A]} = \frac{1\,h}{0{,}069} \cdot \ln\frac{10}{1{,}25} = 30\,h$$

GK 3.3.1, 3.3.4

■ Aufgabe: Pharmakokinetik

Die physiologische Wirkung von **Acetylsalicylsäure (ASS)** beruht in erster Linie auf einer Hydrolyse von ASS zu Salicylsäure als Hauptmetaboliten. Diese Hydrolyse ist eine Reaktion, die einer Kinetik (pseudo)erster Ordnung entspricht.

a. Das folgende Diagramm (■ Abb. 2.9) zeigt mehrere Konzentrationsverläufe verschiedener Reaktionen (A, B und C). Begründen Sie, welche Kurve die Reaktion von ASS zu Salicylsäure korrekt beschreibt? Bestimmen Sie mittels des Diagramms die Reaktionsgeschwindigkeitskonstante k.
b. Sie nehmen eine Tablette ASS mit 500 mg Wirkstoff und nach 30 min eine weitere Tablette. Wie hoch ist die Menge an noch nicht hydrolysiertem ASS nach insgesamt 45 min (nach Einnahme der 1. Tablette)?

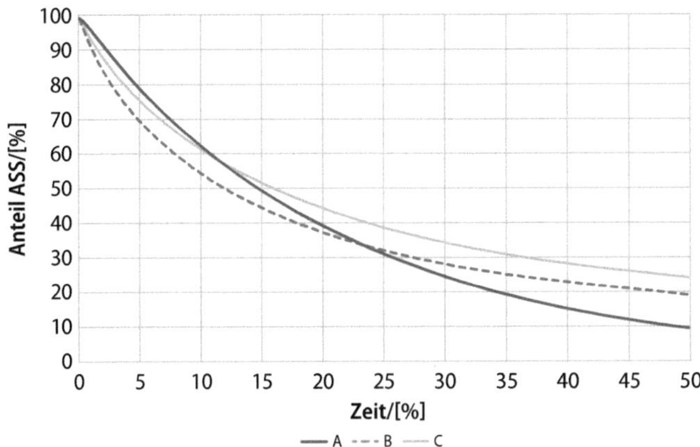

Abb. 2.9

c. Nach welcher Zeit (in min) sind bei einmaliger Einnahme mehr als 99 % Salicylsäure entstanden?

- **Lösungshinweis**

▶ 4,6 10^{-2} min^{-1}, 312,5 mg, 100 min

- **Lösung**

Wieder stellt sich die Frage nach der 1. Reaktionsordnung. Da die Reaktion im Diagramm ausreichend lange dargestellt ist, kann wieder die Halbwertszeit benutzt werden, um die Kurve der 1. Ordnung zu identifizieren:

Reaktion 1. Ordnung: konstante HWZ

Kurve A:

50 % Umsatz	→ 15 min
25 % Umsatz	→ 30 min
12,5 % Umsatz	→ 45 min

Das zeigt die konstante Halbwertszeit von 15 min an.

Kurve B:

50 % Umsatz	→ 12 min
25 % Umsatz	→ 35 min

Damit scheidet Kurve B aus.

Kurve C:

50 % Umsatz	→ 16 min
25 % Umsatz	→ ~50 min

Ebenfalls keine konstante Halbwertszeit!

$$t_{\frac{1}{2}} = \frac{\ln 2}{k} = 15\ \text{min},\ k = \frac{\ln 2}{t_{\frac{1}{2}}} = 4{,}6 \cdot 10^{-2} \frac{1}{\text{min}}$$

HWZ → k

$C_9H_8O_4$ 180,16 → $C_7H_6O_3$ 138,12

Abb. 2.10

Teilaufgabe b) kann direkt mit den Halbwertszeiten abgeschätzt werden, da alle angegeben Zeiten Vielfache von 15 sind.

t = 0: 500 mg

Nach Einnahme der 1. Tablette befinden sich 500 mg ASS im Körper (natürlich unter der Annahme, dass alles sofort verfügbar ist...).

t = 15 min: 250 mg verbleiben

t = 30 min: ½ · 250 mg

Der Abbau beginnt dann nach 1. Ordnung mit der Halbwertszeit 15 min. Damit verbleiben nach 2 Halbwertszeiten 500 mg/2/2 = 125 mg ASS im Körper.

Einnahme der 2. Tablette → neue Anfangsmenge für den Abbau

Jetzt erfolgt die Einnahme der 2. Tablette → (125 + 500) mg = 625 mg und erneut Abbau nach 1. Ordnung, nun aber ausgehend von 625 mg. Eine Halbwertszeit später (= 45 min nach dem Start): ½ · 625 mg = 312,5 mg.

Aufgabenvariationen:
- Masse hydrolysiertes ASS
- Masse entstandene Salicylsäure

Es könnte alternativ auch die Menge an hydrolisierter ASS gefragt sein, also indirekt das Produkt der Hydrolyse. Nach Einnahme der 1. Tablette sind nach 30 min 500 mg – 125 mg = 375 mg ASS umgesetzt, 15 min nach der 2. Gabe 625 mg – 312,5 mg, was in der Summe 687,5 mg umgesetztes ASS ergibt.

Wird nach der Masse der entstandenen Salicylsäure gefragt, benötigt man Stoffmengen, da diese über die Reaktion verknüpft sind (Abb. 2.10).

Wie gerade bestimmt, sind 687,5 mg hydrolysiert, das entspricht 3,8 mmol oder 525 mg Salicylsäure.

Zurück zur Aufgabe:

99 % Abbau → 1 % verbleibt noch

$$\ln\frac{[A]_0}{[A]_t} = k \cdot t;\ t = \frac{1}{k} \cdot \ln\frac{[A]_0}{[A]_t} = \frac{1}{4{,}6 \cdot 10^{-2}\frac{1}{\text{min}}} \cdot \ln\frac{100}{1} = 100\,\text{min}$$

Das lässt sich wieder mit den Halbwertszeiten abschätzen:

1 HWZ → 50 %	2 HWZ → 25 %	3 HWZ → 12,5 %
4 HWZ → 6,25 %	5 HWZ → 3,125 %	6 HWZ → 1,6 %
7 HWZ → 0,8 %		

Demzufolge müssen 6–7 HWZ vergehen, um bei einem Rest von 1 % anzugelangen. Im gegebenen Fall dauern 6 HWZ 90 min, 7 HWZ dauern 105 min. Der errechnete Wert von 100 min ist somit sehr plausibel.

GK 3.3.1, 3.3.4

▪ Aufgabe: Reaktionskinetik

Tilidin (Abb. 2.11, als Hydrochloridsalz: M = 309,84 g mol^{-1}) ist ein potentes Opioidanalgetikum zur Behandlung starker bis sehr starker Schmerzen. Die analgetische Potenz liegt bei 0,16–0,19 im Vergleich zu Morphin. Nach Injektion des Schmerzmittels ist der maximale Plasmaspiegel praktisch sofort erreicht, danach erfolgt die Ausscheidung mit einer konstanten Halbwertszeit von 5 Stunden.

Angenommen, ein Patient bekommt eine Injektion mit 40 mg Tilidin und nach 5 h nochmals eine Injektion mit weiteren 40 mg. Wie viel mg Tilidin sind dann nach 10 h noch im Körper vorhanden?

Abb. 2.11 Tilidin

■ **Lösungshinweis**

Konstante HWZ → Reaktion 1. Ordnung!

► 30 mg

■ **Lösung**

$$t_{\frac{1}{2}} = \frac{\ln 2}{k} \rightarrow k = \frac{\ln 2}{t_{\frac{1}{2}}} = \frac{0{,}693}{5\,\text{h}} = 0{,}139\frac{1}{\text{h}}$$

Halbwertszeit → k → Abbaurate

Nach 5 h:

$$[\text{A}]_t = [\text{A}]_0 \cdot e^{-k \cdot t} = 40\,\text{mg}\exp\left[-0{,}139 \cdot \frac{1}{\text{h}} \cdot 5\,\text{h}\right] = 20\,\text{mg}$$

Nach t = 5 h → 20 mg Rest.
Plus neue Gabe von 40 mg → 60 mg als neue Anfangsmenge $[\text{A}]_0$.
Bei t = 10 h (= weitere 5 h):

$$\rightarrow [\text{A}]_t = [\text{A}]_0 \cdot e^{-k \cdot t} = 60\,\text{mg}\exp\left[-0{,}139 \cdot \frac{1}{\text{h}} \cdot 5\,\text{h}\right] = 30\,\text{mg}$$

■ **Aufgabe: Reaktionskinetik**

GK 3.3.1, 3.3.4

Die Plasmahalbwertszeit für das Antibiotikum **Ceftriaxon** beträgt beim Erwachsenen 8 h. Für die Elimination des Wirkstoffs kann man eine Reaktion 1. Ordnung zugrunde legen.

Einem Patienten wird zum Zeitpunkt $t = 0$ eine Dosis von 2 g Ceftriaxon verabreicht. Nach t = 8 h wird eine weitere Portion von 2 g gegeben. Wie viel Gramm Wirkstoff verbleiben nach 16 h im Körper?

■ **Lösungshinweis**

► 1,5 g

■ **Lösung**

Halbwertszeit $t_{½}$ = 8 h, das heißt, von den 2 g zu Beginn sind nach einer Halbwertszeit noch 1 g vorhanden. Durch die erneute Zugabe ergeben sich somit insgesamt 3 g. Nach einer weiteren Halbwertszeit (t = 8 h + 8 h = 16 h) ist von diesen 3 g wieder die Hälfte abgebaut = 1,5 g

Zustandsformen, chemisches Gleichgewicht

J. Schatz, *Übungsbuch Chemie für Mediziner*,
DOI 10.1007/978-3-662-53488-5_3,

Materie tritt in unterschiedlichen makroskopischen Erscheinungs- oder Zustandsformen auf. Medizinisch wichtig ist der gasförmige Zustand, z. B. bei der Atmung oder der Narkose. Gase lassen sich in der Chemie und Physik quantitativ über das allgemeine Gasgesetz erfassen. Aber auch Prozesse an Grenzflächen, die entstehen, wenn heterogene Stoffe in Kontakt kommen, können mathematisch über sog. Verteilungsgesetze (Nernst: flüssig/flüssig; Henry-Dalton: flüssig/gasförmig; Langmuir: gasförmig/fest bzw. gasförmig/flüssig) beschrieben werden. Damit sind biologische Prozesse wie Blut-Gas-Austausch, Stofftransport innerhalb des Körpers, Osmose oder auch Dialyse verstehbar. Zu diesen heterogenen Gleichgewichten gehört auch die Löslichkeit von Stoffen, insbesondere Salzen. Nierensteine sind schlussendlich schwerlösliche Salze und ihre Bildung ist über das Löslichkeits- und das Ionenprodukt quantitativ erfassbar und vorhersehbar.

3.1 Zustandsformen und Gasgesetz für ideales Gas

3.1.1 Zusammenfassung

Zustandsformen:
- Fest: Nah- und Fernordnung
- Flüssig: Fernordnung, keine Nahordnung
- Gasförmig: Keine Nah- und Fernordnung
- Überkritisch: Vgl. Gas, aber Dichte wie Flüssigkeit

Ideale Gase, das heißt Gase, die keine Wechselwirkungen zwischen einzelnen Gasteilchen aufweisen, lassen sich über das allgemeine Gasgesetz beschreiben.

Heterogene Gleichgewichte an Phasengrenzen:

Prozesse basieren auf Konzentrationsunterschieden, welche die Triebkraft für eine Teilchenwanderung (brownsche Molekularbewegung) sind, und schlussendlich zum Konzentrationsausgleich führen.

3.1.2 Aufgaben und Lösungen

GK 1.3.1

- **Aufgabe: Ideales Gas**

Cyclopropan ist ein Gas, das als Anästhetikum Verwendung findet. Bei **50 °C** und einem Druck von **96,0 kPa** zeigt es eine Dichte von **1,50 g L⁻¹**. Berechnen Sie aus diesen Daten die molare Masse M (allgemeine Gaskonstante $R = 8{,}31\ \text{kPa L mol}^{-1}\ \text{K}^{-1}$).

- **Lösungshinweis**

► 41,9 g mol⁻¹

- **Lösung**

Dichte → Stoffmenge

$$M = \frac{m}{n} \text{ und } d = \frac{m}{V} \rightarrow M = \frac{d \cdot V}{n} \rightarrow n = \frac{d \cdot V}{M}$$

Allgemeines Gasgesetz

$$p \cdot V = n \cdot R \cdot T = \frac{d \cdot V}{M} \cdot R \cdot T$$

molare Masse

$$M = \frac{d \cdot V}{p \cdot V} \cdot R \cdot T = \frac{d}{p} \cdot R \cdot T = \frac{1{,}50 \frac{\text{g}}{\text{L}}}{96\,\text{kPa}} \cdot 8{,}31 \frac{\text{kPa} \cdot \text{L}}{\text{K} \cdot \text{mol}} \cdot 323\,\text{K} = 41{,}9 \frac{\text{g}}{\text{mol}}$$

Eine gewitzte, organisch gebildete Person überprüft das Ergebnis natürlich gleich mit der Summenformel C_3H_6 von Cyclopropan, was überschlagen eine molare Masse von $(3 \cdot 12 + 6)$ g mol^{-1} = 42 g mol^{-1} ergibt.

Aufgabe: ideales Gas

Der LD_{50}-Wert, also die Konzentration, bei der 50 % einer Testpopulation an der toxischen Wirkung versterben, für **Formaldehyd** (CH_2O) beträgt 800 mg kg^{-1} (mg Substanz pro kg Körpergewicht [physikalisch korrekt: »Körpermasse«]). Wie viele Millimol Formaldehyd kann ein erwachsener Mensch mit 90 kg Körpergewicht demnach zu sich nehmen? Berechnen Sie die Menge auch in Gramm Formaldehyd.

Formaldehyd ist bei Raumtemperatur (25 °C) ein Gas. Wie vielen Litern Formaldehydgas entspricht die obig berechnete Menge bei 1 bar?

($R = 0{,}0831$ bar L mol^{-1} K^{-1}; Atommassen: H = 1, C = 12, O = 16)

Lösungshinweis

► 59,4 L

Lösung

$M(CH_2O) = 30$ g mol^{-1}

$$n = \frac{m}{M} = \frac{800\,\text{mg}}{30\frac{\text{mg}}{\text{mmol}}} = 26{,}67\,\text{mmol}$$

Stoffmenge

Für eine Person mit 90 kg macht das dann

$$90\,\text{kg} \cdot 26{,}67\frac{\text{mmol}}{\text{kg}} = 2400\,\text{mmol} = 2{,}4\,\text{mol}$$

$$m = n \cdot M = 2{,}4\,\text{mol} \cdot 30\frac{\text{g}}{\text{mol}} = 72\,\text{g}$$

Masse

Die Stoffmenge kann jetzt über das allgemeine Gasgesetz in ein Volumen umgerechnet werden.

$$V = \frac{n \cdot R \cdot T}{p} = \frac{2{,}4\,\text{mol}}{1\,\text{bar}} \cdot 0{,}0831\frac{\text{bar} \cdot \text{L}}{\text{K} \cdot \text{mol}} \cdot 298\,\text{K} = 59{,}4\,\text{L}$$

$p \cdot V = n \cdot R \cdot T$

Merke: Das Molvolumen eines idealen Gases bei 0 °C beträgt 22,4 L, bei 25 °C 24,4 L. Das kann sehr gut zur Abschätzung von Ergebnissen benutzt werden.

Molvolumen ideales Gas (101,325 kPa):
- 0 °C: 22,4 L
- 25 °C: 24,4 L

Aufgabe: Allgemeines Gasgesetz – Zustandsänderungen

GK 1.3.1

Ein 10-L-Behälter wird bei 0 °C mit Gas bis zu einem Druck von 2 bar gefüllt. Bei welcher Temperatur steigt der Druck auf 2,5 bar (allgemeine Gaskonstante $R = 0{,}0831$ bar L mol^{-1} K^{-1})?

Lösungshinweis

► 68 °C

Lösung

$$p \cdot V = n \cdot R \cdot T \rightarrow \frac{p \cdot V}{T} = n \cdot R$$

$$\frac{p_1 \cdot V_1}{T_1} = \frac{p_2 \cdot V_2}{T_2} = \text{const.}$$

Ist die Stoffmenge n konstant, dann ist das Produkt $n{\cdot}R$ ebenfalls konstant. Damit können Zustandsänderungen leicht beschrieben werden:

$$T_2 = T_1 \cdot \frac{p_2 \cdot V_2}{p_1 \cdot V_1} = T_1 \cdot \frac{p_2}{p_1}, \text{ da sich das Volumen nicht ändert.}$$

$$T_2 = 273\,\text{K} \frac{2{,}5\,\text{bar}}{2\,\text{bar}} = 341\,\text{K} = 68\,°\text{C}$$

Wichtig: Immer mit der absoluten Temperatur in Kelvin (K) rechnen!

GK 1.3.1

▪ Aufgabe: Allgemeines Gasgesetz

Sauerstoff zur Beatmung wird üblicherweise in Druckflaschen mit 200 bar Fülldruck geliefert.

Auf Ihrer Station muss ein Patient permanent beatmet werden. Das durchschnittliche Atemzugvolumen eines Menschen beträgt ca. 7 mL kg^{-1} (mL pro kg Körpergewicht); die Atemfrequenz soll auf 10 min^{-1} eingestellt werden.

Berechnen Sie, wie viel Liter Atemgas der Patient mit 75 kg Körpergewicht in einer Minute benötigt.

Die Druckgasflasche zum Beatmen hat ein Volumen von 10 L. Nach vorherigen Entnahmen ist noch ein Restdruck von 50 bar auf der Flasche. Wie lange kann der Patient mit dieser Druckgasflasche weiter beatmet werden? Berücksichtigen Sie hierbei, dass der Anteil von Sauerstoff in der Beatmungsluft 25 Vol.-% betragen soll, in normaler Umgebungsluft beträgt dieser 21 Vol.-%.

▪ Lösungshinweis

► 5,25 L min^{-1}; ~ 39 h

▪ Lösung

Minutenvolumen V_{min} der Person

$$V_{min} = 7\frac{\text{mL}}{\text{kg}} \cdot 75\,\text{kg} \cdot 10\frac{1}{\text{min}} = 5250\frac{\text{mL}}{\text{min}} = 5{,}25\frac{\text{L}}{\text{min}}$$

Jetzt benötigen wir das Volumen gasförmigen Sauerstoffs, dass der Flasche noch entnommen werden kann. Das ist wieder eine Frage einer Zustandsänderung. Die Temperatur ist konstant, der Druck wird von 50 bar auf Normaldruck (1 bar) reduziert.

$$\frac{p_1 \cdot V_1}{T_1} = \frac{p_2 \cdot V_2}{T_2} = const.$$

Anfangszustand:
$p_1 = 50$ bar, $V_1 = 10$ L
Endzustand:
$p_2 = 1$ bar, $V_2 = x$ L

$$p_1 \cdot V_1 = p_2 \cdot V_2$$

$$V_2 = \frac{p_1}{p_2} \cdot V_1 = \frac{50\,\text{bar}}{1\,\text{bar}} \cdot 10\,\text{L} = 500\,\text{L}$$

Der Flasche können daher maximal 500 L reinem Sauerstoffgas entnommen werden.

Normale Luft wird mit Sauerstoff angereichert!

Für die Beatmung soll aber in diesem Beispiel der Sauerstoffanteil in der normalen Luft um 4 Vol.-% auf 25 % erhöht werden. Das heißt, für 1 Liter dieser Beatmungsluft müssen 40 mL reiner Sauerstoff zugesetzt werden. In der Flasche sind noch 500 L, daraus können 500/0,04 L = 12.500 L Beatmungsluft gemischt werden. Da die Person pro Minute 5,25 L benötigt, reicht die Flasche noch:

$$t = \frac{V_{ges}}{V_{min}} = \frac{12.500\,L}{5{,}25\frac{L}{min}} = 2381\,min = 39{,}7\,h$$

Würde der Patient mit reinem Sauerstoff beatmet werden, wären es noch 95 min.

3.2 Phasengleichgewichte, Osmose

3.2.1 Zusammenfassung

- **Phasengleichgewichte und quantitative Beschreibungen**
- Flüssig – flüssig: Nernst-Verteilungssatz

$$\frac{[A]_{Phase1}}{[A]_{Phase2}} = K$$

Nernst

- Flüssig – gasförmig: Henry-Dalton-Gesetz

$$\frac{[A]_{Flüssigkeit}}{p_A} = K$$

Henry-Dalton

- Flüssig – fest bzw. gasförmig – fest: Langmuir-Adsorptionstheorem

$$N = \frac{N_m \cdot p}{const. + p}$$

Langmuir

N = Anzahl der belegten Plätze
N_m = Anzahl der maximal belegbaren Plätze

- **Prozesse an Membranen: Diffusion – Dialyse – Osmose**

Der osmotische Druck p ist eine kolligative Eigenschaft, das heißt nur abhängig von der Anzahl der gelösten Teilchen, nicht aber von Art, Ladung und Ähnlichem.

$p = z \cdot c \cdot R \cdot T$

3.2.2 Aufgaben und Lösungen

- **Aufgabe: Osmotischer Druck**

GK 1.3.2, 1.3.3

Eine 1-molare Kochsalzlösung besitzt einen osmotischen Druck von gerundet 50 bar. Welchen osmotischen Druck besitzen folgende Lösungen?
- 1,5-molare NaCl-Lösung
- 1-molare Magnesiumchloridlösung
- 2-molare Glucoselösung

- **Lösungshinweis**

► 75, 75, 50 bar

- **Lösung**

Für die Lösung dieser Aufgabe ist es wichtig zu entscheiden, in wie viele Teilchen z der gegebene Stoff dissoziiert.

In wie viele Teile dissoziiert ein Stoff?

NaCl	$z = 2$
Magnesiumchlorid ($MgCl_2$)	$z = 3$
Glucose	$z = 1$

$p = z \cdot c \cdot R \cdot T$

Laut Angabe ergibt sich für eine 1-molare Kochsalzlösung ein osmotischer Druck $p = 50$ bar. Da $z = 2$ ist, erhält man für eine 1-molare Lösung eines (!) Teilchens einen osmotischen Druck von 25 bar.
Der Rest ist dreisatzartig:
1,5 mol L^{-1} NaCl: $2 \cdot 1{,}5 \cdot 25$ bar = 75 bar
1 mol L^{-1} $MgCl_2$: $3 \cdot 25$ bar = 75 bar
2 mol L^{-1} Glucose: $1 \cdot 2 \cdot 25$ bar = 50 bar

GK 1.3.2, 1.3.3

- **Aufgabe: Osmotischer Druck**

Man gibt 200 mL 2-molare KOH-Lösung und 400 mL 1-molare HCl-Lösung (alternative: 200 mL 1 M NaOH und 100 mL 1 M H_2SO_4) zusammen. Welchen osmotischen Druck (in bar) besitzen diese Lösungen bei 25 °C ($R = 0{,}0831$ bar L mol^{-1} K^{-1})?

- **Lösungshinweis**

► 33 bar, 24,8 bar

- **Lösung**

Salze entstehen durch Neutralisation

Hier entstehen die Salzlösungen erst durch eine Neutralisationsreaktion:

$$KOH + HCl \rightarrow NaCl + H_2O$$

bzw.

$$2\ NaOH + H_2SO_4 \rightarrow Na_2SO_4 + 2\ H_2O$$

Konzentration der Salze
→ Stoffmenge n
→ Gesamtvolumen

$$n_{KOH} = c_{KOH} \cdot V_{KOH} = 2\frac{mmol}{mL} \cdot 200\ mL = 400\ mmol$$

$$n_{HCl} = c_{HCl} \cdot V_{HCl} = 1\frac{mmol}{mL} \cdot 400\ mL = 400\ mmol$$

Glücklicherweise neutralisieren sich beide Komponenten genau und es entstehen 400 mmol Kochsalz. Da 2 Lösungen zusammengegeben werden, befindet sich das Kochsalz jetzt in einem Volumen von insgesamt 200 mL + 400 mL = 600 mL.

$$c_{NaCl} = \frac{n}{V_{ges}} = \frac{400\ mmol}{600\ mL} = 0{,}67\frac{mol}{L}$$

Osmotischer Druck p; $z = 2$

$$p = z \cdot c \cdot R \cdot T = 2 \cdot 0{,}67\frac{mol}{L} \cdot 0{,}0831\frac{bar \cdot L}{mol \cdot K} \cdot 298\ K = 33\ bar$$

Für die Alternative ergibt sich analog:

$$n_{NaOH} = c_{NaOH} \cdot V_{NaOH} = 1\frac{mmol}{mL} \cdot 200\ mL = 200\ mmol$$

$$n_{H_2SO_4} = c_{H_2SO_4} \cdot V_{H_2SO_4} = 1\frac{\text{mmol}}{\text{mL}} \cdot 100\,\text{mL} = 100\,\text{mmol}$$

Auch hier neutralisieren sich die beiden Komponenten, da Schwefelsäure 2 Protonen zur Verfügung stellen kann. Insgesamt entstehen 100 mmol Natriumsulfat, die jetzt in 300 mL Wasser gelöst sind.

$$c_{H_2SO_4} = \frac{n}{V_{\text{ges}}} = \frac{100\,\text{mmol}}{300\,\text{mL}} = 0{,}33\frac{\text{mol}}{\text{L}}$$

$$p = z \cdot c \cdot R \cdot T = 3 \cdot 0{,}33\frac{\text{mol}}{\text{L}} \cdot 0{,}0831\frac{\text{bar} \cdot \text{L}}{\text{mol} \cdot \text{K}} \cdot 298\,\text{K} = 24{,}5\,\text{bar}$$

Osmotischer Druck p; $z = 3$!

- **Aufgabe: Osmotischer Druck**

GK 1.3.2, 1.3.3

Der osmotische Druck von Blut beträgt 7,65 atm bei 37 °C. Wie viel mol Glucose ($C_6H_{12}O_6$) müssen Sie in 0,5 L Wasser lösen, um für eine Infusionslösung den identischen osmotischen Druck einzustellen ($R = 0{,}0821$ L atm mol^{-1} K^{-1})?

- **Lösungshinweis**

► 0,15 mol

- **Lösung**

$$p_{\text{osm}} = z \cdot c \cdot R \cdot T = z \cdot \frac{n}{V} \cdot R \cdot T$$

$$n = \frac{p_{\text{osm}} \cdot V}{z \cdot R \cdot T} = \frac{7{,}65\,\text{atm} \cdot 0{,}5\,\text{L}}{1 \cdot 0{,}0821\,\text{L} \cdot \text{atm} \cdot \text{mol}^{-1} \cdot \text{K}^{-1} \cdot 310\,\text{K}} = 0{,}15\,\text{mol}$$

- **Aufgabe: Osmose**

GK 1.3.2, 1.3.3

Die Infusionslösung »Pädiafusin II« enthält folgende Ionen:

Acetat:	26,5 mmol L^{-1}
Calciumion:	1,5 mmol L^{-1}
Chloridion:	64 mmol L^{-1}
Kaliumion:	18 mmol L^{-1}
Magnesiumion:	2 mmol L^{-1}
Malat:	3 mmol L^{-1}
Natriumion:	70 mmol L^{-1}

Zusätzlich enthält die Lösung noch Glucose ($C_6H_{12}O_6$, 180 g mol^{-1}). Wie viel Gramm Glucose müssen in einem Liter enthalten sein, damit die Infusionslösung den gleichen osmotischen Druck (7,65 atm) bei 37 °C aufweist wie Blut ($R = 0{,}0821$ L atm mol^{-1} K^{-1})?

- **Lösungshinweis**

► 20,9 g

- **Lösung**

Freundlicherweise sind die Konzentrationen der einzelnen Ionen angegeben. Der osmotische Druck ist unabhängig von der Art der Teilchen, hängt nur von der Gesamtkonzentration aller Teilchen ab. Die gesamte Ionenkonzentration errechnet sich zu 185 mmol L^{-1}.

Gesamtionenkonzentration → osmotischer Druck
37 °C = 310 K

$$p_{osm} = z \cdot c \cdot R \cdot T = 0{,}185\frac{mol}{L}0{,}0821\frac{atm \cdot L}{mol \cdot K}310\,K = 4{,}71\,atm$$

Damit müssen noch (7,65–4,71) atm = 2,94 atm über die Zuckerkomponente ausgeglichen werden.

$c = \frac{n}{V}$

$$p_{osm} = z \cdot \frac{n}{V} \cdot R \cdot T$$

$$n = p_{osm} \cdot \frac{V}{z \cdot R \cdot T} = 2{,}94\,atm \cdot \frac{1\,L}{1 \cdot 0{,}0821\frac{atm \cdot L}{mol \cdot K} \cdot 310\,K} = 0{,}116\,mol$$

$$m = n \cdot M = 0{,}116\,mol \cdot 180\frac{g}{mol} = 20{,}88\,g$$

GK 1.3.2, 1.3.3

- **Aufgabe: Osmose**

Gentamycin ist ein potentes Aminoglykosidantibiotikum, das in Kombination mit Vancomycin gegen MRSA-Keime gegeben werden kann. Es ist im Handel als Acetatsalz $[(AcO^-)_5(Gentamycin^{5+})]$ erhältlich und wird üblicherweise intravenös in einer Dosierung von 2 mg kg^{-1} Tag^{-1} gegeben.

- Wie viel mg Gentamycin muss ein Mann mit 100 kg Körpergewicht pro Tag erhalten?
- Löst man diese Menge bei 25 °C in 100 mL destilliertem Wasser, erhält man eine Infusionslösung, die einen osmotischen Druck von 0,396 bar zeigt. Berechnen Sie die molare Masse in g mol^{-1} des Gentamycin-Pentaacetats auf eine Kommastelle genau unter der Annahme idealen Verhaltens der Teilchen in Lösung ($R = 0{,}0831$ bar L mol^{-1} K^{-1}).
- Wie viel mg Natriumchlorid (Na^+Cl^-; $M = 58{,}5$ g mol^{-1} müssen zur obigen Lösung gegeben werden, um eine Lösung mit physiologischem osmotischen Druck von 7,976 bar bei 25 °C zu erhalten?

- **Lösungshinweis**

► 200 mg g^{-1}, 750,4 g mol^{-1}, 895 mg

- **Lösung**

Der 1. Teil der Aufgabe ist einfach, kann aber auch mal im klinischen Alltag auftauchen.

Gesamtdosis = Masse

$$m_{Tag} = Dosis \cdot Körpergewicht = 2\frac{mg}{kg \cdot d} \cdot 100\,kg = 200\frac{mg}{d}$$

Osmotischer Druck → Konzentration

Damit haben wir die Masse des Antibiotikums, 200 mg. Zur Bestimmung der molaren Masse brauchen wir aber zusätzlich die Stoffmenge, die dieser Masse entspricht. Die Konzentration ist jedoch eine Größe, welche die Stoffmengeninformation beinhaltet. Die kann wiederum über die Osmose bestimmt werden.

$$p_{\text{osm}} = z \cdot c \cdot R \cdot T = z \cdot \frac{n}{V} \cdot R \cdot T = z \cdot \frac{m}{V \cdot M} \cdot R \cdot T$$

$M = \frac{m}{n}; n = \frac{m}{M}$

$$M = z \cdot \frac{m}{V \cdot p_{\text{osm}}} \cdot R \cdot T = 6 \cdot \frac{0{,}2\,\text{g}}{0{,}1\,\text{L} \cdot 0{,}396\,\text{bar}} \cdot 0{,}0831 \frac{\text{bar} \cdot \text{L}}{\text{K} \cdot \text{mol}} \cdot 298\,\text{K} = 750{,}4 \frac{\text{g}}{\text{mol}}$$

$p_{\text{ges}} = \sum p_i = \sum z_i \cdot c_i \cdot R \cdot T$

Der Wirkstoff verursacht einen osmotischen Druck von 0,396 bar, das heißt, Kochsalz muss für einen osmotischen Druck von (7,976–0,396) bar = 7,58 bar sorgen.

$$[\text{NaCl}] = \frac{p_{\text{osm}}}{z \cdot R \cdot T} = \frac{7{,}58\,\text{bar}}{2 \cdot 0{,}0831 \frac{\text{bar} \cdot \text{L}}{\text{K} \cdot \text{mol}} \cdot 298\,\text{K}} = 0{,}153 \frac{\text{mol}}{\text{L}}$$

Die Konzentration muss jetzt nur noch in eine Masse umgerechnet werden: $n = c \cdot V; m = n \cdot M$

In 100 mL Wasser befinden sich demzufolge 15,3 mmol oder 895 mg NaCl. $m = c \cdot V \cdot M$

▪ Aufgabe: Osmose und molare Masse

GK 1.3.2, 1.3.3, 3.1.1

Abb. 3.1

Ceftriaxon ist ein Antibiotikum aus der Gruppe der Cephalosporine der 3. Generation und dient zur Chemoprophylaxe bei Verdacht auf Meningokokkeninfektion. Es ist im Handel als Dinatriumsalz Na_2(Ceftriaxon) erhältlich und kann nur intravenös gegeben werden.

Löst man bei 25 °C 2 g Dinatrium-Ceftriaxon in 50 mL Wasser – was der empfohlenen Dosierung entspricht – erhält man eine Infusionslösung mit einem osmotischen Druck von 4,97 bar. Berechnen Sie die molare Masse M in g mol^{-1} von Dinatrium-Ceftriaxon auf eine Kommastelle genau unter der Annahme idealen Verhaltens der Teilchen in Lösung.

▪ Lösungshinweis

► 597,9 g mol^{-1}

▪ Lösung

Gleicher Lösungsansatz wie gerade eben:

$$M = z \cdot \frac{m}{V \cdot p_{\text{osm}}} \cdot R \cdot T = 3 \cdot \frac{2\,\text{g}}{0{,}05\,\text{L} \cdot 4{,}97\,\text{bar}} \cdot 0{,}0831 \frac{\text{bar} \cdot \text{L}}{\text{K} \cdot \text{mol}} \cdot 298\,\text{K} = 597{,}9 \frac{\text{g}}{\text{mol}}$$

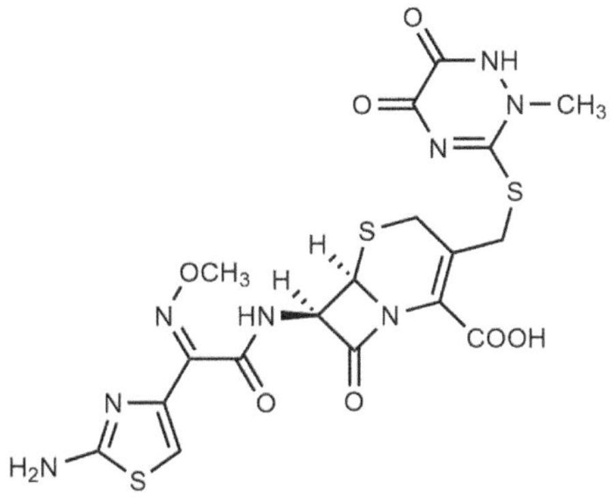

Abb. 3.1 Ceftriaxon

GK 1.3.2, 1.3.3, 3.1.1
◘ Abb. 3.2

■ **Aufgabe: Osmose und Verteilungskoeffizient**

Metoprolol (molare Masse 267 g mol^{-1}) ist ein Betablocker und wird breit bei Erkrankungen wie zum Beispiel Bluthochdruck oder Herzrhythmusstörungen eingesetzt. Eine übliche Dosierung ist hier 5 mg.

- Um wie viel Millibar ändert sich der osmotische Druck im Blut bei einer Raumtemperatur von 25 °C, wenn man annimmt, dass das Blutvolumen, in dem sich die gegebene Dosis des Wirkstoffs verteilt, 5 L beträgt und sich der Wirkstoff ohne weitere Dissoziation löst ($R = 0{,}0831$ bar L mol^{-1} K^{-1})?
- Um das Verhalten eines Stoffs im Körper abschätzen zu können, benutzt man den Verteilungskoeffizient K, auch als P-Wert (für engl. »partition«) bezeichnet. Dieser gibt an, wie sich ein Stoff zwischen Octanol (= organische Phase) und Wasser verteilt. Für Metoprolol ist dieser Wert $c_{\text{Oct}} : c_{\text{W}} = 49$. Berechnen Sie, wie sich eine in 1 mL Octanol gelöste 1-mg-Portion Metoprolol verteilt, wenn sie mit 1 mL Wasser ausgeschüttelt wird.

◘ **Abb. 3.2** Metoprolol

■ **Lösungshinweis**

► 0,09 mbar, 2 % verbleiben im Wasser

■ **Lösung**

$$p_{\text{osm}} = z \cdot \frac{n}{V} \cdot R \cdot T = z \cdot \frac{m}{M \cdot V} \cdot R \cdot T$$

$$= 1 \cdot \frac{5\,\text{mg}}{267 \frac{\text{mg}}{\text{mmol}} \cdot 5\,\text{L}} \cdot 0{,}0831 \frac{\text{mbar} \cdot \text{L}}{\text{mmol} \cdot \text{K}} \cdot 298\,\text{K} = 0{,}09\,\text{mbar}$$

Definition Verteilungskoeffizient K
m_{Oct}: Masse der in Octanol gelösten Portion

$$K = \frac{c_{\text{Oct}}}{c_{\text{W}}} = \frac{\frac{n_{\text{Oct}}}{V_{\text{Oct}}}}{\frac{n_{\text{W}}}{V_{\text{W}}}} = \frac{n_{\text{Oct}}}{V_{\text{Oct}}} \cdot \frac{V_{\text{W}}}{n_{\text{W}}} = \frac{\frac{m_{\text{Oct}}}{M}}{\frac{m_{\text{W}}}{M}} \cdot \frac{V_{\text{W}}}{V_{\text{Oct}}} = \frac{m_{\text{Oct}}}{m_{\text{W}}} \cdot \frac{V_{\text{W}}}{V_{\text{Oct}}}$$

Man gibt eine bestimmt Stoffportion (laut Angabe 1 mg) in das zweiphasige System und jetzt verteilt sich der Stoff gemäß dem Verteilungskoeffizienten. Was aber konstant bleibt, ist die Masse im **gesamten** System!

Massenbilanz

$$m_{\text{ges}} = m_{\text{Oct}} + m_{\text{W}};\ m_{\text{W}} = m_{\text{ges}} - m_{\text{Oct}}$$

In Verteilungsgesetz eingesetzt

$$K = \frac{m_{\text{Oct}}}{m_{\text{ges}} - m_{\text{Oct}}} \cdot \frac{V_{\text{W}}}{V_{\text{Oct}}}$$

$$K \cdot \frac{V_{\text{Oct}}}{V_{\text{W}}} = \frac{m_{\text{Oct}}}{m_{\text{ges}} - m_{\text{Oct}}}$$

Alle unbekannten Größen auf eine Seite

$$m_{\text{Oct}} = K \cdot \frac{V_{\text{Oct}}}{V_{\text{W}}} \cdot \left(m_{\text{ges}} - m_{\text{Oct}}\right) = K \cdot \frac{V_{\text{Oct}}}{V_{\text{W}}} \cdot m_{\text{ges}} - K \cdot \frac{V_{\text{Oct}}}{V_{\text{W}}} \cdot m_{\text{Oct}}$$

$$m_{\text{Oct}} + K \cdot \frac{V_{\text{Oct}}}{V_{\text{W}}} \cdot m_{\text{Oct}} = m_{\text{Oct}} \cdot \left(1 + K \cdot \frac{V_{\text{Oct}}}{V_{\text{W}}}\right) = K \cdot \frac{V_{\text{Oct}}}{V_{\text{W}}} \cdot m_{\text{ges}}$$

$$m_{Oct} = \frac{K \cdot \frac{V_{Oct}}{V_W} \cdot m_{ges}}{\left(1 + K \cdot \frac{V_{Oct}}{V_W}\right)} = \frac{49 \cdot \frac{1\,mL}{1\,mL} \cdot 1\,mg}{\left(1 + 49 \cdot \frac{1\,mL}{1\,mL}\right)} = \frac{49}{50}\,mg = 0{,}98\,mg$$

Das heißt: 2 % sind im Wasser, 98 % im Octanol.

Aufgabe: Allgemeines Gas und Verteilungskoeffizient

GK 1.3.1, 1.3.2, 3.1.1

Halothan ($M = 197{,}4$ g mol^{-1}, Dampfdruck bei 37 °C: 244 Torr) ist ein Gas, was für Inhalationsnarkosen benutzt werden kann. Hierzu wird ein Luft-Gas-Gemisch eingesetzt, das 0,5 Vol.-% Halothan enthält. Eine erwachsene Person atmet durchschnittlich 8 Liter Luft pro Minute bei Normaldruck (101,3 kPa). Für eine effektive Halothannarkose wird eine Konzentration von 70 µg mL^{-1} im Blut benötigt.

- Berechnen Sie, wie viel Milliliter Halothangas ein Erwachsener in einer Minute einatmet. Um wie viel Gramm handelt es sich hier unter Annahme idealen Gasverhaltens?
- Wie lange müssen Sie einen Patienten mit Halothan beatmen, bis dieser die oben genannte Wirkkonzentration erreicht hat, unter der Annahme, dass das Halothan ohne Verzögerung aufgenommen wird. Legen Sie hierbei ein Gesamtblutvolumen von 5 L zugrunde.
- Der Verteilungskoeffizient für Halothan bezüglich Gehirn- und Blutgewebe beträgt 1,9. Berechnen Sie die Konzentration des Halothans im Gehirn (in µg mL^{-1}). Das durchschnittliche Volumen eines menschlichen Gehirns beträgt 1300 mL. Welcher Prozentsatz an der gesamt aufgenommen Halothanmenge befinden sich schließlich im Gehirn?

Lösungshinweis

▶ 0,31 g, 1 min, 33 %

Lösung

In einer Minute atmet der Patient 8 L, von diesen sind 0,5 Vol.-% Halothan. Das eingeatmete Halothanvolumen ist damit:

$V_{Halothan}$

$$V_{Halothan} = \frac{0{,}5 \cdot 8}{100} = 0{,}04\,L = 40\,mL$$

$$n = \frac{p \cdot V}{R \cdot T} = \frac{101{,}3\,kPa \cdot 0{,}04\,L}{8{,}31 \frac{kPa \cdot L}{K \cdot mol} \cdot 310\,K} = 1{,}57 \cdot 10^{-3}\,mol$$

$p \cdot V = n \cdot R \cdot T$

$$m = n \cdot M = 1{,}57 \cdot 10^{-3}\,mol \cdot 197{,}4 \frac{g}{mol} = 0{,}31\,g$$

Damit werden pro Minute 0,31 g Halothan eingeatmet. Diese verteilen sich im gesamten Blutvolumen von 5 L.

Wie viel Halothan wird denn überhaupt gebraucht?

Notwendige Dosis

Einheiten umrechnen

$$V_{Grenzdosis} = Dosis \cdot Gesamtvolumen = 70 \frac{\mu g}{mL} \cdot 5000\,mL$$
$$= 350.000\,\mu g = 3{,}5 \cdot 10^5\,\mu g = 3{,}5 \cdot 10^5 \cdot 10^{-6}\,g = 0{,}35\,g$$

Diese 350 mg werden folglich in etwas mehr als 1 min aufgenommen.

Wie viel kommt davon im Gehirn an?

Verteilungskoeffizient

$$\frac{c_{\text{Gehirn}}}{c_{\text{Blut}}} = f; c_{\text{Gehirn}} = f \cdot c_{\text{Blut}}$$

$$f = \frac{\frac{n_{\text{Gehirn}}}{V_{\text{Gehirn}}}}{\frac{n_{\text{Blut}}}{V_{\text{Blut}}}} = \frac{n_{\text{Gehirn}}}{V_{\text{Gehirn}}} \cdot \frac{V_{\text{Blut}}}{n_{\text{Blut}}}$$

Massenbilanz

Was aber ins Gehirn geht, fehlt ja im Blut, das heißt, von den 310 mg, die ins Blut gelangt sind, geht ein gewisser Prozentsatz ins Gehirn. Der Teil im Gehirn und der Teil im Blut müssen aber zusammen die aufgenommene Menge ergeben:

$$n_{\text{Gehirn}} + n_{\text{Blut}} = n_{\text{gesamt aufgenommen}}$$

$M = \frac{m}{n}$

Oder als Massen ausgedrückt, da sich die molare Masse M rauskürzt:

$$m_{\text{Gehirn}} + m_{\text{Blut}} = m_{\text{gesamt aufgenommen}}$$

und

$$f = \frac{m_{\text{Gehirn}}}{V_{\text{Gehirn}}} \cdot \frac{V_{\text{Blut}}}{m_{\text{Blut}}} = \frac{V_{\text{Blut}}}{V_{\text{Gehirn}}} \cdot \frac{m_{\text{Gehirn}}}{m_{\text{ges}} - m_{\text{Gehirn}}}$$

$$\frac{m_{\text{Gehirn}}}{m_{\text{ges}} - m_{\text{Gehirn}}} = f \cdot \frac{V_{\text{Gehirn}}}{V_{\text{Blut}}} = 1{,}9 \cdot \frac{1300\,\text{mL}}{5000\,\text{mL}} = 0{,}494 = f'$$

$$m_{\text{Gehirn}} = f' \cdot (m_{\text{ges}} - m_{\text{Gehirn}}) = f' \cdot m_{\text{ges}} - f' \cdot m_{\text{Gehirn}}$$

$$m_{\text{Gehirn}} + f' \cdot m_{\text{Gehirn}} = f' \cdot m_{\text{ges}}$$

$$m_{\text{Gehirn}} = \frac{f' \cdot m_{\text{ges}}}{1 + f'} = \frac{0{,}494 \cdot 310\,\text{mg}}{1{,}494} = 102{,}5\,\text{mg}$$

$$m_{\text{Blut}} = 207{,}5\,\text{mg}$$

Damit gelangen ca. 103 mg der aufgenommenen Menge von 310 mg durch die Blut-Hirn-Schranke.

$$\frac{0{,}103}{0{,}310} \cong 33\%$$

3.3 Löslichkeitsprodukt

3.3.1 Zusammenfassung

$A_aB_b; L_P = [A]^a \cdot [B]^b$

Molare Löslichkeit (in Lösung gegangene Stoffmengenkonzentration!):

$[A_aB_b]_{\text{gelöst}} = \sqrt[a+b]{\frac{L_P}{[A]^a \cdot [B]^b}}$

Das Lösen eines Salzes in Wasser ist oft ein spontaner Prozess, der üblicherweise von der damit verbundenen starken Entropiezunahme getrieben wird. Gitterenergie des Salzes im festen Zustand und Hydratationsenergie der Ionen in Lösung sind Gegenspieler und bestimmen die Lösungswärme (endotherm/exotherm).

Das Löslichkeitsprodukt L_P (am gängigsten ist die Abk. L, daneben kommen auch K_L und L_p vor) für ein Salz leitet sich aus dem Massenwirkungsgesetz ab, daher gehen die stöchiometrischen Koeffizienten als Exponenten ein. Die Konzentration des Festkörpers ist konstant und wird daher in die Konstante mit aufgenommen.

3.3.2 Aufgaben und Lösungen

- **Aufgabe: Löslichkeit und Löslichkeitsprodukt**

GK 1.3.2, 3.1.1, 3.1.2, 3.6.1

Thema und Variation:

- In 100 mL Wasser lösen sich 0,8 mg $CaCO_3$. Berechnen Sie das Löslichkeitsprodukt (M: Ca = 40, C = 12, O = 16).
- In 500 mL Wasser lösen sich 0,2 g $MgCO_3$. Berechnen Sie das Löslichkeitsprodukt (M: Mg = 24, C = 12, O = 16).
- In 1000 mL Wasser lösen sich 1,8 mg AgCl. Berechnen Sie das Löslichkeitsprodukt (M: Ag = 108, Cl = 35).

- **Lösungshinweis**

► $6{,}4 \cdot 10^{-9}$, $2{,}3 \cdot 10^{-11}$, $1{,}6 \cdot 10^{-10}\ \text{mol}^2\ \text{L}^{-2}$

- **Lösung**

molare Massen

$$M(CaCO_3) = 100\ \text{g mol}^{-1}$$

$$M(MgCO_3) = 84\ \text{g mol}^{-1}$$

$$M(AgCl) = 143\ \text{g mol}^{-1}$$

Gelöste Stoffmenge: $n = \frac{m}{M}$

$$n(CaCO_3) = \frac{0{,}8\ \text{mg}}{100\frac{\text{mg}}{\text{mmol}}} = 8 \cdot 10^{-3}\ \text{mmol}$$

$$n(MgCO_3) = \frac{200\ \text{mg}}{84\frac{\text{mg}}{\text{mmol}}} = 2{,}4\ \text{mmol}$$

$$n(AgCl) = \frac{1{,}8\ \text{mg}}{143\frac{\text{mg}}{\text{mmol}}} = 12{,}6 \cdot 10^{-3}\ \text{mmol}$$

Gelöste Salzkonzentration: $c = \frac{n}{V}$

$$c(CaCO_3)_{\text{gelöst}} = \frac{8 \cdot 10^{-3}\ \text{mmol}}{100\ \text{mL}} = 8 \cdot 10^{-5}\frac{\text{mmol}}{\text{mL}} = 8 \cdot 10^{-5}\frac{\text{mol}}{\text{L}}$$

$$c(MgCO_3)_{\text{gelöst}} = \frac{2{,}4\ \text{mmol}}{500\ \text{mL}} = 4{,}8 \cdot 10^{-3}\frac{\text{mol}}{\text{L}}$$

$$c(AgCl)_{\text{gelöst}} = \frac{12{,}6 \cdot 10^{-3}\ \text{mmol}}{1000\ \text{mL}} = 1{,}26 \cdot 10^{-5}\frac{\text{mol}}{\text{L}}$$

Ionenkonzentrationen über die Stöchiometrie, dann L_P

$$c(CaCO_3)_{\text{gelöst}} = c(Ca^{2+})_{\text{gelöst}} = c(CO_3^{2-})_{\text{gelöst}}$$

$$L_P(\mathrm{CaCO_3}) = c(\mathrm{Ca^{2+}})_{\text{gelöst}} \cdot c(\mathrm{CO_3^{2-}})_{\text{gelöst}} = 6{,}4 \cdot 10^{-9} \frac{\mathrm{mol}^2}{\mathrm{L}^2}$$

$$L_P(\mathrm{MgCO_3}) = c(\mathrm{Mg^{2+}})_{\text{gelöst}} \cdot c(\mathrm{CO_3^{2-}})_{\text{gelöst}} = 2{,}3 \cdot 10^{-5} \frac{\mathrm{mol}^2}{\mathrm{L}^2}$$

$$L_P(\mathrm{AgCl}) = c(\mathrm{Ag^{+}})_{\text{gelöst}} \cdot c(\mathrm{Cl^{-}})_{\text{gelöst}} = 1{,}6 \cdot 10^{-10} \frac{\mathrm{mol}^2}{\mathrm{L}^2}$$

GK 1.3.2, 3.1.1, 3.1.2, 3.6.1

▪ **Aufgabe: Löslichkeitsprodukt**

Und jetzt Variation 2:

In 1 L Wasser lösen sich $1{,}14 \cdot 10^{-4}$ mmol **Calciumphosphat**. Wie groß ist das Löslichkeitsprodukt.

▪ **Lösungshinweis**

► $2{,}08 \cdot 10^{-33}\ \mathrm{mol^5\ L^{-5}}$

▪ **Lösung**

Die Aufgabe ist im Vergleich zur vorhergehenden etwas verkürzt, da direkt die Stoffmenge gegeben ist. Dafür ist das Löslichkeitsprodukt etwas schwieriger.

Summenformel

Als Erstes die Formel für Calciumphosphat: Aufgrund der Stellung in der 2. Hauptgruppe des Periodensystems ist klar, dass die Calciumionen als Ca^{2+} auftreten müssen (Oktettregel, vgl. oben). Phosphat ist einfacher oder schwieriger – wie mans sieht. Das ist das Anion (angezeigt durch die Endung »-at«) der Phosphorsäure. Die Endung »-at« steht für maximale Anzahl an Sauerstoffatomen im Namen, was einen Hinweis auf die Summenformel der Phosphorsäure gibt: H_3PO_4.

Phosphat: PO_4^{3-}

Hier ist es am einfachsten, einen gewissen Satz an Chemikaliennamen, Formeln etc. parat zu haben. Die Phosphorsäure ist sicher ein perfekter Kandidat dafür.

Da Calciumphosphat als Verbindung insgesamt neutral sein muss, ergibt sich die Summenformel des Calciumphosphats:

Stöchiometrie = Relationen der einzelnen Konzentrationen

$Ca_3(PO_4)_2$

Damit geht es ins Löslichkeitsprodukt L_P:

$$L_P = [\mathrm{Ca^{2+}}]^3 \cdot [\mathrm{PO_4^{3-}}]^2$$

Die für das Löslichkeitsprodukt benötigten Konzentrationen sind nicht vorgegeben, lassen sich aber leicht mittels der Stöchiometrie aus der Stoffmenge des gelösten Calciumphosphats errechnen:

$$\mathrm{Ca_3(PO_4)_2} \rightleftharpoons 3\,\mathrm{Ca^{2+}} + 2\,\mathrm{PO_4^{3-}}$$

$[A_xB_y]_{\text{gelöst}} = \frac{1}{x}[A^{n+}] = \frac{1}{y}[B^{m-}]$

mit $x \cdot n = y \cdot m$ (Elektroneutralität)

Pro Molekül des Salzes, das in Lösung geht, ergeben sich 3 Calcium- und 2 Phosphationen. Damit gilt die Relation:

$$[\mathrm{Ca_3(PO_4)_2}]_{\text{gelöst}} = \frac{1}{3}[\mathrm{Ca^{2+}}] = \frac{1}{2}[\mathrm{PO_4^{3-}}]$$

$a^x \cdot a^y = a^{x+y};\ (a \cdot b)^x = a^x \cdot b^x$

Daraus ergeben sich als direkte Relationen:

$$[\mathrm{Ca^{2+}}] = 3 \cdot [\mathrm{Ca_3(PO_4)_2}]_{\text{gelöst}}$$

$$\left[PO_4^{3-}\right]=2\cdot\left[Ca_3(PO_4)_2\right]_{gelöst}$$

$$L_P=\left[Ca^{2+}\right]^3\cdot\left[PO_4^{3-}\right]^2=\left\{3\cdot\left[Ca_3(PO_4)_2\right]_{gelöst}\right\}^3\cdot\left\{2\cdot\left[Ca_3(PO_4)_2\right]_{gelöst}\right\}^2$$
$$=27\cdot4\cdot\left(\frac{1{,}14\cdot10^{-4}\,\text{mmol}}{1000\,\text{mL}}\right)^5=2{,}08\cdot10^{-33}\frac{\text{mol}^5}{\text{L}^5}$$

- **Aufgabe: Löslichkeitsprodukt, Löslichkeit**

GK 1.3.2, 3.1.1, 3.1.2, 3.6.1

Bariumsulfat, das ein Löslichkeitsprodukt von $1{,}5\cdot10^{-9}$ mol^2 L^{-2} aufweist, kann als Röntgenkontrastmittel eingesetzt werden, obwohl Bariumionen sehr toxisch für den Menschen ist. Berechnen Sie die Konzentration an freien Bariumionen in 1 L reinem Wasser sowie in einer 0,15-molaren Natriumsulfatlösung jeweils über einem Bodensatz festen Bariumsulfats.

- **Lösungshinweis**

► $3{,}87\cdot10^{-5}$ mol L^{-1}, $1\cdot10^{-8}$ mol L^{-1}

- **Lösung**

$$BaSO_4 \rightleftharpoons Ba^{2+}+SO_4^{2-}$$

$$L_P=\left[Ba^{2+}\right]\cdot\left[SO_4^{2-}\right]=1{,}5\cdot10^{-9}\frac{\text{mol}^2}{\text{L}^2}$$

Reaktionsgleichung und L_P

Für die einfache gesättigte Lösung ergibt sich aus der Stöchiometrie $[Ba^{2+}] = [SO_4^{2-}]$

$$L_P=\left[Ba^{2+}\right]^2\rightarrow\left[Ba^{2+}\right]=\sqrt{L_P}=\sqrt{1{,}5\cdot10^{-9}\frac{\text{mol}^2}{\text{L}^2}}=3{,}87\cdot10^{-5}\frac{\text{mol}}{\text{L}}$$

Fremdionenzusatz

Der zweite Teil der Aufgabe fragt nach Löslichkeit unter sog. Fremdionenzusatz.

In der Lösung: Ba^{2+}, SO_4^{2-}, Na^+

Aus einer externen Quelle, üblicherweise ein leicht lösliches Salz, kommen Ionen dazu, hier aus dem Natriumsulfat Na_2SO_4. Da Natriumsalze üblicherweise leicht löslich sind, ist das eine gute Quelle für Natriumionen, Na^+, und extra Sulfationen, SO_4^{2-}. Damit haben wir einen lustigen Ionencocktail vorliegen. In der Lösung sind jetzt zu berücksichtigen: Ba^{2+}-, SO_4^{2-}- und Na^+-Ionen.

Nur die Barium- und die Sulfationen ergeben zusammen ein schwerlösliches Salz, die Natriumionen kann man daher für die Aufgabe ausblenden.

Genauso wie im ersten Fall gelten die chemischen Gegebenheiten, das Gleichgewicht und das Löslichkeitsprodukt.

Prinzip des kleinsten Zwangs

Man kann aber schon abschätzen, was die zusätzlichen Sulfationen machen: Sie verschieben das Gleichgewicht nach links zum Festkörper hin. Daher muss die Konzentration freier Bariumionen hier kleiner sein als im »ungestörten Fall«.

$$BaSO_4 \rightleftharpoons Ba^{2+}+SO_4^{2-}$$

$$L_P=\left[Ba^{2+}\right]\cdot\left[SO_4^{2-}\right]=1{,}5\cdot10^{-9}\frac{\text{mol}^2}{\text{L}^2}$$

$$\left[Ba^{2+}\right]=\frac{L_P}{\left[SO_4^{2-}\right]}$$

Näherung: $[SO_4^{2-}]$ ergibt sich etwa aus dem Fremdsalz

Das Löslichkeitsprodukt des Bariumsulfats ist klein, damit ist auch die Sulfatkonzentration, die sich durch das Auflösen ergibt (wie oben berechnet), klein. Man gibt jetzt viel Sulfat aus einer externen Quelle hinzu, was wiederum allgemeingültig bedeutet:

$$\left[\mathrm{SO_4^{2-}}\right]_{\text{im GGW}} = \left[\mathrm{SO_4^{2-}}\right]_{\text{durch Auflösen}} + \left[\mathrm{SO_4^{2-}}\right]_{\text{Fremdsalz}} \approx \left[\mathrm{SO_4^{2-}}\right]_{\text{Fremdsalz}}$$
$$= 0{,}15\frac{\text{mol}}{\text{L}}$$

Die Konzentration durch das Auflösen des schwerlöslichen Niederschlags ist sehr klein, die Konzentration aus dem Fremdsalz im Vergleich dazu sehr groß. Damit kann die Konzentration aus dem Lösungsprozess vernachlässigt werden.

Damit wird's einfach:

$$\left[\mathrm{Ba^{2+}}\right] = \frac{L_\text{P}}{\left[\mathrm{SO_4^{2-}}\right]} = \frac{1{,}5\cdot 10^{-9}\frac{\text{mol}^2}{\text{L}^2}}{0{,}15\frac{\text{mol}}{\text{L}}} = 1\cdot 10^{-8}\frac{\text{mol}}{\text{L}}$$

Das Problem lässt sich aber auch genau berechnen. Die Sulfatkonzentration im Gleichgewicht (GGW) lässt sich exakt beschreiben, wobei wir die Konzentration nicht kennen, die durch den Lösungsprozess entstanden ist:

$$\left[\mathrm{SO_4^{2-}}\right]_{\text{im GGW}} = \left[\mathrm{SO_4^{2-}}\right]_{\text{durch Auflösen}} + \left[\mathrm{SO_4^{2-}}\right]_{\text{Fremdsalz}} \equiv x + c_0$$

$$L_\text{P} = \left[\mathrm{Ba^{2+}}\right]\cdot\left\{\left[\mathrm{SO_4^{2-}}\right]_{\text{durch Auflösen}} + \left[\mathrm{SO_4^{2-}}\right]_{\text{Fremdsalz}}\right\}$$

Die Stöchiometrie sagt aus, dass immer 1 Bariumion und 1 Sulfation zusammenkommen müssen, damit muss gelten:

$$\left[\mathrm{Ba^{2+}}\right] = \left[\mathrm{SO_4^{2-}}\right]_{\text{durch Auflösen}} \equiv x$$

Damit können wir das Problem exakt beschreiben.

$$L_\text{P} = x\cdot\{x + c_0\} = x^2 + x\cdot c_0$$

Was dann mathematisch eine quadratische Gleichung ergibt.

$$x^2 + c_0\cdot x - L_\text{P} = 0$$

Mitternachtsformel:

$$x = \frac{-b \pm \sqrt{b^2 - 4ac}}{2a}$$

$$x = \frac{-c_0 + \sqrt{c_0^2 - 4(-L_\text{P})}}{2} = \frac{1}{2}\left(-0{,}15\frac{\text{mol}}{\text{L}} + \sqrt{0{,}15^2\frac{\text{mol}^2}{\text{L}^2} + 4\cdot 1{,}5\cdot 10^{-9}\frac{\text{mol}^2}{\text{L}^2}}\right)$$

Mit einem normalen Taschenrechner ergibt das ziemlich exakt das gleiche Ergebnis wie oben, was die Güte der Näherung zeigt.

Bemüht man ein handelsübliches Tabellenkalkulationsprogramm, lautet das Resultat $0{,}9999999329\cdot 10^{-8}\ \text{mol L}^{-1}$.

Ach noch etwas: Die 2. Lösung der quadratischen Gleichung wäre negativ und chemisch daher nicht sinnvoll!

■ **Aufgabe: Löslichkeitsprodukt**

GK 1.3.2, 3.1.1, 3.1.2, 3.6.1

Wie groß sind die Konzentrationen an Calcium- und Fluoridionen in einer gesättigten CaF_2-Lösung?

Das Löslichkeitsprodukt beträgt $3{,}9 \times 10^{-11}\ mol^3\ L^{-3}$.

■ **Lösungshinweis**

► $[Ca^{2+}] = 2{,}1 \times 10^{-4}\ mol\ L^{-1}$, $[F^-] = 4{,}2 \times 10^{-4}\ mol\ L^{-1}$

■ **Lösung**

Immer als Erstes eine Reaktionsgleichung aufstellen und sich dann überlegen, wie die einzelnen Konzentrationen darüber verknüpft sind.

$$CaF_2 \rightleftharpoons Ca^{2+} + 2F^-$$

Reaktionsgleichung

$$L_{P(CaF_2)} = \left[Ca^{2+}\right] \cdot \left[F^-\right]^2$$

Definition L_P

$$\left[Ca^{2+}\right] = \frac{1}{2} \cdot \left[F^-\right]$$

$$L_{P(CaF_2)} = \frac{1}{2} \cdot \left[F^-\right]^3$$

$$\left[F^-\right] = \sqrt[3]{2 \cdot L_{P(CaF_2)}}$$

Pro Teilchen CaF_2, das in Lösung geht, ergeben sich 1 Calcium- und 2 Fluoridionen. Das heißt, die Ca^{2+}-Konzentration ist immer halb so groß wie die des Fluorids! Der Rest ist Mathematik.

$$\left[F^-\right] = \sqrt[3]{2 \cdot 3{,}9 \cdot 10^{-11} mol^3 \cdot L^{-3}}$$

$$\left[F^-\right] = 4{,}27 \cdot 10^{-4} mol \cdot L^{-1} \rightarrow \left[Ca^{2+}\right] = 2{,}14 \cdot 10^{-4} mol \cdot L^{-1}$$

$$[Ca^{2+}] = 2{,}1 \cdot 10^{-4}\ mol\ L^{-1},\ [F^-] = 4{,}2 \cdot 10^{-4}\ mol\ L^{-1}$$

■ **Aufgabe: Löslichkeits- und Ionenprodukt**

GK 1.3.2, 3.1.1, 3.1.2, 3.6.1

Der Oxalatspiegel im Harn eines Patienten wurde zu $3{,}8 \cdot 10^{-3}\ mol\ L^{-1}$ bestimmt. Die natürliche Calciumkonzentration einer Niere beträgt $c(Ca^{2+}) = 3{,}3 \cdot 10^{-3}\ mol\ L^{-1}$. Hat der Patient die Bildung von Oxalatnierensteinen zu befürchten oder nicht (Löslichkeitsprodukt Calciumoxalat: $8{,}32 \cdot 10^{-9}\ mol^2\ L^{-2}$)? Berechnen Sie hierzu das Ionenprodukt und vergleichen Sie es mit dem Löslichkeitsprodukt.

■ **Lösungshinweis**

► ja

■ **Lösung**

Riesig viel Text, chemisch aber wenig Inhalt. Es geht um die Frage, ob für eine gegebene Lösung die Bildung eines Niederschlags zu erwarten ist. Das löst man über den Vergleich von Ionen- und Löslichkeitsprodukt.

Niederschlag wird gebildet: $I_P > L_P$

Zuerst das Ionenprodukt. Dieses kann für jede Salzlösung berechnet werden.

$$I_P = \left[Ca^{2+}\right] \cdot \left[C_2O_4^{2-}\right] = 3{,}3 \cdot 10^{-3} mol \cdot L^{-1} \cdot 3{,}8 \cdot 10^{-3} mol \cdot L^{-1}$$
$$= 1{,}25 \cdot 10^{-5} mol^2 \cdot L^{-2}$$

Jetzt mit dem Löslichkeitsprodukt vergleichen:

$$I_P\left[=1{,}25\cdot 10^{-5}\frac{\text{mol}^2}{\text{L}^2}\right] > L_P\left[=8{,}32\cdot 10^{-9}\frac{\text{mol}^2}{\text{L}^2}\right]$$

Das kann man sich auch ableiten:

Für eine gesättigte Lösung gilt im Falle des Calciumoxalats:

$$L_P=\left[\text{Ca}^{2+}\right]_{\text{gesättigte Lösung}}\cdot\left[\text{C}_2\text{O}_4^{2-}\right]_{\text{gesättigte Lösung}}=8{,}32\cdot 10^{-9}\frac{\text{mol}^2}{\text{L}^2}$$

Wegen der Stöchiometrie muss damit gelten:

$$\left[\text{Ca}^{2+}\right]=\left[\text{C}_2\text{O}_4^{2-}\right]=\sqrt{L_P}=9{,}12\cdot 10^{-5}\frac{\text{mol}}{\text{L}}$$

Alle gegeben Konzentrationen sind deutlich größer als diese Grenzkonzentration, damit fällt ein Niederschlag aus.

Säure-Base-Reaktionen

J. Schatz, *Übungsbuch Chemie für Mediziner*,
DOI 10.1007/978-3-662-53488-5_4, © Springer-Verlag GmbH Deutschland 2017

Der Säure-Base-Haushalt des Menschen ist ein wichtiger regulatorischer Prozess; Protonen werden übertragen, erzeugt, aufgenommen etc. Welche physikalisch-chemischen Größen spielen hier eine Rolle? Zuerst ist der pH-Wert als zentrale Lösungseigenschaften zu nennen. Daher ist es wichtig, pH-Werte experimentell zu bestimmen, aber auch theoretisch aus Stoffeigenschaften vorhersagen zu können. Deshalb sind pH-Wert-Berechnungen auf der Basis der Stärke von Säuren bzw. Basen (K_S-, pK_S- bzw. K_B-, pK_B-Wert) oder Ampholyten wichtig. In der Physiologie ist die Frage hochgradig relevant, wie biologische Systeme den pH-Wert konstant halten. Dies führt uns zu Puffersystemen, die mathematisch-quantitativ über die Henderson-Hasselbalch-Gleichung sowie qualitativ als chemisches Gelichgewicht betrachtet werden. All diese Aspekte fließen im Thema Titration als wichtige analytisch-chemische Methode vieler Praktika zusammen.

4.1 pH-Wert

4.1.1 Zusammenfassung

Definitionen nach Brønsted:
Säure: Protonendonator
Base: Protonenakzeptor

$\mathrm{pH} = -\log[\mathrm{H_3O^+}]$

$\mathrm{pOH} = -\log[\mathrm{OH^-}]$

$\mathrm{pH} + \mathrm{pOH} = 14$

$\mathrm{pH} = 7 \rightarrow$ neutral

$\mathrm{pH} < 7 \rightarrow$ sauer

$\mathrm{pH} > 7 \rightarrow$ alkalisch(basisch)

Der pH-Wert ist eine Lösungseigenschaft und beschreibt die Konzentration an Oxoniumionen (auch Hydroniumionen genannt, H_3O^+) in der Lösung. Für den pH-Wert ist es dabei unerheblich, aus welcher Quelle (Säure) die Protonen stammen.

Überwiegen in einer Lösung die H_3O^+-Ionen die OH^--Ionen, so spricht man von einer sauren Lösung. Sind beide Ionen gleich konzentriert, ist die Lösung neutral. Überwiegen die Hydroxidionen spricht man von einer alkalischen oder auch basischen Lösung.

Die Lösungseigenschaft pH kann aus Stoffeigenschaften berechnet werden, die den Säure- bzw. Basencharakter einer Verbindung beschreiben. Diese Stoffeigenschaften sind dann der K_S- bzw. K_B-Wert oder oft auch in der logarithmierten Form als pK_S- bzw. pK_B-Wert.

Um den pH-Wert zu berechnen, kann man Näherungen verwenden, die eine Fallunterscheidung benötigen:

1. Fall: Starke Säure bzw. Base:
pK_S bzw. pK_B < 0

Ist der pK_S- bzw. pK_B-Wert < 0, spricht man von einer starken Säure bzw. Base. Hier geht man von einer vollständigen Dissoziation aus, also korreliert der pH-Wert mit der Konzentration der Säure.

$$\text{Starke Säure: } \mathrm{pH} = -\log\{\mathit{Wertigkeit} \cdot c_0(\text{Säure})\}$$

$$\text{Starke Base: } \mathrm{pOH} = -\log\{\mathit{Wertigkeit} \cdot c_0(\text{Base})\}$$

Starke Säuren, die man kennen sollte: HCl, HBr, HI, H_2SO_4
Starke Basen: Hydroxide der Alkali- und Erdalkalimetalle, z. B. NaOH, $Ca(OH)_2$

Die Wertigkeit *W* der Säure bzw. Base beschreibt die Anzahl an Hydronium- bzw. Hydroxidionen, die aus einem Molekül Säure/Base gebildet werden kann.

Wertigkeit einiger Säuren und Basen:

HCl	1	NaOH	1
HOAc	1	NH_3	1
H_2SO_4	2	$Ca(OH)_2$	2
$NaHSO_4$	1	$Ba(OH)_2$	2
H_3PO_4	3	Na_3PO_4	3

Der 2. Fall der Fallunterscheidung geht von einer geringen Dissoziation aus, das heißt von einer schwachen Säure bzw. Base.

2. Fall: Schwache Säure bzw. Base: pK_S bzw. $pK_B > 4$

Hier kann man Näherungsformeln benutzen (W = Wertigkeit):

$$\text{Schwache Säure: } \mathrm{pH} = \frac{1}{2}(\mathrm{p}K_\mathrm{S} - \log\{W \cdot c_0(\text{Säure})\}$$

$$\text{Schwache Base: } \mathrm{pH} = 14 - \frac{1}{2}(\mathrm{p}K_\mathrm{B} - \log\{W \cdot c_0(\text{Base})\}$$

$$\mathrm{pH} = \frac{\mathrm{p}K_{\mathrm{S}1} + \mathrm{p}K_{\mathrm{S}2}}{2}$$

3. Fall: Ampholyt

4.1.2 Aufgaben und Lösungen

- **Aufgabe: pH**

GK 3.1.1, 3.4.1, 3.4.2

Ein Schwimmbecken ist 50 m lang, 20 m breit und durchschnittlich 1,5 m tief. Der pH-Wert des Wassers beträgt 7,2. Wie groß ist das Volumen des Beckens? Geben Sie die Masse der in diesem Becken enthaltenen H_3O^+- und OH^--Ionen an.

- **Lösungshinweis**

► $V = 1{,}5 \times 10^6$ L, $m(H_3O^+) = 1{,}8$ g, $m(OH^-) = 4{,}0$ g

- **Lösung**

Eine Aufgabe zum Aufwärmen:

Das Volumen des Schwimmbads ist einfach, diesmal mit expliziter Einheitenumrechnung.

Volumen: $V = l \cdot b \cdot h$

$$V = 50\,\mathrm{m} \cdot 20\,\mathrm{m} \cdot 1{,}5\,\mathrm{m} = 1500\,\mathrm{m}^3 = 1500\,(10\,\mathrm{dm})^3$$
$$= 1{,}5 \cdot 10^3 \cdot 10^3\,\mathrm{dm}^3 = 1{,}5 \cdot 10^6\,\mathrm{L}$$

$$\mathrm{pH} = -\log[\mathrm{H_3O^+}] \rightarrow [\mathrm{H_3O^+}] = 10^{-\mathrm{pH}}\frac{\mathrm{mol}}{\mathrm{L}} = 6{,}3 \cdot 10^{-8}\frac{\mathrm{mol}}{\mathrm{L}}$$

Konzentration H_3O^+ aus pH

$$m = M \cdot V \cdot c = 19\frac{\mathrm{g}}{\mathrm{mol}} \cdot 1{,}5 \cdot 10^6\,\mathrm{L} \cdot 6{,}3 \cdot 10^{-8}\frac{\mathrm{mol}}{\mathrm{L}} = 1{,}8\,\mathrm{g}$$

$$c = \frac{n}{V} = \frac{m}{M \cdot V}$$

Für die OH^--Ionen ergibt sich dann:

$$\mathrm{pOH} = 14 - \mathrm{pH} \rightarrow [\mathrm{OH^-}] = 10^{\mathrm{pH}-14}\frac{\mathrm{mol}}{\mathrm{L}} = 1{,}6 \cdot 10^{-7}\frac{\mathrm{mol}}{\mathrm{L}}$$

Konzentration OH^- aus pH

Ist das Ergebnis sinnvoll? Der pH-Wert > 7 zeigt eine alkalische Lösung an, das heißt $[OH^-] > [H_3O^+]$, das passt. Außerdem gilt: $[OH^-] \cdot [H_3O^+] = 10^{-14}$, passt auch.

$$m = M \cdot V \cdot c = 17\frac{\mathrm{g}}{\mathrm{mol}} \cdot 1{,}5 \cdot 10^6\,\mathrm{L} \cdot 1{,}6 \cdot 10^{-7}\frac{\mathrm{mol}}{\mathrm{L}} = 4{,}0\,\mathrm{g}$$

- **Aufgabe: pH und Kinetik**

GK 3.1.1, 3.3.4, 3.4.1, 3.4.2

In einer Reaktion, die einer Kinetik 1. Ordnung folgt, wird eine starke Säure freigesetzt. Die Halbwertszeit dieser Reaktion beträgt 2 h. Welchen pH-Wert misst man nach 4 h, wenn die Anfangskonzentration der Säurevorstufe, die jeweils 1 Proton freisetzt, 0,4 mol L^{-1} betrug?

- **Lösungshinweis**

► 0,5

- **Lösung**

Kombination aus Kinetik und pH-Wert.

Für den pH-Wert braucht man die Konzentration der Hydroniumionen. Diese ergeben sich aus der beschriebenen Reaktion.

Die Säurevorstufe liefert laut Angabe jeweils 1 Proton. Wie viel Protonen sind dann nach 4 h da?

Da hilft wieder die Halbwertszeit. Nach 2 Stufen sind 0,2 mol L^{-1} der Vorstufe zerfallen, nach einer weiteren Halbwertszeit von 2 h, also insgesamt nach 4 h, weitere 0,1 mol L^{-1}. Damit hat man nach 4 h = 2 Halbwertszeiten 0,3 mol L^{-1} Protonen erzeugt. Der pH ist dann aufgrund der Tatsache, dass es sich um eine starke Säure handelt (Fall 1, vgl. oben), einfach: pH = –log c = 0,5.

GK 1.3.3, 3.1.1, 3.1.2, 3.4.1, 3.4.2

- **Aufgabe: Stöchiometrie, pH und Osmose**

Wie viel Gramm NaOH benötigen Sie, um 200 mL 2 M Natronlauge herzustellen? Welchen pH-Wert hat die Lösung? Wie hoch ist der osmotische Druck bei Raumtemperatur (*M:* Na = 23, O = 16, H = 1)?

Wie viel Gramm $Ba(OH)_2$ benötigen Sie, um 100 mL 0,01 M $Ba(OH)_2$-Lösung herzustellen? Welchen pH-Wert hat die Lösung? Wie hoch ist der osmotische Druck bei Raumtemperatur (*M:* Ba = 137, O = 16, H = 1)?

- **Lösungshinweis**

► 16 g; 0,171 g; pH = 14,3 und 12,3; 99 und 0,74 bar

- **Lösung**

Wieder Thema mit Variationen, zuerst tragen wir die benötigten Daten zusammen.

molare Massen

$$M(\mathrm{NaOH}) = 40\ \mathrm{g\ mol^{-1}},\ M(\mathrm{Ba(OH)_2}) = 171\ \mathrm{g\ mol^{-1}}$$

Stoffmenge aus Konzentration
Masse aus Stoffmenge

$$m = n \cdot M = c \cdot V \cdot M$$

Für Natronlauge:

$$m = c \cdot V \cdot M = 2\frac{\mathrm{mol}}{\mathrm{L}} \cdot 0{,}2\,\mathrm{L} \cdot 40\frac{\mathrm{g}}{\mathrm{mol}} = 16\,\mathrm{g}$$

Für Bariumhydroxid:

$$m = c \cdot V \cdot M = 0{,}01\frac{\mathrm{mol}}{\mathrm{L}} \cdot 0{,}1\,\mathrm{L} \cdot 171\frac{\mathrm{g}}{\mathrm{mol}} = 0{,}171\,\mathrm{g}$$

Die pH-Werte sind einfach, da die Konzentration schon direkt angegeben ist und es sich um starke Basen handelt. Hier nur berücksichtigen, dass Bariumhydroxid 2-wertig ist.

Wertigkeit *W*

$$\mathrm{pOH} = -\log\{W \cdot c_0(\mathrm{Base})\}$$

Das ergibt:

pOH (NaOH) = –0,3; pH = 14,3

pH + pOH = 14

pOH ($Ba(OH)_2$) = 1,7; pH = 12,3

Die Frage nach dem osmotischen Druck ist eine Wiederholung, soll aber zeigen, dass sich die Themen gut kombinieren lassen. Alles, was irgendwie mit der Konzentration zu tun hat (Kinetik, Osmose, allgemeines Gasgesetz), lässt sich über die Konzentration mit pH-Wert-Fragen verknüpfen.

Osmose über Konzentration

$$p_{\text{osm}} = z \cdot c \cdot R \cdot T$$

NaOH: $z = 2$; $Ba(OH)_2$: $z = 3$

$$p_{\text{osm NaOH}} = 2 \cdot 2 \frac{\text{mol}}{\text{L}} \cdot 0{,}0831 \frac{\text{bar} \cdot \text{L}}{\text{K} \cdot \text{mol}} \cdot 298\text{K} = 99\text{bar}$$

$$p_{\text{osm Ba(OH)}_2} = 3 \cdot 0{,}01 \frac{\text{mol}}{\text{L}} \cdot 0{,}0831 \frac{\text{bar} \cdot \text{L}}{\text{K} \cdot \text{mol}} \cdot 298\text{K} = 0{,}74\text{bar}$$

- **Aufgabe: pH**

GK 3.4.1, 3.4.2

Berechnen Sie (näherungsweise) die pH-Werte für folgende schwache Säuren und Basen:

NH_4Cl	0,2 mol L^{-1}	$pK_s = 9{,}25$
Blausäure (HCN)	1 mol L^{-1}	$pK_s = 9{,}21$
Natriumcyanid (NaCN)	1,3 mol L^{-1}	$pK_b = 4{,}79$
$NaHCO_3$	0,35 mol L^{-1}	$pK_{s1} = 6{,}4$; $pK_{s2} = 10{,}2$
Ammoniumacetat (NH_4OAc)	1 mol L^{-1}	$pK_B(NH_3) = 4{,}75$; pK_s (Essigsäure) = 4,75

- **Lösungshinweis**

► 4,97; 4,61; 11,66; 8,3; 8,3; 7,0

- **Lösung**

Diese Aufgabe ist eine Standardfrage, bei der es wichtig ist, die richtige Näherung (< 0 oder > 4) zu verwenden. Dann nur noch einsetzen:

Verbindung	Wertigkeit *W*	Näherung	Lösung pH =...
NH_4Cl	1	Schwache Säure	$\text{pH} = \frac{1}{2} \cdot (\text{p}K_S - \log c_0)$ $= \frac{1}{2} \cdot (9{,}25 - \log 0{,}2) = 4{,}97$
HCN	1	Schwache Säure	$\text{pH} = \frac{1}{2} \cdot (\text{p}K_S - \log c_0)$ $= \frac{1}{2} \cdot (9{,}21 - \log 1) = 4{,}605$

Verbindung	Wertigkeit *W*	Näherung	Lösung pH =...
NaCN	1	Schwache Base	$pH = 14 - \frac{1}{2} \cdot (pK_B - \log c_0)$ $= 14 - \frac{1}{2} \cdot (4{,}79 - \log 1{,}3) = 11{,}66$
$NaHCO_3$	1*	Ampholyt	$pH = \frac{1}{2} \cdot (pK_{S1} + pK_{S2})$ $= \frac{1}{2} \cdot (6{,}4 + 10{,}2) = 8{,}3$
NH_4OAc	1*	Ampholyt	$pH = \frac{1}{2} \cdot (pK_{S1} + pK_{S2})$ $= \frac{1}{2} \cdot (4{,}75 + [14 - 4{,}75]) = 7$
* Bei Ampholyten spielt die Wertigkeit für die Lösung keine Rolle			

Beim letzten Beispiel (Ammoniumacetat) muss man etwas aufpassen, da die Formel 2 pK_s-Werte fordert, daher muss der gegeben pK_B-Wert des Ammoniaks erst umgerechnet werden.

Weitere Beispiele zum Thema »Ampholyte« finden sich bei den Aminosäuren.

GK 3.4.1, 3.4.2, 3.4.3

▪ Aufgabe: Neutralisation und pH

Gegeben sind 0,5 L einer 1 M Schwefelsäurelösung. Welchen pH-Wert erhalten Sie, wenn Sie 17 g NH_3-Gas in diese Lösung einleiten und sich das Volumen hierbei nicht ändert (pK_s = 9,25; Atommassen: S = 32, O = 16, N = 14, H = 1)?

▪ Lösungshinweis

► 4,47

▪ Lösung

Reaktionsgleichung, allgemein

$$H_2SO_4 + 2NH_3 \leftrightharpoons (NH_4^+)_2SO_4$$

Bestimmung der Stoffmengen

$$H^+ : 0{,}5\,L \cdot 1\frac{mol}{L} \cdot 2 = 1\,mol; NH_3 : \frac{17\,g}{17\frac{g}{mol}} = 1\,mol$$

Aus den Stoffmengenverhältnissen wird klar, dass die Schwefelsäure Ammoniak vollständig zu Ammoniumionen (= schwache Säure) protoniert. Damit stellt sich die Frage, welchen pH-Wert eine schwache Säure einstellt.

Näherung schwache Säure

$pH = \frac{1}{2} \cdot (pK_S - \log c_0)$

$$c = \frac{n}{V} = \frac{1\,mol}{0{,}5\,L} = 2\frac{mol}{L} \rightarrow pH = \frac{1}{2} \cdot (9{,}25 - \log 2) = 4{,}47$$

Die Sulfationen leiten sich von einer sehr starken Säure ab, haben deshalb keinen Einfluss auf den pH-Wert.

4.2 Puffer

4.2.1 Zusammenfassung

Puffer = Mischung aus dem einer schwachen Säure HA und dem Salz der korrespondierenden schwachen Base A^-.

Henderson-Hasselbalch-Gleichung:

$$pH = pK_S + \log\frac{[A^-]}{[HA]}$$

GK 3.1.2, 3.4.4

Die Pufferkapazität β beschreibt die Menge an Säure/Base, die einem gewissen Volumen eines Puffers zugegeben werden kann, ohne dass sich dessen pH-Wert signifikant ändert. Der pH-Wert des Puffers hängt nur vom Konzentrationsverhältnis der Pufferkomponenten ab, die Pufferkapazität auch von den vorhandenen Einzelkonzentrationen. Die Pufferkapazität ist zum Beispiel 1, wenn man 1 mol Protonen zu einem Puffer geben kann und der pH-Wert ändert sich um 1 Einheit.

$$\beta = \frac{\Delta c}{\Delta pH}$$

4.2.2 Aufgaben und Lösungen

- **Aufgabe: Puffer und pH**

GK 3.1.2, 3.4.4

Welcher pH-Wert stellt sich ein, wenn man 2 L einer 1-molaren Phosphorsäurelösung mit 3 L 1-molarer Natronlauge versetzt (Phosphorsäure: $pK_{S1} = 2{,}0$; $pK_{S2} = 7{,}2$; $pK_{S3} = 12{,}3$)?

- **Lösungshinweis**

► 7,2

- **Lösung**

Phosphorsäure ist immer ein guter Kandidat für Fragen bezüglich Puffer!

Reaktionsgleichungen

$$H_3PO_4 + NaOH \rightleftharpoons NaH_2PO_4 + H_2O$$

$$NaH_2PO_4 + NaOH \rightleftharpoons Na_2HPO_4 + H_2O$$

$$Na_2HPO_4 + NaOH \rightleftharpoons Na_3PO_4 + H_2O$$

das heißt, die ersten 2 L Natronlauge erzeugen quantitativ $H_2PO_4^-$ (Neutralisation).

Der verbleibende Liter NaOH setzt die Hälfte $H_2PO_4^-$ zu HPO_4^{2-} um, damit liegt ein Eins-zu-eins-Gemisch $H_2PO_4^-/HPO_4^{2-}$ vor.

$$\rightarrow pH = pK_s = 7{,}2$$

- **Aufgabe: Acetatpuffer**

In 1 L eines Acetatpuffers liegen 0,1 mol Natriumacetat und 0,5 mol Essigsäure ($pK_s = 4{,}8$) vor.

Welchen pH-Wert hat dieser Puffer? Welchen pH-Wert hat dieser Puffer nach Zugabe von 40 mL 0,1 M NaOH?

■ **Lösungshinweis**

► 4,10; 4,12

■ **Lösung**

Henderson-Hasselbalch

$$\mathrm{pH} = 4{,}8 + \log\frac{0{,}1}{0{,}5} = 4{,}8 + \log 0{,}2 = 4{,}10$$

pH-Wert-Änderung

Für die Änderung des pH-Wertes betrachtet man am besten die Stoffmengen, die im Puffer vorhanden sind:

Vor Zugabe der NaOH sind 0,5 mol Essigsäure und 0,1 mol Acetat vorhanden. Die Zugabe von Natronlauge führt dazu, dass Essigsäure neutralisiert wird.

Neutralisation

$$\mathrm{HOAc + NaOH \rightleftharpoons NaOAc + H_2O}$$

In 40 mL einer 0,1 M NaOH-Lösung sind 0,004 mol NaOH, die sorgen dafür, dass 0,004 mol Essigsäure zu Acetat werden. Die HOAc-Stoffmenge sinkt auf 0,5–0,004 mol = 0,496 mol. Aus jedem Molekül Essigsäure HOAc wird laut Reaktionsgleichung oben 1 Molekül Acetat AcO^-. Damit erhöht sich die Natriumacetat-Stoffmenge auf (0,1+0,004) mol.

$$\frac{c_{\mathrm{NaOAc}}}{c_{\mathrm{HOAc}}} = \frac{\frac{n_{\mathrm{NaOAc}}}{V_{\mathrm{gesamt}}}}{\frac{n_{\mathrm{HOAc}}}{V_{\mathrm{gesamt}}}} = \frac{n_{\mathrm{NaOAc}}}{V_{\mathrm{gesamt}}}\frac{V_{\mathrm{gesamt}}}{n_{\mathrm{HOAc}}} = \frac{n_{\mathrm{NaOAc}}}{n_{\mathrm{HOAc}}}$$

Da beide Pufferkomponenten im gleichen Volumen gelöst sind, braucht man gar nicht auf Konzentration umrechnen, das Volumen würde sich ohnehin rauskürzen. Damit kann man direkt in die Henderson-Hasselbalch-Gleichung einsetzen.

$$\mathrm{pH} = 4{,}8 + \log\frac{0{,}104}{0{,}496} = 4{,}8 + \log 0{,}2096 = 4{,}12$$

Durch die Zugabe der Natronlauge zum Puffer ändert sich der pH-Wert somit nur um 0,02 pH-Einheiten!

GK 3.4.4

■ **Aufgabe: Acetatpuffer**

Wie viel g wasserfreies Natriumacetat müssen zu 1 L einer 0,1 M Essigsäure gegeben werden, um eine Pufferlösung mit pH 5,0 zu erhalten. Vernachlässigen Sie hierbei die Volumenänderung durch den Lösungsprozess.

$M(\mathrm{Na}) = 23$, $M(\mathrm{C}) = 12$, $M(\mathrm{H}) = 1$, $M(\mathrm{O}) = 16\ \mathrm{g\ mol^{-1}}$

$K_s(\text{Essigsäure}) = 1{,}76 \cdot 10^{-5}\ \mathrm{mol\ L^{-1}}$

■ **Lösungshinweis**

► 14,6 g

■ **Lösung**

Für den herzustellenden Essigsäurepuffer benötigt man Essigsäure und Acetat. Letzteres wird als Natriumacetat zugegeben. Der pH-Wert des Puffers wird über die Henderson-Hasselbalch-Gleichung bestimmt.

Henderson-Hasselbalch-Gleichung
→ Konzentrationsverhältnis

$$\mathrm{pH} = pK_S + \log\frac{[\mathrm{NaOAc}]}{[\mathrm{HOAc}]}$$

$$\log\frac{[\text{NaOAc}]}{[\text{HOAc}]} = \text{pH} - pK_S = \text{pH} + \log K_S = 5 + \log 1{,}76 \cdot 10^{-5} = 0{,}25$$

$$\frac{[\text{NaOAc}]}{[\text{HOAc}]} = 10^{0{,}25} = 1{,}78 \rightarrow [\text{NaOAc}] = 1{,}78 \cdot [\text{HOAc}]$$

Da das Natriumacetat als Feststoff zugegeben wird, befinden sich die Pufferkomponenten wieder im gleichen Volumen, damit kann wieder direkt mit Stoffmengen gerechnet werden.

$\text{pH} = 4{,}75 + \log\frac{0{,}178}{0{,}1} = 5$

$$n_{\text{NaOAC}} = 1{,}78 \cdot n_{\text{HOAc}} = 1{,}78 \cdot c_{\text{HOAc}} \cdot V$$

$$= 1{,}78 \cdot 0{,}1\frac{\text{mol}}{\text{L}} \cdot 1\,\text{L} = 0{,}178\,\text{mol}$$

Stoffmengenverhältnis, Masse

$$m = n \cdot M = 0{,}178\,\text{mol} \cdot 82\frac{\text{g}}{\text{mol}} = 14{,}6\,\text{g}$$

$M_{\text{NaOAc}} = (23 + 2 \cdot 12 + 2 \cdot 16 + 3 \cdot 1)\frac{\text{g}}{\text{mol}}$

■ **Aufgabe: Puffer, Stoffmengenverhältnis**

GK 3.4.4

In welchem Verhältnis müssen die Konzentrationen der Säure und Base stehen, um eine $NMe_3/HNMe_3Cl$-Pufferlösung mit pH 9,7 herzustellen? (Der K_B-Wert für Trimethylamin beträgt $6{,}5 \cdot 10^{-5}$.)

■ **Lösungshinweis**

► 0,8

■ **Lösung**

Der Puffer besteht aus den Hauptkomponenten Trimethylamin (NMe_3) und der dazu korrespondierenden Säure $HNMe_3^+$. Für die Henderson-Hasselbalch-Gleichung brauchen wir den pK_S-Wert, der sich aus dem gegebenen K_B-Wert errechnen lässt:

$$\text{p}K_S = 14 - \text{p}K_B = 14 + \log K_B = 9{,}8$$

pK_S-Wert

$$\text{pH} = \text{p}K_S + \log\frac{[\text{NMe}_3]}{[\text{HNMe}_3^+]}$$

Henderson-Hasselbalch-Gleichung
→ Konzentrationsverhältnis

$$\log\frac{[\text{NMe}_3]}{[\text{HNMe}_3^+]} = \text{pH} - \text{p}K_S = 9{,}7 - 9{,}8 = -0{,}1 \mid 10^x$$

$$\frac{[\text{NMe}_3]}{[\text{HNMe}_3^+]} = 10^{-0{,}1} = 0{,}79$$

■ **Aufgabe: Ideales Gas und Puffer**

GK 1.3.1, 3.1.2, 3.4.4

Eine 12,4-L-Portion Ammoniak, die bei 25 °C einen Druck von 4 bar aufweist, wird vollständig in Wasser gelöst, sodass ein Gesamtvolumen von 4 L vorliegt.

$$[M(\text{H}) = 1,\ M(\text{N}) = 14\ \text{g mol}^{-1},\ R = 0{,}0831\frac{\text{bar} \cdot \text{L}}{\text{mol} \cdot \text{K}};\ \text{p}K_B(\text{NH}_3) = 4{,}75.]$$

Wie viel Liter HCl-Gas (25 °C, 1 bar) müssen in obige Lösung eingeleitet werden, um einen Ammoniak-Ammonium-Puffer mit pH = 9,25 zu erhalten? (Das Volumen soll sich durch den Lösungsprozess nicht ändern.)

■ **Lösungshinweis**

► 24,8 L

■ **Lösung**

Hier soll eine Ammoniak-Ammonium-Puffer hergestellt werden:

$$NH_3 + HCl \rightleftharpoons NH_4^+ + Cl^-$$

Wird die Reaktion so geführt, dass nicht alles Ammoniak reagieren kann, wird also ein Unterschuss HCl zugegeben, entsteht eine Mischung aus Ammoniak und Ammonium. Die Kombination schwache Base und zugehörige korrespondierende Säure ist wieder ein Puffer.

Das allgemeine Gasgesetz erlaubt die Berechnung der Ausgangsmenge an Ammoniak.

Ausgangsmenge Ammoniak

$$n = \frac{p \cdot V}{R \cdot T} = \frac{12{,}4\,\mathrm{L} \cdot 4\,\mathrm{bar}}{298\,\mathrm{K} \cdot 0{,}0831 \frac{\mathrm{bar\,L}}{\mathrm{Kmol}}} = 2\,\mathrm{mol}$$

$$c = \frac{n}{V} = \frac{2\,\mathrm{mol}}{4\,\mathrm{L}} = 0{,}5 \frac{\mathrm{mol}}{\mathrm{L}}$$

Wieder wird der pK_S-Wert benötigt:

Henderson-Hasselbalch-Gleichung → Konzentrationsverhältnis

$$pK_S = 14 - pK_B = 14 - 4{,}75 = 9{,}25$$

Der Puffer soll einen pH-Wert von 9,25 besitzen. Das macht das Leben etwas leichter; dieser pH-Wert entspricht dem pK_S-Wert. Aus der Henderson-Hasselbalch-Gleichung ergibt sich für diesen Puffer dann direkt $[A^-] = [HA]$.

Damit ist die Lösung fast direkt sichtbar. Dennoch wollen wir das mal exakt und allgemeingültig durchrechnen, da dieser Weg für alle gewünschten Verhältnisse funktioniert.

$$\frac{[\text{Base}]}{[\text{Säure}]} = a$$

Die Henderson-Hasselbalch-Gleichung erlaubt – wie schon bei obigen Aufgaben gesehen –, das Verhältnis der Pufferkomponenten Säure und korrespondierende Base zu berechnen. Diese Komponenten können aber auch durch teilweise Neutralisation erzeugt werden. Im aktuellen Beispiel ist eine Stoffmenge Ammoniak = »Base« vorgelegt. Ein Teil davon soll zur korrespondierenden »Säure« durch Salzsäurezugabe regieren. Das Verhältnis a ist gegeben.

Aufgrund der Stöchiometrie der Reaktion

Base B + H^+ → korrespondierende Säure HB^+

ist klar, dass die Summe der Stoffmengen von Base und korrespondierender Säure gleich der Ausgangsmenge n_0 der Base sein müssen. Aus einem Molekül B wird genau ein Molekül HB^+. Damit nimmt die Anfangsstoffmenge n_0 jeweils mit jedem Protonierungsschritt ab.

$n_B + n_{HB^+} = n_0$ (Stoffbilanz)

Mit dieser Information kann jetzt das Verhältnis der Konzentrationen in der Henderson-Hasselbalch-Gleichung gelöst werden. Dabei wird wieder direkt mit Stoffmengen gerechnet, das Volumen ist ja für beide Komponenten identisch.

$$\frac{n_0 - n_{HB^+}}{n_{HB^+}} = a \rightarrow n_0 = a \cdot n_{HB^+} + n_{HB^+} = n_{HB^+}(a+1) \rightarrow n_{HB^+} = \frac{n_0}{(a+1)}$$

Jetzt wieder zurück zur eigentlichen Aufgabe:

Das Verhältnis a muss hier den Wert 1 haben.

$$n_{HB^+} = \frac{n_0}{(a+1)} = \frac{n_0}{2} = \frac{2\,\text{mol}}{2} = 1\,\text{mol}$$

1 mol Ammoniak muss zu 1 mol Ammonium (= HB^+) umgewandelt werden. Dazu wird logischerweise in der Reaktion mit HCl 1 mol HCl benötigt. (Diese Aufgabe könnte man auch mit anderen Säuren, z. B. mit H_2SO_4, formulieren, dann kommt es wieder auf die Wertigkeiten der Reaktionspartner an.)

Hinweis: Auf Wertigkeiten achten!

$$V = \frac{n \cdot R \cdot T}{p} = \frac{1\,\text{mol} \cdot 298\,\text{K} \cdot 0{,}0831 \frac{\text{bar L}}{\text{K mol}}}{1\,\text{bar}} = 24{,}8\,\text{L}$$

Volumen HCl aus allgemeinem Gasgesetz

4.3 Titration

4.3.1 Zusammenfassung

Bei einer Titration wird in eine vorgelegte Menge Säure (Base) schrittweise eine bekannte Menge Base (Säure) gegeben. Damit wir der vorgelegte Stoff schrittweise neutralisiert, der pH-Wert ändert sich dabei stetig.

Schlussendlich lässt sich jede Titration auf die Neutralisationsreaktion zurückführen. Am Äquivalenzpunkt gilt dann die Stoffmengenäquivalenz von Hydroxid- und Hydroniumionen.

$H_3O^+ + OH^- \rightleftharpoons 2\,H_2O$

Äquivalenzpunkt (ÄP): $n(H_3O^+) = n(OH^-)$

■ Abb. 4.1
■ Abb. 4.2

4.3.2 Aufgaben und Lösungen

Das Thema »Titration« erlaubt es, alle schon diskutierten Aspekte mit einzubauen, weshalb hier auch einfach pH-Wert-Rechnungen, Puffersysteme u. Ä. auftauchen.

- **Aufgabe: Titration**

GK 3.4.1, 3.4.3

Eine Lösung an Acetessigsäure (pK_s = 3,58, einprotonige Säure) mit unbekannter Konzentration wird mit einer 10^{-3}-molaren $Ca(OH)_2$-Lösung titriert. Hierbei werden für 20 mL der Acetessigsäurelösung 10 mL der $Ca(OH)_2$-Lösung verbraucht. Berechnen Sie daraus die Konzentration der vorgelegten schwachen Acetessigsäure (pK_B [$Ca(OH)_2$] = 1,37)?

- **Lösungshinweis**

► 10^{-3} mol L^{-1}

- **Lösung**

Am Äquivalenzpunkt muss die **Stoffmenge** der vorgelegten Protonen, die sich aus der Acetessigsäure ergibt, gleich der Stoffmenge an OH^--Ionen sein. Die Hydroxidionen kommen hierbei aus dem Calciumhydroxid. Hier schon aufpassen: Pro Molekül Calciumhydroxid entstehen 2 Moleküle OH^-!

Äquivalenzbedingung: $n(H_3O^+) = n(OH^-)$

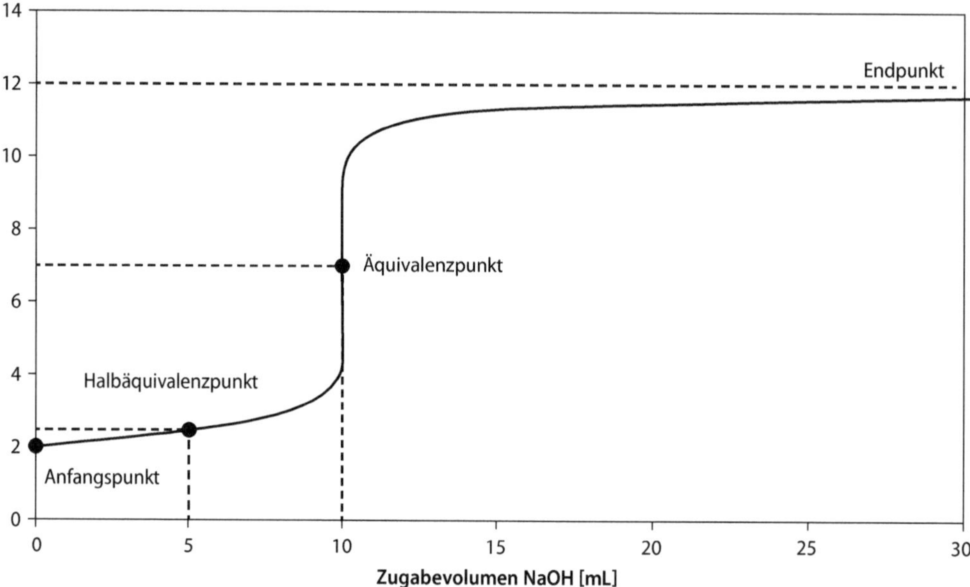

Abb. 4.1 Titrationskurve starke Säure + starke Base

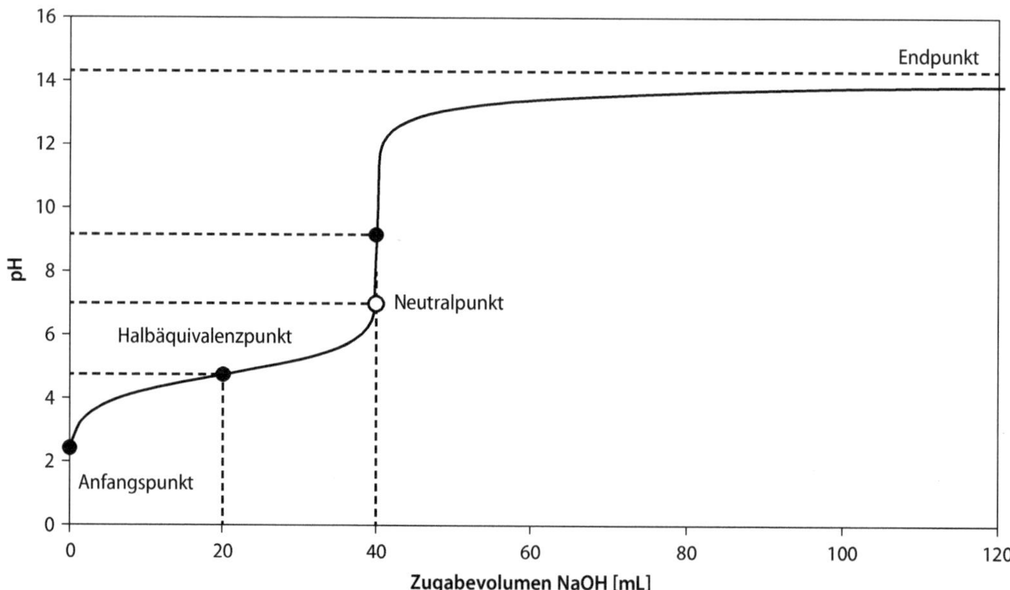

Abb. 4.2 Titrationskurve schwache Säure + starke Base

Die Wertigkeit W der Acetessigsäure beträgt 1, die des Calciumhydroxids 2.

$$W(\text{Säure}) \cdot c(\text{Säure}) \cdot V(\text{Säure}) = W(\text{Base}) \cdot c(\text{Base}) \cdot V(\text{Base})$$

$$c(\text{Säure}) = \frac{W(\text{Base}) \cdot c(\text{Base}) \cdot V(\text{Base})}{W(\text{Säure}) \cdot V(\text{Säure})} = \frac{2 \cdot 10^{-3} \frac{\text{mol}}{\text{L}} \cdot 10\,\text{mL}}{1 \cdot 20\,\text{mL}} = 10^{-3} \frac{\text{mol}}{\text{L}}$$

Die Angabe der pK-Werte in der Aufgabe ist ein klassischer »Distraktor«. Wird gar nicht gebraucht!

■ Aufgabe: Osmose, pH und Titration

GK 1.3.3, 3.4.1, 3.4.3

Das Natriumsalz des **Saccharins** (◘ Abb. 4.3; $C_7H_4NNaO_3S$, $M = 205{,}2\ \text{g mol}^{-1}$) ist ein Süßstoff der ca. 500-mal süßer ist als regulärer Haushaltszucker. Eine übliche Süßstofftablette, die mit diesem Zuckerersatzstoff arbeitet, enthält 4 mg des Natriumsalzes. Saccharin selbst kann in guter Näherung als starke Säure betrachtet werden, das Proton, was abgegeben wird, ist in ◘ Abb. 4.3 markiert.

a. Um wie viel mbar ändert sich der osmotische Druck in 20 mL eines Getränks, das bei Raumtemperatur 25 °C bereits 1,71 g Haushaltszucker (Saccharose, löst sich ohne weitere Dissoziation, $M = 342{,}3\ \text{g mol}^{-1}$) enthält, wenn man 1 Tablette des Süßstoffs mit dem Natriumsalz des Saccharins darin löst ($R = 0{,}0831\ \text{bar L mol}^{-1}\ \text{K}^{-1}$)?
b. Berechnen Sie den pH-Wert des Getränks unter der Annahme, dass es außer dem Natriumsalz des Saccharins keine weiteren pH-Einflüsse gibt.
c. Zur Qualitätskontrolle von Süßstofftabletten kann eine Säure-Base-Titration von Saccharin eingesetzt werden. Hierzu wurden 3 Süßstofftabletten in 50 mL Wasser gelöst und mit einer 0,005-molaren Ammoniumchloridlösung [$NH_4^+Cl^-$, pK_B (Ammoniak, NH_3) = 9,25] titriert. Wie viel mg des Natriumsalzes des Saccharins befindet sich im Durchschnitt in einer der untersuchten Tablette, wenn bis zum Äquivalenzpunkt 10,0 mL der 0,005-molaren Ammoniumchloridlösung verbraucht wurden?

Saccharin

◘ **Abb. 4.3**

■ Lösungshinweis

► 40 mbar; 7; 3,42

■ Lösung

Teilaufgabe a)
Einsetzen in Gleichung für den osmotischen Druck p_{osm}

Teilaufgabe a) ist nur eine Wiederholung. Zu beachten ist, dass nur nach der Änderung des osmotischen Druckes gefragt ist. Damit ist für diesen Typus Fragestellung die Angabe der Haushaltszuckermenge irrelevant. Nur wenn nach dem gesamten osmotischen Druck gefragt worden wäre, müssten beide Komponenten in die Rechnung einbezogen werden. So muss nur in die Gleichung des osmotischen Druckes eingesetzt werden. z ist dabei gleich 2, da das Natriumsalz verwendet wurde.

$$p_{osm} = z\cdot[\text{A}]\cdot R\cdot T = 2\cdot\frac{4\,\text{mg}}{205{,}2\frac{\text{mg}}{\text{mmol}}\cdot 0{,}02\,\text{L}}\cdot 0{,}0831\frac{\text{mbar}\cdot\text{L}}{\text{mmol}\cdot\text{K}}\cdot 298\,\text{K}$$
$$= 48{,}3\,\text{mbar}$$

Teilaufgabe b)

Saccharin ist laut Angabe in guter Näherung eine starke Säure, deshalb ist das Natriumsalz (NaSac) eine sehr schwache Base (analog HCl/NaCl), der pH ist damit 7.

Teilaufgabe c)

Wieder ergibt die Äquivalenzbedingung:

$$W(\text{Säure})\cdot c(\text{Säure})\cdot V(\text{Säure}) = W(\text{Base})\cdot c(\text{Base})\cdot V(\text{Base})$$

Übersetzt auf die Aufgabe:

Äquivalenzbedingung

$$W(\text{NH}_4^+)\cdot c(\text{NH}_4^+)\cdot V(\text{NH}_4^+) = W(NaSac)\cdot c(NaSac)\cdot V(NaSac)$$

$$c(NaSac) = \frac{W(\text{NH}_4^+)\cdot c(\text{NH}_4^+)\cdot V(\text{NH}_4^+)}{W(NaSac)\cdot V(NaSac)} = \frac{1\cdot 5\cdot 10^{-3}\frac{\text{mol}}{\text{L}}\cdot 10\,\text{mL}}{1\cdot 50\,\text{mL}} = 10^{-3}\frac{\text{mol}}{\text{L}}$$

Masse aus Konzentration/Stoffmenge

$$m = n \cdot M = c \cdot V \cdot M = 10^{-3}\frac{\text{mmol}}{\text{mL}} \cdot 50\,\text{mL} \cdot 205{,}2\frac{\text{mg}}{\text{mmol}} = 10{,}26\,\text{mg}$$

Die 3 Tabletten sind insgesamt 10,26 mg enthalten. Damit enthält eine Tablette im Durchschnitt 3,42 mg Süßstoff.

GK 1.3.1, 3.4.1, 3.4.2, 3.4.3

▪ Aufgabe: Ideales Gas und Titration

Eine 6,2-L-Portion Ammoniak, die bei 25 °C einen Druck von 2 bar zeigte, wird vollständig in Wasser gelöst, sodass ein Gesamtvolumen von 1 L vorliegt. Eine 20-mL-Portion dieser Lösung wird jetzt mit einer 0,25-molaren Schwefelsäurelösung (H_2SO_4 = sehr starke Säure in allen Dissoziationsstufen) titriert. Berechnen Sie den Anfangs-, Hälbäquivalenz-, Äquivalenz- und Endpunkt dieser Titration. Schlagen Sie einen Indikator für diese Titration vor.

$$M(\text{H}) = 1,\ M(\text{N}) = 14\ \text{g mol}^{-1},\ R = 0{,}0831\frac{\text{bar} \cdot \text{L}}{\text{mol} \cdot \text{K}};\ \text{p}K_\text{B}\ (\text{NH}_3) = 4{,}75$$

▪ Lösungshinweis

► (V = 0 mL, pH = 11,47); (10, 9,25); (20, 4,93); (∞, 0,3)

▪ Lösung

Anfangskonzentration aus allgemeinem Gasgesetz

$$n = \frac{p \cdot V}{R \cdot T} = \frac{2\,\text{bar} \cdot 6{,}2\,\text{L}}{0{,}0831\frac{\text{bar L}}{\text{K mol}} \cdot 298\,\text{K}} = 0{,}5\,\text{mol} \rightarrow c = \frac{n}{V} = \frac{0{,}5\,\text{mol}}{1\,\text{L}} = 0{,}5\frac{\text{mol}}{\text{L}}$$

Anfangspunkt (AP)

Am Anfangspunkt (AP) liegt somit eine 0,5-molare Ammoniaklösung vor. Ammoniak hat einen $\text{p}K_\text{B}$-Wert von 4,75, was ihn als schwache Base einstuft. Den pH-Wert der Anfangslösung kann man daher über die Näherung für eine schwache Base berechnen.

AP: V = 0 mL, Näherung schwache Base

Alle Daten sind bereits bekannt.

$$\text{pH} = 14 - \frac{1}{2}(\text{p}K_\text{B} - \log c) = 14 - \frac{1}{2}(4{,}75 - \log 0{,}5) = 11{,}47$$

Auf dem Weg zum Halbäquivalenzpunkt (HÄP) findet jetzt die eigentliche Neutralisationsreaktion statt.

Reaktionsgleichung der Neutralisation

$$2\,\text{NH}_3 + \text{H}_2\text{SO}_4 \rightarrow 2\,\text{NH}_4^+ + \text{SO}_4^{2-}$$

Am Halbäquivalenzpunkt ist diese Reaktion halb abgelaufen, die Hälfte der Anfangsstoffmenge Ammoniak ist zu Ammonium umgesetzt. In Lösung ist daher eine 1:1-Mischung aus Ammoniak und Ammonium, oder allgemein aus einer Base und ihrer korrespondierenden Säure, ein Puffer!

HÄP: Ammoniak-Ammonium-Puffer
V = ? → ÄP

Aus der Henderson-Hasselbalch-Gleichung ergibt sich dann direkt der pH, da gilt: [Base] = [korresp. Säure].

$$\text{p}K_\text{S} = 14 - \text{p}K_\text{B} = 14 - 4{,}75 = 9{,}25$$

$$\text{pH} = \text{p}K_\text{S} = 9{,}25$$

Wie viel mL Säure müssen zum Erreichen des Halbäquivalenzpunktes zugegeben werden? Genau halb so viel wie zum Äquivalenzpunkt, das ist ja die Definition. Deshalb kann das Zugabevolumen Säure als x-Koordinate des Halbäquivalenzpunkts erst aus den Äquivalenzpunktdaten gewonnen werden.

Am Äquivalenzpunkt (ÄP) gilt wieder die Äquivalenzbedingung

$$W(NH_3)\cdot c(NH_3)\cdot V(NH_3) = W(H_2SO_4)\cdot c(H_2SO_4)\cdot V(H_2SO_4)$$

Wertigkeit W(Schwefelsäure) = 2

$$V(H_2SO_4) = \frac{W(NH_3)\cdot c(NH_3)\cdot V(NH_3)}{W(H_2SO_4)\cdot c(H_2SO_4)} = \frac{1\cdot 0{,}5\frac{\text{mol}}{\text{L}}\cdot 20\,\text{mL}}{2\cdot 0{,}25\frac{\text{mol}}{\text{L}}} = 20\,\text{mL}$$

Es müssen folglich 20 mL der Schwefelsäure für die vollständige Neutralisation zugegeben werden, woraus sich direkt das Zugabevolumen für den HÄP ergibt.

ÄP: $V(H_2SO_4)$ = 20 mL
HÄP: $V(H_2SO_4)$ = 10 mL

Was haben wir jetzt chemisch betrachtet in der Lösung am Äquivalenzpunkt?

Die Neutralisationsreaktion ist vollständig abgelaufen, sämtliche Schwefelsäure ist verbraucht und es liegt als einzige Spezies Ammoniumsulfat vor.

$$2\,NH_3 + H_2SO_4 \rightarrow 2\,NH_4^+ + SO_4^{2-}$$

Sulfat leitet sich von einer sehr starken Säure ab, ist damit eine sehr, sehr schwache Base. Diese Annahme wird durch den pK_B (12,1) des Sulfats bewiesen. Als Quintessenz ergibt sich daraus, dass das Sulfation keinen Einfluss auf den pH-Wert hat.

Deshalb müssen wir uns nur um das Ammonium kümmern. Ammoniumionen sind schwache Säuren, was sich aus dem pK_S-Wert ergibt.

Für die Berechnung des pH-Wertes der schwachen Säure wird die Konzentration benötigt. Die Stoffmenge ist schnell festgelegt – da alle Ammoniakmoleküle zu Ammonium wurden, ist die Stoffmenge von NH_4^+ gleich der Anfangsstoffmenge von Ammoniak.

Näherung schwache Säure
$n(NH_3) \rightarrow n(NH_4^+)$

Jetzt aber aufpassen: Durch die Titration wird kontinuierlich das Volumen erhöht, es wird ja eine Lösung schrittweise zugegeben.

$$c(NH_4^+) = \frac{n(NH_4^+)}{V_{\text{ges}}} = \frac{c(NH_3)\cdot V(NH_3)}{V(NH_3)+V(\text{zugegeben})} = \frac{0{,}5\frac{\text{mol}}{\text{L}}\cdot 20\,\text{mL}}{20\,\text{mL}+20\,\text{mL}} = 0{,}25\frac{\text{mol}}{\text{L}}$$

$n = c\cdot V$

Am ÄP liegt eine schwache Säure mit der Konzentration 0,25 M vor:

ÄP: Näherung schwache Säure

$$\text{pH} = \frac{1}{2}(pK_S - \log c) = \frac{1}{2}(9{,}25 - \log 0{,}25) = 4{,}93$$

Der Endpunkt (EP) ist wieder relativ einfach, wenn man die Wertigkeit im Auge behält. Schwefelsäure kann man in allen Dissoziationsstufen als starke Säure einordnen.

EP: Näherung starke Säure

Der pH-Wert am Ende der Titration entspricht dann dem pH-Wert der zur Titration verwendeten Säure:

$$\text{pH} = -\log(W\cdot c(\text{Säure})) = -\log(2\cdot 0{,}25) = 0{,}3$$

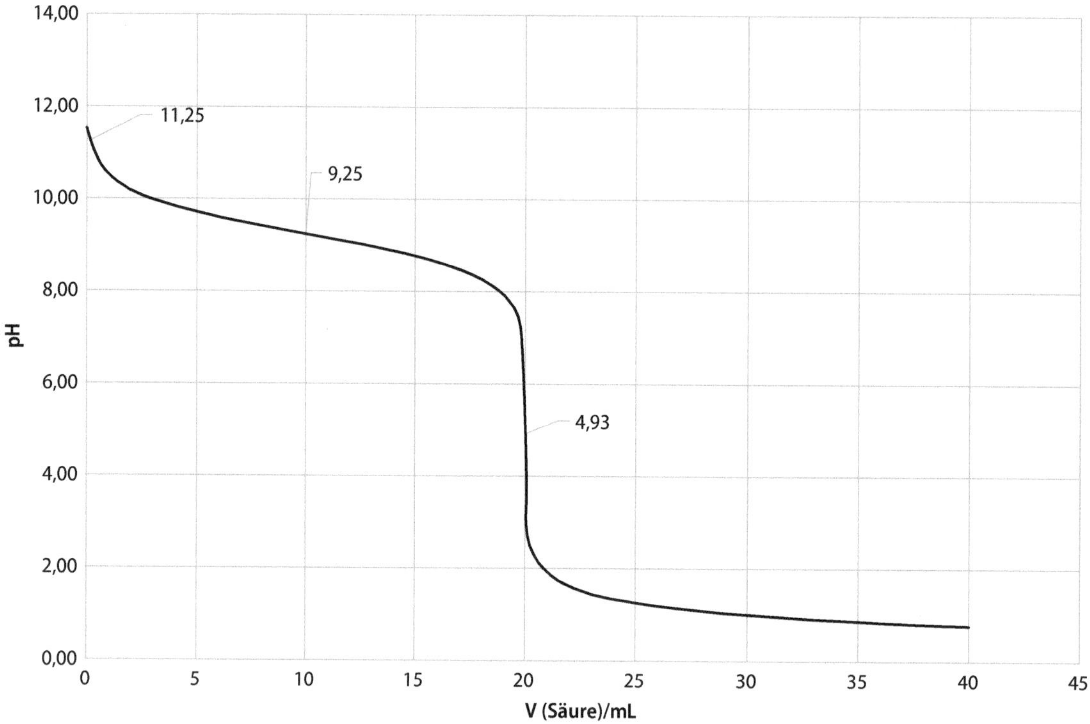

Abb. 4.4

Damit lässt sich die Titrationskurve skizzieren (Abb. 4.4). Die ist das Spiegelbild zu einer Titration schwache Säure + starke Base (Abb. 4.2).

Welchen Indikator nimmt man bei dieser Titration?

pK_S(Indikator) ~ pH(Äquivalenzpunkt)
Umschlagbereich: pH ~ pK_S(Ind) ± 1

Idealerweise ändert der Indikator seine Farbe genau dann, wenn der Äquivalenzpunkt erreicht ist. Da es sich bei Indikatoren um schwache organische Säuren handelt, gilt die Henderson-Hasselbach-Gleichung. Die Farbe der Indikatorsäure und der Indikatorbase sind verschieden, das Konzentrationsverhältnis wird durch die Puffergleichung beschrieben. Da das menschliche Auge nicht sehr farbsensitiv ist, postuliert man, dass es einen ca. 10-fachen Überschuss einer Komponente erfordert, damit sich deren Farbe durchsetzt. Somit gilt nach Einsetzen in die Henderson-Hasselbalch-Gleichung für den Umschlagbereich des Indikators pH ~ pK_S(Ind) ± 1.

Deshalb würde bei dieser Titration mit dem Äquivalenzpunkt bei pH = 4,9 zum Beispiel Lackmus oder Methylrot ein geeigneter Indikator sein. Das heißt aber auch: Wenn man den falschen Indikator für eine Titration wählt, ergeben sich falsche Ergebnisse!

Tab. 4.1 listet einige wichtige pH-Indikatoren mit ihren Eigenschaften auf.

GK 1.3.1, 3.4.1, 3.4.2, 3.4.3

■ Aufgabe: Variante von vorher

Eine 12,4-L-Portion Ammoniak, die bei 25 °C einen Druck von 4 bar aufweist, wird vollständig in einer 0,5-molaren Salzsäurelösung gelöst, sodass ein Gesamtvolumen von 4 L vorliegt.

Eine 20-mL-Portion dieser Lösung wird jetzt mit einer 0,25-molaren Bariumhydroxidlösung [$Ba(OH)_2$ = sehr starke Base!] titriert.

Skizzieren Sie das Titrationsdiagramm, indem Sie Anfangs-, Hälbäquivalenz-, Äquivalenz- und Endpunkt berechnen. Schlagen Sie einen Indikator für diese Titration vor.

Tab. 4.1 pH-Indikatoren

Indikator	Umschlagbereich [pH]	Farbwechsel
Kresolrot	0,2–1,8	rot–gelb
Thymolblau	1,2–2,8	rot–gelb
2,6-Dinitrophenol	1,7–4,4	farblos–gelb
Kongorot	3,0–5,2	blau–rot
Bromphenolblau	3,0–4,6	gelb–blauviolett
Bromkresolgrün	3,8–5,4	gelb–blau
Methylrot	4,4–6,2	rot–gelb
Alizarinrot S	5,0–6,6	gelb–violettrot
Lackmus	4,5–8,3	rot–blauviolett
Alizarin	5,8–7,2	gelb–rotviolett
Neutralrot	6,8–8,0	rot–gelb
Kresolrot	7,0–8,8	gelb–violettrot
Thymolblau	8,0–9,6	gelb–blau
Phenolphthalein	8,4–10,0	farblos–purpur
β-Naphtholviolett	10,6–12,0	orangegelb–violett
Säurefuchsin	12,0–14,0	purpur–farblos

$$M(\mathrm{H}) = 1,\ M(\mathrm{N}) = 14\ \mathrm{g\ mol^{-1}},\ R = 0{,}0831\frac{\mathrm{bar}\cdot\mathrm{L}}{\mathrm{mol}\cdot\mathrm{K}};\ \mathrm{p}K_\mathrm{B}(\mathrm{NH_3}) = 4{,}75$$

Lösungshinweis

► ($V = 0$ mL, pH = 4,78); (10, 9,25); (20, 11,3); (∞, 13,7)

Lösung

Mit dem Wissen aus der vorherigen Aufgabe geht das jetzt schnell. Der Unterschied ist, dass durch Einleiten in eine HCl-Lösung Ammoniumchlorid entsteht. Dies führt dazu, dass wir jetzt quasi die Titration umgekehrt durchlaufen.

$$n = \frac{p\cdot V}{R\cdot T} = \frac{4\,\mathrm{bar}\cdot 12{,}4\,\mathrm{L}}{0{,}0831\frac{\mathrm{bar\ L}}{\mathrm{K\ mol}}\cdot 298\,\mathrm{K}} = 2\,\mathrm{mol}$$

Anfangsstoffmenge: allgemeines Gasgesetz

$$c = \frac{n}{V} = \frac{2\,\mathrm{mol}}{4\,\mathrm{L}} = 0{,}5\frac{\mathrm{mol}}{\mathrm{L}}$$

Diese Konzentration wird vollständig von der vorliegenden HCl neutralisiert, womit eine 0,5-molare Ammoniumchloridlösung vorliegt.

$$\mathrm{pH} = \frac{1}{2}(pK_\mathrm{S} - \log c) = \frac{1}{2}(9{,}25 - \log 0{,}5) = 4{,}78$$

AP: Näherung schwache Säure

HÄP: Puffer

Am Halbäquivalenzpunkt wieder ein Puffer:

$$\mathrm{pH} = \mathrm{p}K_\mathrm{S} = 9{,}25$$

Am Äquivalenzpunkt gilt wieder:

$$V\left(\mathrm{Ba(OH)_2}\right) = \frac{W(\mathrm{NH_4^+}) \cdot c(\mathrm{NH_4^+}) \cdot V(\mathrm{NH_4^+})}{W\left(\mathrm{Ba(OH)_2}\right) \cdot c\left(\mathrm{Ba(OH)_2}\right)}$$

$$= \frac{1 \cdot 0{,}5\frac{\mathrm{mol}}{\mathrm{L}} \cdot 20\,\mathrm{mL}}{2 \cdot 0{,}25\frac{\mathrm{mol}}{\mathrm{L}}} = 20\,\mathrm{mL}$$

Konzentration der korrespondierenden Base Ammoniak am ÄP:

$$c(\mathrm{NH_3}) = \frac{n(\mathrm{NH_3})}{V_\mathrm{ges}} = \frac{c(\mathrm{NH_4^+}) \cdot V(\mathrm{NH_4^+})}{V(\mathrm{NH_4^+}) + V(\mathrm{zugegeben})}$$

$$= \frac{0{,}5\frac{\mathrm{mol}}{\mathrm{L}} \cdot 20\,\mathrm{mL}}{20\,\mathrm{mL} + 20\,\mathrm{mL}} = 0{,}25\frac{\mathrm{mol}}{\mathrm{L}}$$

ÄP: Näherung schwache Base

Am ÄP liegt eine schwache Base der Konzentration 0,25 M vor:

$$\mathrm{pH} = 14 - \frac{1}{2}(\mathrm{p}K_\mathrm{B} - \log c)$$

$$= 14 - \frac{1}{2}(4{,}75 - \log 0{,}25) = 11{,}3$$

EP: Näherung starke Base

$$\mathrm{pH} = 14 - \mathrm{pOH} = 14 + \log\left(W \cdot c(\mathrm{Base})\right) = 14 + \log 0{,}5 = 13{,}7$$

■ Abb. 4.5 skizziert das Titrationsdiagramm.

Indikator wäre diesmal zum Beispiel β-Naphtholviolett, Umschlagbereich im stark basischen Medium (■ Tab. 4.1).

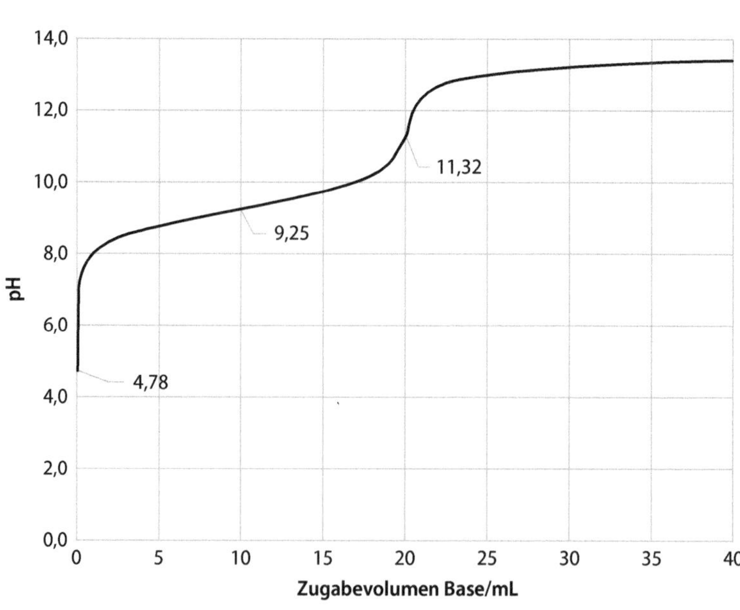

■ **Abb. 4.5**

■ **Aufgabe: Titration schwache Säure**

GK 3.4.1, 3.4.3

Aspartam ist ein breit eingesetzter Süßstoff. Als eine mit der Essigsäure verwandte Verbindung ist Aspartam ebenfalls eine schwache Säure mit dem pK_S-Wert 4,0.

In einem Experiment werden 10 mL einer 0,1-molaren Aspartamlösung mit einer 0,05-molaren $Ca(OH)_2$-Lösung titriert. Berechnen Sie die pH-Werte für Anfangs-, Halbäquivalenz-, Äquivalenz- und Endpunkt dieser Titration unter der Annahme, dass Aspartam tatsächlich als schwache, einbasige Säure betrachtet werden kann.

■ **Lösungshinweis**

► ($V = 0$ mL, pH = 2,5); (5, 4,0); (10, 8,3); (∞, 13,0)

■ **Lösung**

Das geht jetzt schnell, das Verfahren ist ja bereits geübt:

Zu Beginn der Titration liegt eine schwache Säure vor, da der pK_S 4,0 beträgt. Einfaches Einsetzen liefert dann den pH-Wert.

$$\mathrm{pH} = \frac{1}{2}\left(\mathrm{p}K_\mathrm{S} - \log c\right) = \frac{1}{2}\left(4 - \log 0{,}1\right) = 2{,}5$$

AP: Näherung schwache Säure

Am Halbäquivalenzpunkt liegt wieder ein Puffer vor

HÄP: Puffer

$$\mathrm{pH} = \mathrm{p}K_\mathrm{S} = 4{,}0$$

$$V\left(\mathrm{Ca(OH)_2}\right) = \frac{W(\mathrm{HA}) \cdot c(\mathrm{HA}) \cdot V(\mathrm{HA})}{W\left(\mathrm{Ca(OH)_2}\right) \cdot c\left(\mathrm{Ca(OH)_2}\right)}$$

ÄP: Näherung schwache Base

$$= \frac{1 \cdot 0{,}1\frac{\mathrm{mol}}{\mathrm{L}} \cdot 10\,\mathrm{mL}}{2 \cdot 0{,}05\frac{\mathrm{mol}}{\mathrm{L}}} = 10\,\mathrm{mL}$$

$$c(\mathrm{\ddot{A}P}) = \frac{c(\mathrm{vorgelegt}) \cdot V(\mathrm{vorgelegt})}{V(\mathrm{vorgelegt}) + V(\mathrm{zugegeben})} = \frac{0{,}1\frac{\mathrm{mol}}{\mathrm{L}} \cdot 10\,\mathrm{mL}}{10\,\mathrm{mL} + 10\,\mathrm{mL}} = 0{,}05\frac{\mathrm{mol}}{\mathrm{L}}$$

$$\mathrm{pH} = 14 - \frac{1}{2}\left(\mathrm{p}K_\mathrm{B} - \log c\right) = 14 - \frac{1}{2}\left(14 - 4 - \log\left(5 \cdot 10^{-2}\right)\right) = 8{,}3$$

$$\mathrm{pH} = 14 - \mathrm{pOH} = 14 + \log\left(W \cdot c(\mathrm{Base})\right) = 14 + \log 0{,}1 = 13{,}0$$

EP: Starke Base

■ **Aufgabe: Titration**

GK 3.4.1, 3.4.3

Im nachfolgenden Diagramm (■ Abb. 4.6) ist die Titration von 20 mL einer schwachen, einbasigen Säure der Konzentration 0,03 mol L^{-1} mit Natronlage dargestellt. Berechnen Sie: a) den pK_S-Wert, b) den exakten pH-Wert des Anfangspunkts und c) den Endpunkt der Titration.

■ **Lösungshinweis**

► 7; 4,26; 12,17

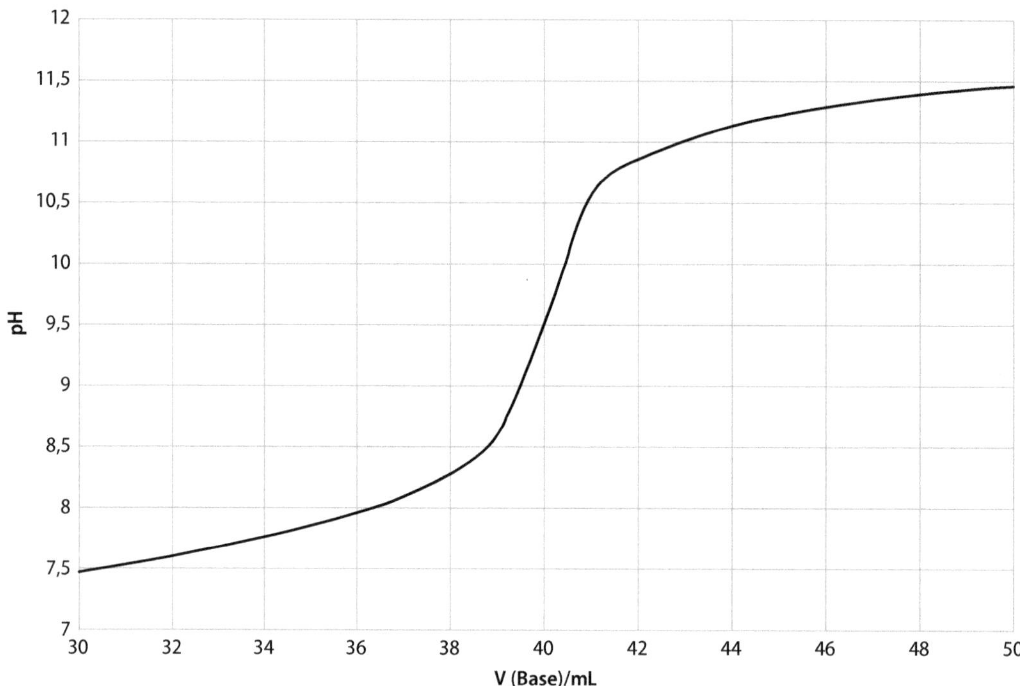

Abb. 4.6

▪ Lösung

Schlüssel der Aufgabe ist die Bestimmung des pK_S-Wertes. Bei der Titration einer schwachen Säure kann man üblicherweise den pK_S-Wert direkt aus dem Titrationsdiagramm ablesen, dafür gibt es den Halbäquivalenzpunkt. »Freundlicherweise« ist der hier nicht mit abgebildet, nur das Gebiet um den Äquivalenzpunkt ist dargestellt.

Für den Äquivalenzpunkt gilt die Äquivalenzbedingung:

$$W(\text{Säure}) \cdot c(\text{Säure}) \cdot V(\text{Säure}) = W(\text{Base}) \cdot c(\text{Base}) \cdot V(\text{Base})$$

Was ist gegeben?

Aus dem Fragentext ergibt sich $W(\text{Säure}) = 1$, $V(\text{Säure}) = 20$ mL, $c(\text{Säure}) = 0{,}03$ mol L^{-1}.

Aus dem Titrationsdiagramm lassen sich aber die Koordinaten des Äquivalenzpunkts ablesen (Abb. 4.7).

Der Äquivalenzpunkt ist der Wendepunkt der Titration, das heißt, er korrespondiert mit einem Zugabevolumen von 40 mL und einem pH-Wert von 9,5.

Jetzt kommen wir der Sache näher!

Die Reaktion, die bei der Titration, abläuft, lautet:

$$\text{HA} + \text{NaOH} \rightarrow \text{NaA} + \text{H}_2\text{O}$$

Die schwache Säure HA wird titriert und am Äquivalenzpunkt liegt dann die schwache korrespondierende Base vor. Wenn wir irgendwie den pK_B-Wert dieser Base erhalten, haben wir auch den gesuchten pK_S-Wert.

Näherung schwache Base ergibt den pK_B-Wert

$$\text{pH} = 14 - \frac{1}{2}(\text{p}K_\text{B} - \log c)$$

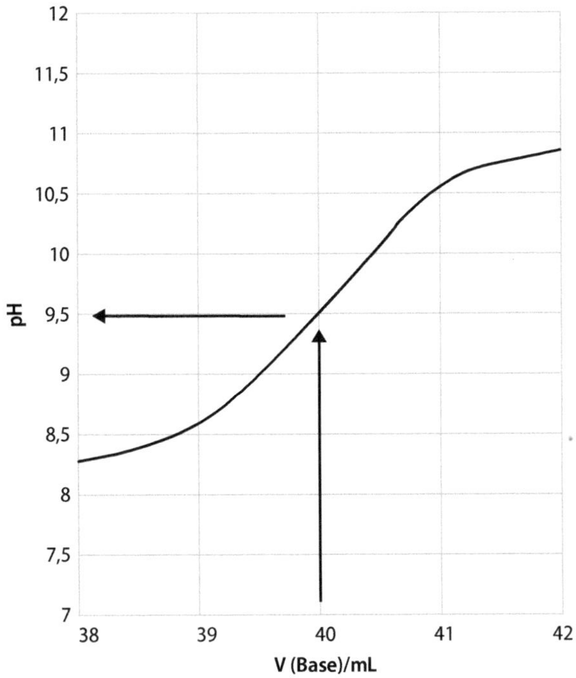

Abb. 4.7

Den pH-Wert konnten wir dem Titrationsdiagramm entnehmen. Wie groß ist aber die Konzentration von NaA am Äquivalenzpunkt? Ganz einfach, da ja allgemein gilt:

$$c(\text{ÄP}) = \frac{c(\text{vorgelegt}) \cdot V(\text{vorgelegt})}{V(\text{vorgelegt}) + V(\text{zugegeben})} = \frac{0{,}03\frac{\text{mol}}{\text{L}} \cdot 20\,\text{mL}}{20\,\text{mL} + 40\,\text{mL}} = 0{,}01\frac{\text{mol}}{\text{L}}$$

Am ÄP mit pH = 9,5 liegt somit eine schwache Base mit der Konzentration 0,01 M vor:

$$\text{p}K_\text{B} = 2 \cdot (14 - \text{pH}) + \log c = 7$$

$\rightarrow \text{pK}_\text{S} = 7$

Am Anfangspunkt liegt laut Angabe eine schwache Säure mit der Konzentration 0,03 mol L^{-1} vor, der $\text{p}K_\text{S}$ ist wie abgeleitet 7:

Teilaufgabe b)
Näherung schwache Säure

$$\text{pH} = \frac{1}{2}(\text{p}K_\text{S} - \log c) = 4{,}26$$

Für den Endpunkt benötigen wir die Konzentration der verwendeten Natronlauge. Die ergibt sich über die Äquivalenzbedingung ebenfalls aus dem Äquivalenzpunkt:

EP: [NaOH] aus Äquivalenzbedingung
+ Näherung starke Base

$$c(\text{Base}) = \frac{W(\text{Säure}) \cdot c(\text{Säure}) \cdot V(\text{Säure})}{W(\text{Base}) \cdot V(\text{Base})}$$

$$= \frac{1 \cdot 0{,}03\frac{\text{mol}}{\text{L}} \cdot 20\,\text{mL}}{1 \cdot 40\,\text{mL}} = 0{,}015\frac{\text{mol}}{\text{L}}$$

$$\text{pH} = 14 - \text{pOH} = 14 + \log(W \cdot c(\text{Base})) = 14 + \log 0{,}015 = 12{,}17$$

GK 3.4.1, 3.4.3

- **Aufgabe: Variante**

Im nachfolgenden Diagramm (Abb. 4.8) ist die Titration von 20 mL einer schwachen, einbasigen Säure mit Natronlage dargestellt.

a. Berechnen Sie jeweils die Konzentration der zur Titration benutzen Base und die der titrierten Säure.
b. Bestimmen Sie den pKS-Wert der titrierten Säure.

- **Lösungshinweis**

► 0,018 mol L^{-1}, 0,038 mol L^{-1}, 5

- **Lösung**

Teilaufgabe a)

Teilaufgabe a) ergibt sich am schnellsten aus dem im Diagramm angegebene End-pH der Titration: 12,25.

Da die Natronlauge (bekanntermaßen) eine starke 1-wertige Base ist gilt: $c(\mathrm{NaOH}) = c(\mathrm{OH^-})$. Damit ist der pH direkt berechenbar.

Näherung starke Base für EP

$$\mathrm{pH} = 14 - \mathrm{pOH} = 14 - \left(-\log\left[\mathrm{OH^-}\right]\right)$$

$$12{,}25 = 14 + \log\left[\mathrm{OH^-}\right]$$

$$\left[\mathrm{OH^-}\right] = 0{,}018\frac{\mathrm{mol}}{\mathrm{L}}$$

Die Konzentration der vorgelegten Säure ergibt sich wieder aus der Äquivalenzbedingung, die bis zur Äquivalenz zugegebene Basenmenge kann man Abb. 4.8 entnehmen: 40 mL.

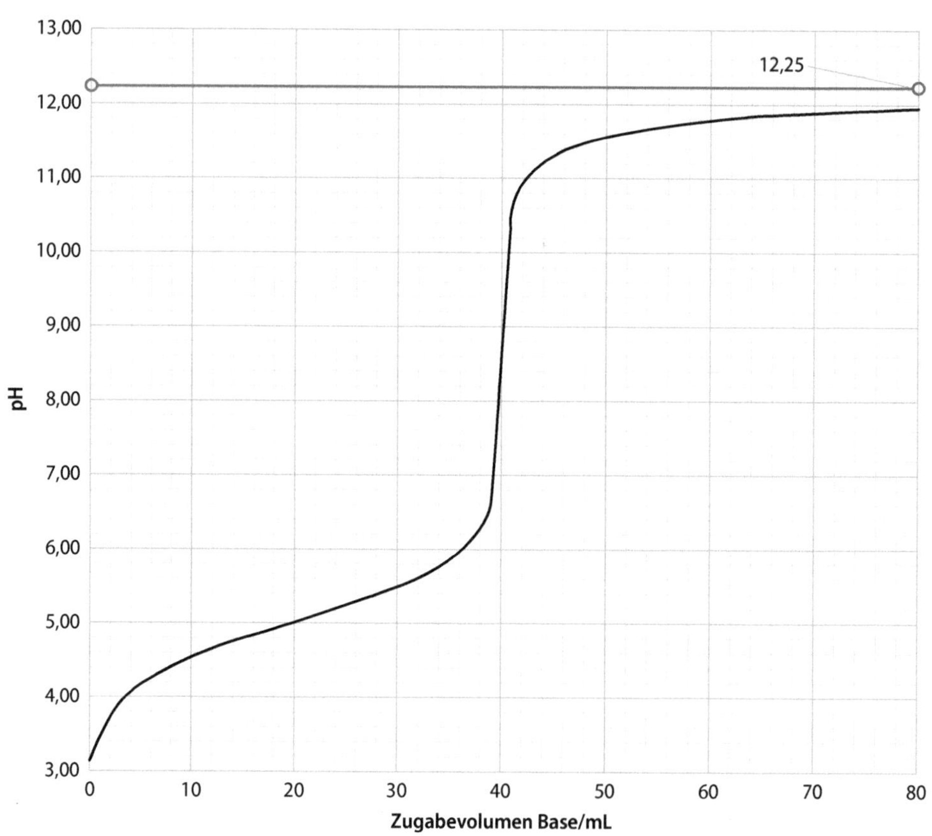

Abb. 4.8

$$c(\text{Säure}) = \frac{W(\text{Base}) \cdot c(\text{Base}) \cdot V(\text{Base})}{W(\text{Säure}) \cdot V(\text{Säure})} = \frac{1 \cdot 0{,}018\frac{\text{mol}}{\text{L}} \cdot 40\,\text{mL}}{1 \cdot 20\,\text{mL}} = 0{,}036\frac{\text{mol}}{\text{L}}$$

Äquivalenzbedingung zur Bestimmung von c(Säure)

Die Bestimmung des pK_S-Wertes ist hier einfach grafisch möglich. Diesmal ist der Halbäquivalenzpunkt (HÄP) gegeben. Bei ½ · 40 mL, der Menge bis zur Äquivalenz, beträgt der pH-Wert 5. Das entspricht dem pK_S-Wert.

pK_S = pH am HÄP

Das kann man dann auch zum Quercheck benutzen, indem man den pH-Wert des Anfangspunkts über die Näherung schwache Säure berechnet:

$$\text{pH} = \frac{1}{2}(\text{p}K_S - \log c) = \frac{1}{2}(5 - \log 0{,}036) = 3{,}2$$

Das passt sehr gut mit dem Graphen überein!

- **Aufgabe: Titration starke Säure**

GK 3.4.1, 3.4.3

Skizzieren Sie das Titrationsdiagramm einer Titration, bei der 10 mL einer 0,1-molaren Salzsäurelösung (pK_S = –6) mit einer 0,05-molaren $Ba(OH)_2$-Lösung (pK_B < 0) titriert werden.

- **Lösungshinweis**

►(V = 0 mL, pH = 1); (5, 1,48); (10, 7), (∞, 13)

- **Lösung**

Bisher hatten wir immer schwache Säuren bzw. Basen. Jetzt kommt der – eigentlich einfachere – Fall: starke Säure + starke Base. Dabei muss man aber vor allem beim Halbäquivalenzpunkt aufpassen: Hier liegt kein Puffer vor, also nicht reflexartig pH = pK_S, sondern eins nach dem anderen.
Einfach sind Anfangs- und End-pH der Titration.
Einmal liegt eine 0,1-molare HCl-Lösung vor:

AP: Näherung starke Säure
EP: Näherung starke Base

$$\text{pH} = -\log(W \cdot c(\text{Säure})) = -\log(1 \cdot 0{,}1) = 1$$

Am Ende liegt eine 0,05-molare $Ba(OH)_2$-Lösung vor. Wichtig, die Wertigkeit W hier ist 2.

$$\text{pH} = 14 - \text{pOH} = 14 + \log(W \cdot c(\text{Base})) = 14 + \log(2 \cdot 0{,}05) = 13$$

ÄP bei Titration stark + stark = 7!

Die Reaktion von HCl als starker Säure mit $Ba(OH)_2$ als starker Base ergibt $BaCl_2$ als Salz und Wasser. Beide Ionen (Ba^{2+} und Cl^-) korrespondieren mit einer starken Base bzw. Säure, sind also selbst sehr schwach und haben damit keinen Einfluss auf den pH.
Wir benötigen nur die x-Koordinate des Äquivalenzpunkts.
Wieder aus der Äquivalenzbeziehung.

$$W(\text{Säure}) \cdot c(\text{Säure}) \cdot V(\text{Säure}) = W(\text{Base}) \cdot c(\text{Base}) \cdot V(\text{Base})$$

$$V(\text{Base}) = \frac{W(\text{Säure}) \cdot c(\text{Säure}) \cdot V(\text{Säure})}{W(\text{Base}) \cdot c(\text{Base})} = \frac{1 \cdot 0{,}1\frac{\text{mol}}{\text{L}} \cdot 10\,\text{mL}}{2 \cdot 0{,}05\frac{\text{mol}}{\text{L}}} = 10\,\text{mL}$$

Jetzt fehlt nur noch der Halbäquivalenzpunkt (HÄP). Die x-Koordinate (Zugabevolumen) geht eindeutig aus der vorhergehenden Berechnung hervor, die Hälfte muss neutralisiert sein, das heißt V = 5 mL. Wie sieht das aber jetzt mit dem pH aus?

HÄP:

$n(H_3O^+) = \frac{1}{2} n_0(HA)$

Da kein Puffer vorliegt, muss man den pH über die Stoffmenge der vorhandenen Protonen explizit ausrechnen. Genau die Hälfte der anfangs vorhandenen Protonen ist jetzt neutralisiert. Da wir bei einer starken Säure sind, gilt für den Start der Titration:

$$n_0(\text{HA}) = n_0(\text{H}_3\text{O}^+) = c_0 \cdot V_0 = 0{,}1 \frac{\text{mol}}{\text{L}} \cdot 10\,\text{mL} = 1\,\text{mmol}$$

Verdünnung!

Am Halbäquivalenzpunkt sind somit noch 0,5 mmol Protonen in der Lösung, 0,5 mmol haben ja bereits reagiert. Für den pH-Wert benötigen wir wieder die Konzentration. Am Start betrug das Volumen 10 mL. Im Laufe der Titration kommt Lösung hinzu, in diesem Fall genau 5 mL, die Hälfte der Zugabemenge *V*(Base). Die 0,5 mmol Protonen sind jetzt also in 15 mL Lösung. Damit lässt sich jetzt der pH ausrechen:

$$\text{pH} = -\log \frac{0{,}5\,\text{mmol}}{15\,\text{mL}} = 1{,}48$$

Damit ist die Skizze leicht zu erstellen, unter Berücksichtigung der typischen Form einer »Stark-stark-Titration« (◘ Abb. 4.9).

Nur zur Illustration: ◘ Abb. 4.10 zeigt, wie es aussähe, wenn man genau andersherum titrieren würde, die Rechenschritte wären identisch.

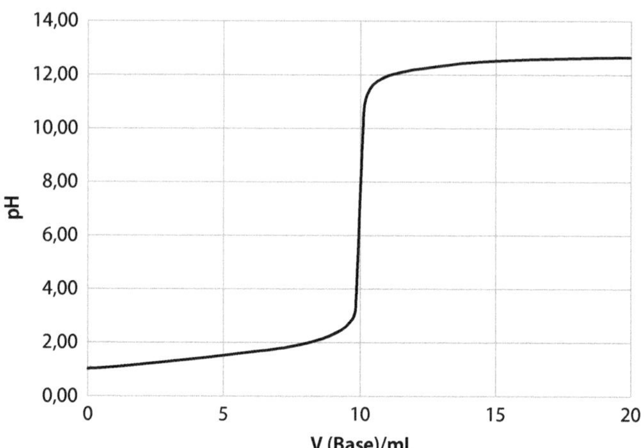

◘ **Abb. 4.9**

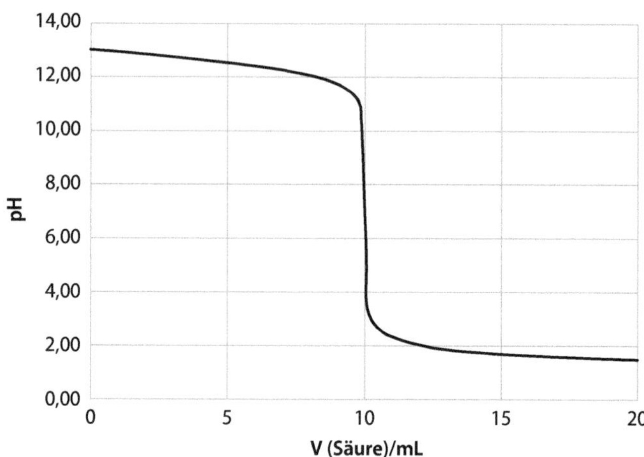

◘ **Abb. 4.10**

Redoxreaktionen

J. Schatz, *Übungsbuch Chemie für Mediziner*,
DOI 10.1007/978-3-662-53488-5_5, © Springer-Verlag GmbH Deutschland 2017

Redoxreaktionen sind Prozesse, bei denen Elektronen übertragen werden. Oxidation und Reduktion als Elektronenabgabe und Elektronenaufnahme sind hier die interagierenden Prozesse. Als chemische Gleichgewichte werden auch Redoxreaktionen durch Reaktionsgleichungen beschrieben. Bei Redoxreaktionen ist Übung erforderlich, um anhand von Oxidationszahlen und einer systematischen Bilanzierung zu korrekten Reaktionsgleichungen zu kommen. Vergleichbar der Stärke von Säuren/Basen im vorhergehenden Kapitel lassen auch Redoxpaare sich in ihren Eigenschaften quantitativ beschreiben. Dies führt uns zur Anwendung der in der Spanungsreihe tabellierten Normalpotenziale und der Nernst-Gleichung. Aktive Zentren in Redoxenzymen sind meist überschaubare chemische Strukturen, sodass auch komplexere biochemische Prozesse mit Elektronenübertragungen quantifizierbar sind.

5.1 Zusammenfassung

»**OxAb**«: Oxidation
= Elektronenabgabe
»**RedAu**«: Reduktion
= Elektronenaufnahme

Unter einer Oxidation versteht man einen chemischen Prozess, bei dem Elektronen abgegeben werden. Das Pendant dazu, die Reduktion, sorgt dann für die Aufnahme der Elektronen. So hat in Summe eine Elektronenübertragung, eine Redoxreaktion stattgefunden. Freie Elektronen kommen praktisch nicht vor, was bedeutet, dass die Reduktion und Oxidation so miteinander gekoppelt werden müssen, dass die Anzahl der Elektronen, die abgegeben oder aufgenommen werden, gleich sind.

Redoxreaktionen werden durch stöchiometrische Redoxgleichungen quantitativ beschrieben. Beim Aufstellen solcher Gleichungen geht man am besten schrittweise vor:

- Oxidationszahlen
- Teilgleichungen für Reduktion und Oxidation
- Elektronenbilanz
- Ladungsbilanz
- Atombilanz

Als Erstes werden Reduktion und Oxidation durch Betrachtung der Oxidationszahlen identifiziert. Oxidationszahlen sind dabei formale Ladungen von Atomen in chemischen Verbindungen (vgl. Aufgabe unten). Bei einer Oxidation werden Elektronen abgegeben, das heißt, die Ladung eines Atoms wird positiver, bei einer Reduktion gleichen die aufgenommenen Elektronen positive Ladungen aus, das heißt, die Oxidationszahlen werden kleiner.

So können jetzt Teilgleichungen für Oxidation und Reduktion aufgestellt werden. Anhand der Änderung der Oxidationszahlen lässt sich die Anzahl der beteiligten Elektronen bestimmen.

Jetzt vergleicht man die Ladungen links und rechts vom Reaktionspfeil, die müssen ausgeglichen sein. Wenn das nicht passt, wird mit H_3O^+- bzw. OH^--Ionen ausgeglichen. Die Auswahl erfolgt je nach Reaktionsmilieu. Im sauren Medium nimmt man H_3O^+, im alkalischen OH^-.

Die Redox-Teilgleichungen werden zu *einer* Gleichung zusammengezogen, indem man die Anzahl der abgegeben und aufgenommen Elektronen abgleicht. Dazu kann man das kleinste gemeinsame Vielfache (kgV) einsetzen. Alle stöchiometrischen Koeffizienten der Teilgleichungen werden so multipliziert, dass die Elektronenbilanz passt.

Zum Schluss müssen noch die Atomzahlen überprüft werden. Ausgleich erfolgt hier durch Wassermoleküle. Das sollte immer aufgehen, wenn nicht: Gehe zurück zum »Start«, neuer Versuch!

galvanisches Element

In einem galvanischen Element sind die Orte der Reduktion und Oxidation voneinander getrennt. Es fließt Strom. Die Spannung (Potenzialdifferenz ΔE) zwischen beiden Halbzellen kann durch das Standardpotenzial (E^0)und die Nernst-Gleichung beschrieben werden:

$$E = E^0 + \frac{R \cdot T}{z \cdot F} \cdot \ln \frac{[\text{oxidierte Form}]}{[\text{reduzierte Form}]}$$

Nernst-Gleichung

Beschränkt sich der Versuchsansatz auf Raumtemperatur, kann die Gleichung durch Zusammenziehen der Konstanten und die Umrechnung des ln in log vereinfacht geschrieben werden:

$$E = E^0 + \frac{0{,}059\,\text{V}}{z} \cdot \log \frac{[\text{oxidierte Form}]}{[\text{reduzierte Form}]}$$

5.2 Aufgaben und Lösungen

▪ Aufgabe: Oxidationszahlen

GK 3.5.1, 3.5.2

Bestimmen Sie für die Moleküle in ◘ Abb. 5.1 die Oxidationszahlen der einzelnen Elemente:

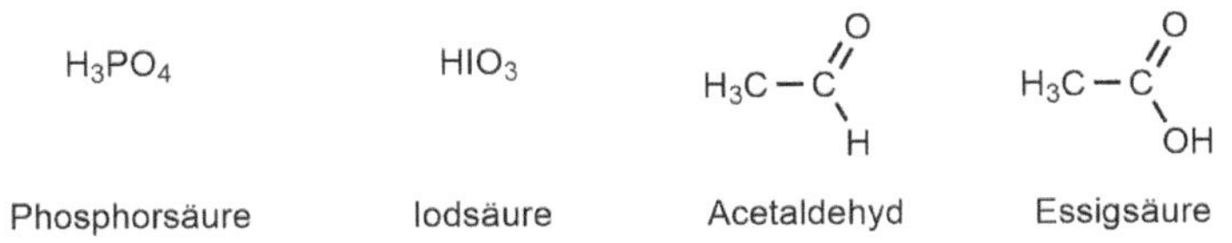

H_3PO_4	HIO_3	$H_3C-C(=O)H$	$H_3C-C(=O)OH$
Phosphorsäure	Iodsäure	Acetaldehyd	Essigsäure

◘ Abb. 5.1

▪ Lösung

Beim Aufstellen von Oxidationszahlen helfen ein paar Regeln, die bei den ersten beiden Beispielen zur Lösung führen.

- Elemente: Oxidationszahl = 0
- Einfache Ionen: Oxidationszahl = Ladung
- Summe der Oxidationszahlen = Ladung des Teilchens
- Wasserstoff: fast immer +1, Ausnahme: Hydride (NaH, KH): −1
- Sauerstoff: fast immer −2, Ausnahme: R_2O_2: −1
- Alkalimetalle: Li^+, Na^+, K^+: +1
- Erdalkalimetalle: Mg^{2+}, Ca^{2+}, Sr^{2+}, Ba^{2+}: +2
- Halogene: F^-, Cl^-, Br^-, I^-: −1

Phosphorsäure (H_3PO_4):
Die H-Atome sind +1 → 3 H's ergeben in Summe +3-Ladungen.
4 Sauerstoffatome, die jeweils −2 geladen sind, ergeben −8.
Da die Verbindung neutral ist, muss gelten: $\sum$Oxidationszahlen = 0
Damit wird die OxZahl (P) = −(3 − 8) = 5

$$H_3^{+1}P^{+5}O_4^{-2}$$

[Oft finden Sie die Oxidationszahlen auch in Form von römischen Ziffern. Wegen leichterer Lesbarkeit und für Rechnungen benutzen wir arabische Numerale.]

Iodsäure (HIO_3):
H → +1, O → −2, entsprechend O_3 → −6
OxZahl (I) = 0 − (+1) − (−6) = 5

$$H^{+1}I^{+5}O_3^{-2}$$

Regel für Moleküle: Bindungselektronen dem Element mit höherer Elektronegativität zuordnen!

Verbindungen, die in Lewis-Formeln angegeben sind, teilt man in formal Ionen auf. Der elektronegativere Partner bekommt die bindenden Elektronen komplett zugeschrieben. Vergleicht man jetzt die Elektronen, die das Atom umgeben, mit der Ladung, die das Element aufgrund der Stellung im PSE hat, ergibt sich die Oxidationszahl.

So kann man die Aufgabe im Falle der Phosphorsäure auch lösen (◘ Abb. 5.2).

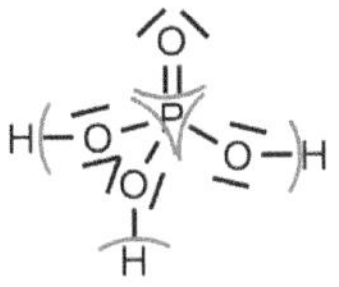

◘ Abb. 5.2

Elektronen werden dem elektronegativeren Element zugeschrieben

Sauerstoff ist elektronegativer als Phosphor und Wasserstoff. Den Wasserstoffatomen werden deshalb keine Valenzelektronen zugeordnet, laut PSE müsste Wasserstoff aber 1 Elektron haben, macht Oxidationszahl +1.

Vergleich der Elektronenzahl mit Anzahl Valenzelektronen Element (PSE) → formale Ladung

Die Sauerstoffatome bekommen jeweils beide bindenden Elektronenpaare zugeschrieben. Dazu kommen auch noch die 2 freien, macht insgesamt 8 Elektronen um die O-Atome. Als Element der 6. Hauptgruppe hat Sauerstoff 6 Valenzelektronen, in der Phosphorsäure sind dagegen 8 um das O-Atom angeordnet, macht 2 Elektronen mehr oder –2.

Der »arme« Phosphor hat gar keine Elektronen abbekommen. Als Element der 5. Hauptgruppe stehen ihm aber 5 Elektronen zu. Fünf Elektronen zu wenig bedeutet also Oxidationszahl +5.

Auf diese Weise sind auch die organischen Verbindungen lösbar.

Beim **Ethanol** (◘ Abb. 5.3) haben die H-Atome wieder +1, Sauerstoff wieder –2. Würde man jetzt von der Summenformel C_2H_6O ausgehen, hätten die 2 C-Atome zusammen jetzt die OxZahl $0 - 6 \cdot (+1) - 1 \cdot (-2) = -4$. Aufgeteilt auf 2 C-Atome wäre das –2.

◘ **Abb. 5.3**

Tatsächlich sind die Oxidationszahlen der C-Atome aber unterschiedlich (◘ Abb. 5.4). Dem linken werden 7 Elektronen zugeordnet. Das bindende Elektronpaar zwischen den beiden C-Atomen wird dabei gerecht in der Mitte geteilt, die Atome haben ja gleiche Elektronegativität. Laut PSE braucht Kohlenstoff 4 Elektronen, jetzt hat er 7, macht in Summe –3.

Beim rechten C-Atom ergeben sich 5 statt 4 Elektronen, daraus folgt die Oxidationszahl –1.

◘ **Abb. 5.4**

Beide Kohlenstoffatome zusammen müssen aber wieder –4 Ladungen ergeben, wie auch aus der Summenformel resultiert.

Analog der **Acetaldehyd** (◘ Abb. 5.5):

Die linke Hälfte des Moleküls ist identisch mit der von Ethanol. Für das rechte C-Atom ergeben sich jetzt aber 3 Elektronen, im Vergleich zum PSE eins zu wenig, OxZahl +1. Zur Probe kann man die formalen Ladungen zusammenzählen:

◘ **Abb. 5.5**

$$C_2H_4O: (-3) + (+1) + 4 \cdot (+1) + (-2) = 0, \text{ passt!}$$

In der organischen Chemie gibt es viele Prozesse, bei denen eine *gerade Zahl* von Elektronen übertragen wird.

Beim Übergang vom Ethanol zu Acetaldehyd erhöht sich die Oxidationszahl des rechten C-Atoms von –1 auf +1. Das bedeutet eine Abgabe von 2 Elektronen, eine Oxidation findet statt und 2 Elektronen müssen auf einen Reaktionspartner übertragen werden. Werden nochmal 2 Elektronen abgegeben, landet man bei der Essigsäure, das rechte C-Atom hat jetzt die Oxidationszahl +3.

GK 3.5.1, 3.5.2

▪ Aufgabe: Oxidationszahlen

Anthrachinon ist der Grundkörper vieler Farbstoffe und kommt auch in Wirkstoffen diverser pflanzlicher Abführmittel wie zum Beispiel Rhabarberwurzel, Faulbaumrinde, Kap-Aloe, Sennesblätter und Kreuzdornbeeren vor.

Großtechnisch wird Anthrachinon durch Oxidation des aromatischen Kohlenwasserstoffs **Anthracen** hergestellt (◘ Abb. 5.6). Geben Sie die Struktur des Anthracens an. Bestimmen Sie für alle Nicht-Wasserstoff-Atome, die

Anthracen

◘ **Abb. 5.6**

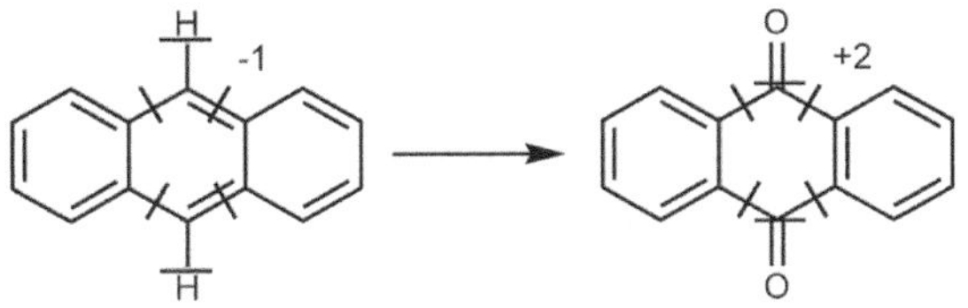

■ Abb. 5.7

im Laufe der Reaktion geändert werden, sowohl im Anthracen als auch im Anthrachinon die formalen Oxidationszahlen an. Wie viel Elektronen werden hierzu übertragen?

■ Lösungshinweis

► 6

■ Lösung (■ Abb. 5.7)

Vergleich von Edukt und Produkt zeigt, dass sich nur in der Mitte »was tut«, daher müssen wir nur die Oxidationszahlen der zentralen C-Atome bestimmen. Da die Moleküle zudem symmetrisch sind, bleiben 2 Positionen übrig. Im Edukt ergeben sich 5 zugeordnete Elektronen, wenn die C–C-Bindungen wieder symmetrisch geteilt werden. Beim Produkt sind es nur noch 2. Vergleich mit dem PSE, 4. Hauptgruppe, ergibt dann die Oxidationszahlen.

Für das obere Kohlenstoffatom erhöht sich die Oxidationszahl von −1 auf +2, das ist eine Oxidation, 3 Elektronen werden abgegeben. Da am unteren C-Atom exakt das Gleiche passiert, ergibt sich für das ganze Molekül: Oxidation, 6 Elektronen werden abgegeben.

■ Aufgabe: Redoxgleichung

GK 3.5.1, 3.5.2

Magnesium(II)oxid und Kohlenstoff reagieren zu elementarem Magnesium und Kohlenstoffdioxid. Stellen Sie für diesen Prozess eine vollständige, stöchiometrisch korrekte Reaktionsgleichung auf.

■ Lösungshinweis

► $2\,MgO + C \rightleftharpoons 2\,Mg + CO_2$

■ Lösung

Ein einfaches erstes Beispiel für den Prozess »Aufstellen von Redoxgleichungen«.

Als Erstes tragen Sie Edukte und Produkte zusammen und übersetzen das in einen Entwurf einer Reaktionsgleichung:

Zusammenstellen der Edukte und Produkte

$$MgO + C \rightleftharpoons CO_2 + Mg$$

Jetzt müssen die Oxidationszahlen bestimmt werden, um die Atome zu finden, die in der Redoxreaktion eine Rolle spielen. Für diese ändern sich die Oxidationszahlen im Laufe der Reaktion.

Oxidationszahlen

MgO: O: −2 → Mg: +2
C als Element 0
CO_2: O: −2 → C: +4
Mg wieder als Element 0

Identifizierung Oxidation/Reduktion, Anzahl übertragener Elektronen

Das Magnesium wechselt von der Oxidationszahl +2 im Edukt zu 0 im Produkt, das erfolgt durch Aufnahme von 2 Elektronen → Reduktion.
Kohlenstoff: Oxidationszahl wird größer, von 0 auf +4 → Oxidation.

Jetzt ist es möglich, den Prozess auf 2 Teile, die Oxidation und Reduktion, aufzuteilen, zuerst die Oxidation:

Teilgleichung Oxidation

$$C \rightleftharpoons CO_2 + 4\ e^-$$

Ladungsbilanz

Rechts haben wir 4 negative Ladungen zu viel. Nehmen wir mal 4 OH^-, um das auszugleichen.

$C + 4\ OH^- \rightleftharpoons CO_2 + 4\ e^-$

Atombilanz: 1 C, 4 H, 4 O $\rightleftharpoons$ 1 C, 2 O, ergibt eine Differenz von 2 H_2O.

$C + 4\ OH^- \rightleftharpoons CO_2 + 4\ e^- + 2\ H_2O$

Teilgleichung Reduktion: $MgO + 2\ e^- \rightleftharpoons Mg$

Ladungsbilanz: $MgO + 2\ e^- \rightleftharpoons Mg + 2\ OH^-$

Atombilanz: $MgO + 2\ e^- + H_2O \rightleftharpoons Mg + 2\ OH^-$

Jetzt können die beiden Teilgleichungen zusammengezogen werden. Die Oxidation liefert 4, die Reduktion benötigt 2 Elektronen. Das heißt, die Reduktion muss zweimal ablaufen, um die Oxidation zu kompensieren.

$MgO + 2\ e^- + H_2O \rightleftharpoons Mg + 2\ OH^- \mid \times 2$

$2\ MgO + \cancel{4\ e^-} + \cancel{2\ H_2O} + C + \cancel{4\ OH^-} \rightleftharpoons 2\ Mg + \cancel{4\ OH^-} + CO_2 + \cancel{4\ e^-} + \cancel{2\ H_2O}$

$2\ MgO + C \rightleftharpoons 2\ Mg + CO_2$

GK 3.5.2

■ **Aufgabe: Redoxgleichung**

Die salzsaure Oxidation von Methanol mit Natriumdichromat ($Na_2Cr_2O_7$) kann bis zum Kohlendioxid als organisches und Chrom(III) als anorganisches Hauptprodukt geführt werden. Formulieren Sie die vollständig stöchiometrisch ausgeglichene Reaktionsgleichung für diese Redoxreaktion.

■ **Lösungshinweis**

- ► $H_3C\text{–}OH + Cr_2O_7^{2-} + 8\ H_3O^+ \rightleftharpoons CO_2 + 2\ Cr^{3+} + 14\ H_2O$
- ► $H_3C\text{–}OH + Na_2Cr_2O_7 + 8\ HCl \rightleftharpoons CO_2 + 2\ CrCl_3 + 2\ NaCl + 6\ H_2O$

■ **Lösung**

Edukt und Produkte zusammenstellen

Als Erstes stellen wir uns Edukte und Produkte zusammen, die angegeben sind:

$$H_3C\text{–}OH + Na_2Cr_2O_7 \rightleftharpoons CO_2 + Cr^{3+}$$

Da die Reaktion im sauren Medium stattfindet, werden wir H_3O^+ zum Ladungsausgleich benutzen können.

Oxidationszahlen

Jetzt bestimmen wir die Oxidationszahlen, um Oxidation und Reduktion zu identifizieren und die Anzahl der übertragenen Elektronen zu bestimmen.
Methanol: H: +1, O: –2, C: –2
Kohlendioxid: O: –2, C: +4
Dichromat: Cr: +6
Cr^{3+}: +3

Identifizierung Oxidation/Reduktion, Anzahl übertragener Elektronen

Damit sieht man schon, was passiert. Methanol gibt 6 Elektronen ab, um zu Kohlendioxid zu werden – Oxidation. Dichromat nimmt dagegen 3 Elektronen auf – Reduktion. Das erlaubt die Teilung in Oxidation und Reduktion.

Oxidation

$$H_3C\text{–}OH \rightleftharpoons CO_2 + 6\ e^-$$

Rechts stehen jetzt 6 negative Ladungen, links keine, Ladungsausgleich muss her. Hier helfen 6 H_3O^+.

$$H_3C–OH \rightleftharpoons CO_2 + 6\,e^- + 6\,H_3O^+$$

Ladungsbilanz

Ladungen passen nun, aber die Atomzahlen links und rechts sind noch komplett unterschiedlich.

1 C, 4 H, 1 O ⇌ 1 C, 18 H, 8 O

Dieser Ausgleich erfolgt mit Wassermolekülen.

Links fehlen damit 14 H und 7 O, das ergibt 7 H_2O.

$$H_3C–OH + 7\,H_2O \rightleftharpoons CO_2 + 6\,e^- + 6\,H_3O^+$$

Atombilanz

Damit haben wir eine vollständig ausgeglichene Teilgleichung der Oxidation. Kommen wir jetzt zur Reduktion. Hier hilft es, wenn man weiß, dass die Natriumionen im Natriumdichromat keine Rolle spielen, daher betrachten wir nur das Dichromatanion.

$$Cr_2O_7^{2-} + 6\,e^- \rightleftharpoons 2\,Cr^{3+}$$

Reduktion

Jedes Chromatom nimmt 3 Elektronen auf, das heißt, für die 2 im Dichromat sind es dann 6 Elektronen.

Vergleich der Ladungen zeigt links −8, rechts +6, Ausgleich mit 14 H_3O^+ auf der linken Seite.

$$Cr_2O_7^{2-} + 6\,e^- + 14\,H_3O^+ \rightleftharpoons 2\,Cr^{3+}$$

Ladungsbilanz

2 Cr, 42 H, 21 O ⇌ 2 Cr, rechts fehlen 42 H und 21 O oder 21 H_2O.

$$Cr_2O_7^{2-} + 6\,e^- + 14\,H_3O^+ \rightleftharpoons 2\,Cr^{3+} + 21\,H_2O$$

Atombilanz

Jetzt können wir beide Teilgleichungen wieder vereinen. Bei der Oxidation werden 6 Elektronen abgegeben, bei der Reduktion 6 aufgenommen. Daher können wir die Gleichungen direkt addieren.

$$H_3C–OH + 7\,H_2O \rightleftharpoons CO_2 + 6\,e^- + 6\,H_3O^+$$
$$Cr_2O_7^{2-} + 6\,e^- + 14\,H_3O^+ \rightleftharpoons 2\,Cr^{3+} + 21\,H_2O$$

Elektronenbilanz und Gesamtgleichung

Ergibt unter Kürzen der Elektronen:

$$H_3C–OH + 7\,H_2O + Cr_2O_7^{2-} + 14\,H_3O^+ \rightleftharpoons 2\,Cr^{3+} + 21\,H_2O + CO_2 + 6\,H_3O^+$$

Wasser und H_3O^+ kürzen liefert:

$$H_3C–OH + Cr_2O_7^{2-} + 8\,H_3O^+ \rightleftharpoons CO_2 + 2\,Cr^{3+} + 14\,H_2O$$

Im Prinzip ist das eine fertige Redoxgleichung, nur dass es H_3O^+ und die anderen Ionen ja nicht als Chemikalien gibt. Deshalb überlegen wir uns, aus welchen real existierenden Chemikalien die Edukte stammen können.

$Cr_2O_7^{2-}$ aus $Na_2Cr_2O_7$

8 H_3O^+ aus 8 HCl + 8 H_2O

Warum HCl? »Die **salzsaure** Oxidation…«

$$H_3C–OH + Na_2Cr_2O_7 + 8\ HCl + 8\ H_2O \rightleftharpoons CO_2 + 2\ CrCl_3 + 2\ NaCl + 14\ H_2O$$

Hier müssen sich die Ionen zu neutralen Salzen zusammenfinden, sonst stimmt irgendwas nicht!

$$H_3C–OH + Na_2Cr_2O_7 + 8\ HCl \rightleftharpoons CO_2 + 2\ CrCl_3 + 2\ NaCl + 6\ H_2O$$
$$1\ C, 2\ Cr, 2\ Na, 8\ Cl, 8\ O, 12\ H \rightleftharpoons 1\ C, 2\ Cr, 2\ Na, 8\ Cl, 8\ O, 12\ H, \text{passt!}$$

GK 3.5.2

■ **Aufgabe: Redoxgleichung**

Iodsäure wird durch Reaktion von Iod mit Chlor in saurer Lösung gewonnen. Formulieren Sie eine vollständig ausgeglichene Redoxgesamtgleichung unter Angabe der Teilgleichungen für Oxidation und Reduktion.

■ **Lösungshinweis**

► $I_2 + 5\ Cl_2 + 6\ H_2O \rightleftharpoons 2\ HIO_3 + 10\ HCl$

■ **Lösung**

Um Redoxgleichungen aufzustellen, lohnt es sich, dass man sich an das schon mehrmals durchlaufene Schema hält, Schritt für Schritt, das hilft, Fehler zu vermeiden.

Edukt/Produkt zusammenstellen, Oxidationszahlen

$$I_2 + Cl_2 \rightleftharpoons HIO_3$$

Die Elemente Iod und Chlor haben jeweils die Oxidationszahl 0. Das Iod im HIO_3 hat +5 (vgl. weiter oben). Das identifiziert die Oxidation, was auch sinnvoll ist. Oxidation bedeutet ja »Reaktion mit Sauerstoff« und in der Iodsäure ist mehr Sauerstoff als im Iod.

Oxidation

$$I_2 \rightleftharpoons 2\ HIO_3 + 10\ e^-$$

Zu berücksichtigen ist, dass die 2 Iodatome im I_2 jeweils 5 Elektronen abgeben.

Ladungsbilanz

Da wir in saurer Lösung arbeiten, wird mit H_3O^+ ausgeglichen.

$$I_2 \rightleftharpoons 2\ HIO_3 + 10\ e^- + 10\ H_3O^+$$

Atombilanz

Rechts sind 32 H und 16 O zu viel → 16 H_2O.

$$I_2 + 16\ H_2O \rightleftharpoons 2\ HIO_3 + 10\ e^- + 10\ H_3O^+$$

Die Reduktion ist jetzt noch nicht ganz klar. Chlor muss Elektronen aufnehmen. Aber was ist das Produkt? Dieses ist ja nicht gegeben. Einfach: Chlorid. Chlor kann als Element der 7. Hauptgruppe im Prinzip Oxidationsstufen von +7 bis –1 eingehen. Das ergibt sich aus der Oktettregel. Da hier eine Reduktion vorliegen muss, kann Chlor als Element nur zum Chlorid reagieren.

Reduktion

$$Cl_2 + 2\ e^- \rightleftharpoons 2\ Cl^- \mid \times 5$$

Das war's auch schon, alle Bilanzen passen.

Gesamtgleichung

$$I_2 + 5\ Cl_2 + 16\ H_2O \rightleftharpoons 2\ HIO_3 + 10\ Cl^- + 10\ H_3O^+$$

10 Cl^- und 10 H_3O^+ spiegeln 10 HCl und 10 H_2O wider.

$I_2 + 5\ Cl_2 + 16\ H_2O \rightleftharpoons 2\ HIO_3 + 10\ HCl + 10\ H_2O$
$I_2 + 5\ Cl_2 + 6\ H_2O \rightleftharpoons 2\ HIO_3 + 10\ HCl$

■ **Aufgabe: Redoxgleichung**

GK 3.5.4

In alkalischer Lösung kann Permanganat dazu benutzt werden, um Acetaldehyd (A) in Essigsäure (E) umzuwandeln (◘ Abb. 5.8). Stellen Sie hierfür eine Redoxgleichung auf. Unter diesen Bedingungen erhält man als weiteres Reaktionsprodukt Braunstein [Mangan(IV)oxid].

C_2H_4O $C_2H_4O_2$

◘ **Abb. 5.8**

■ **Lösungshinweis**

► $2\ KMnO_4 + 3\ C_2H_4O + H_2O \rightleftharpoons 2\ MnO_2 + 3\ C_2H_4O_2 + 2\ KOH$

■ **Lösung**

Die Reaktionssequenz Ethanol → Acetaldehyd (A) → Essigsäure (E) ist eine klassische Reaktion, die auch enzymatisch durchgeführt werden kann. Hier aber chemisch mit Permanganat.

$A + MnO_4^- \rightleftharpoons E + MnO_2$

Edukt und Produkte zusammenstellen, Oxidationszahlen

Bei den organischen Verbindungen kommt es für die Oxidationszahlen nur auf die beiden rechten Kohlenstoffatome an. Acetaldehyd ist klar +1. In der Essigsäure wird dem C-Atom nur ein Elektron aus der C–C-Einfachbindung zugeordnet, der Rest landet bei den Sauerstoffen, +3.

$C_2H_4O \rightleftharpoons C_2H_4O_2 + 2\ e^-$ Oxidation
$C_2H_4O + 2\ OH^- \rightleftharpoons C_2H_4O_2 + 2\ e^-$ Ladungsbilanz
$C_2H_4O + 2\ OH^- \rightleftharpoons C_2H_4O_2 + 2\ e^- + H_2O$ Atombilanz
$MnO_4^- + 3\ e^- \rightleftharpoons MnO_2$ Reduktion
$MnO_4^- + 3\ e^- \rightleftharpoons MnO_2 + 4\ OH^-$ Ladungsbilanz
$MnO_4^- + 3\ e^- + 2\ H_2O \rightleftharpoons MnO_2 + 4\ OH^- \mid \times 2$ Atombilanz
$C_2H_4O + 2\ OH^- \rightleftharpoons C_2H_4O_2 + 2\ e^- + H_2O \mid \times 3$ Gesamtgleichung
$2\ MnO_4^- + 4\ H_2O + 3\ C_2H_4O + 6\ OH^- \rightleftharpoons 2\ MnO_2 + 8\ OH^-$
$+ 3\ C_2H_4O_2 + 3\ H_2O$
$2\ MnO_4^- + 3\ C_2H_4O + H_2O \rightleftharpoons 2\ MnO_2 + 3\ C_2H_4O_2 + 2\ OH^-$
$2\ KMnO_4 + 3\ C_2H_4O + H_2O \rightleftharpoons 2\ MnO_2 + 3\ C_2H_4O_2 + 2\ KOH$

■ **Aufgabe: Redoxgleichung**

GK 3.5.2

Elementares Iod disproportioniert in alkalischer wässriger Lösung zu Iodid und Iodat. Formulieren Sie die Reaktionsgleichung!

■ **Lösungshinweis**

► $3\ I_2 + 6\ NaOH \rightleftharpoons NaIO_3 + 3\ H_2O + 5\ NaI$

■ **Lösung (◘ Abb. 5.9)**

Hier diskutieren wir einen Sonderfall, eine Disproportionierung.

Eine Verbindung mit mittlerer Oxidationsstufe geht in eine höhere und tiefere über. Damit ist das Edukt Bestandteil von Reduktion **und** Oxidation. Für den Formalismus, der zur Redoxgleichung führt, ist das aber im Prinzip irrelevant.

IO_3^- OZ(I) = +5
OZ(I) = 0 I_2
I^- OZ(I) = -1

◘ **Abb. 5.9**

$I_2 \rightleftharpoons 2\ IO_3^- + 10\ e^-$ Oxidation
$I_2 + 12\ OH^- \rightleftharpoons 2\ IO_3^- + 10\ e^-$ Ladungsbilanz

Wir arbeiten ja im alkalischen Medium, deshalb Ladungsausgleich mit OH^-.

Atombilanz

$$I_2 + 12\,OH^- \rightleftharpoons 2\,IO_3^- + 10\,e^- + 6\,H_2O$$

Reduktion

$$I_2 + 2\,e^- \rightleftharpoons 2\,I^- \mid \times 5$$

Gesamtgleichung

10 Elektronen werden abgegeben, 2 aufgenommen. Die Reduktion muss 5-mal ran.

$$I_2 + 12\,OH^- + 5\,I_2 \rightleftharpoons 2\,IO_3^- + 6\,H_2O + 10\,I^-$$
$$6\,I_2 + 12\,OH^- \rightleftharpoons 2\,IO_3^- + 6\,H_2O + 10\,I^-$$

Das lässt sich noch mit 2 kürzen.

$$3\,I_2 + 6\,OH^- \rightleftharpoons IO_3^- + 3\,H_2O + 5\,I^-$$
$$3\,I_2 + 6\,NaOH \rightleftharpoons NaIO_3 + 3\,H_2O + 5\,NaI$$

In direkter Analogie erhält man auch die Gleichung für die Disproportionierung des Chlors im alkalischen Medium. Hier erzeugt man Hypochlorid als desinfizierendes Agens für die Chlorung zum Beispiel von Schwimmbädern.

$$Cl_2 + 2\,NaOH \rightleftharpoons NaClO + NaCl + H_2O$$

GK 3.5.2

- **Aufgabe: Redoxgleichung**

Ergänzen Sie folgende Gleichungen, sodass Sie vollständig ausgeglichene Redoxgleichungen erhalten:

$BrO_3^- + H^+ + Fe^{2+}$	→	$Br^- + H_2O + Fe^{3+}$
$PH_3 + KMnO_4 + H_2SO_4$	→	$H_3PO_4 + MnSO_4 + K_2SO_4 + H_2O$
$MnO_4^- + Sn^{2+} + H^+$	→	$Mn^{2+} + Sn^{4+} + H_2O$
$HNO_3 + I_2$	→	$HIO_3 + N_2O_3 + H_2O$
$Cr_2(SO_4)_3 + H_2O_2 + KOH$	→	$K_2CrO_4 + K_2SO_4 + H_2O$
$Na_2S_2O_3 + Al + HCl$	→	$AlCl_3 + H_2S + NaCl + H_2O$
$CrCl_3 + Br_2 + KOH$	→	$K_2CrO_4 + KBr + KCl + H_2O$
$Cu_2O + HNO_3$	→	$Cu(NO_3)_2 + NO + H_2O$
$CrO_3 + HCl$	→	$CrCl_3 + Cl_2 + H_2O$
$H_2S + H_2SO_4$	→	$SO_2 + H_2O$
$I^- + IO_3^- + H^+$	→	$I_2 + H_2O$
$As_2S_3 + KOH + H_2O_2$	→	$K_3AsO_4 + K_2SO_4 + H_2O$
$SnS + NaNO_3 + Na_2CO_3$	→	$Na_2SnO_3 + Na_2SO_4 + NaNO_2 + CO_2$

Lösung

$BrO_3^- + 6\,H^+ + 6\,Fe^{2+}$	→	$Br^- + 3\,H_2O + 6\,Fe^{3+}$
$5\,PH_3 + 8\,KMnO_4 + 12\,H_2SO_4$	→	$5\,H_3PO_4 + 8\,MnSO_4 + 4\,K_2SO_4 + 12\,H_2O$
$2\,MnO_4^- + 5\,Sn^{2+} + 16\,H^+$	→	$2\,Mn^{2+} + 5\,Sn^{4+} + 8\,H_2O$
$10\,HNO_3 + 2\,I_2$	→	$4\,HIO_3 + 5\,N_2O_3 + 3\,H_2O$
$Cr_2(SO_4)_3 + 3\,H_2O_2 + 10\,KOH$	→	$2\,K_2CrO_4 + 3\,K_2SO_4 + 8\,H_2O$
$3\,Na_2S_2O_3 + 8\,Al + 30\,HCl$	→	$8\,AlCl_3 + 6\,H_2S + 6\,NaCl + 9\,H_2O$
$2\,CrCl_3 + 3\,Br_2 + 16\,KOH$	→	$2\,K_2CrO_4 + 6\,KBr + 6\,KCl + 8\,H_2O$
$3\,Cu_2O + 14\,HNO_3$	→	$6\,Cu(NO_3)_2 + 2\,NO + 7\,H_2O$
$2\,CrO_3 + 12\,HCl$	→	$2\,CrCl_3 + 3\,Cl_2 + 6\,H_2O$
$H_2S + 3\,H_2SO_4$	→	$4\,SO_2 + 4\,H_2O$
$5\,I^- + IO_3^- + 6\,H^+$	→	$3\,I_2 + 3\,H_2O$
$As_2S_3 + 12\,KOH + 14\,H_2O_2$	→	$2\,K_3AsO_4 + 3\,K_2SO_4 + 20\,H_2O$
$SnS + 5\,NaNO_3 + 2\,Na_2CO_3$	→	$Na_2SnO_3 + Na_2SO_4 + 5\,NaNO_2 + 2\,CO_2$

Aufgabe: Nernst-Gleichung

GK 3.5.3

Welche Spannung messen Sie unter Normalbedingungen zwischen den beiden Halbzellen A und B?

- Halbzelle A: In eine gesättigte Blei(II)iodidlösung taucht eine Bleielektrode ($L_P = 3{,}2 \times 10^{-8}$ mol^3 L^{-3}).
- Halbzelle B: In eine Blei(II)iodidlösung der Konzentration 1×10^{-3} mol L^{-1} taucht eine Bleielektrode.

Lösungshinweis

► 9 mV

Lösung

Es handelt sich hier um eine sog. Konzentrationskette. Die Elektronen fließen so, dass schlussendlich in beiden Halbzellen die gleiche Konzentration erreicht wird. Die hohe Konzentration wird durch die Reaktion erniedrigt, die geringe wird erhöht. Auch im Körper gibt es viele Potenziale, die aufgrund von Konzentrationsunterschieden entstehen. Deshalb lohnt es sich, das mal allgemein zu betrachten.

Für jede Halbzelle gilt die Nernst-Gleichung:

Potenzial Halbzelle: Nernst-Gleichung

$$E = E^0 + \frac{R \cdot T}{z \cdot F} \cdot \ln \frac{[\text{oxidierte Form}]}{[\text{reduzierte Form}]}$$

Da es sich bei Redoxreaktionen immer um Gleichgewichtsreaktionen handelt, kann man die auch immer in der Form schreiben:

$$\text{reduzierte Form} \rightleftharpoons \text{oxidierte Form} + z\,e^-$$

Dann kann man das Massenwirkungsgesetz direkt in der Nernst-Gleichung verwenden.

Nernst und MWG

$$E = E^0 + \frac{R \cdot T}{z \cdot F} \cdot \ln K$$

Für ein Metall ist die reduzierte Form das Metall (Met), die oxidierte Form ist das Metallion (Met^{z+}). Die Konzentration des »Metalls im festen Metall« ist konstant, deshalb vereinfacht sich die Nernst-Gleichung zu:

$$E = E^0 + \frac{R \cdot T}{z \cdot F} \cdot \ln\left[\mathrm{Met}^{z+}\right]$$

Potenzialdifferenz

In einer Konzentrationskette liegen nur unterschiedlich Konzentrationen c_1 und c_2 vor, alles andere ist gleich. Damit kann man die Potenzialdifferenz in Konzentrationsketten generell lösen.

$$\Delta E = E_{c1} - E_{c2} = E^0 + \frac{R \cdot T}{z \cdot F} \cdot \ln c_1 - \left(E^0 + \frac{R \cdot T}{z \cdot F} \cdot \ln c_2 \right)$$
$$= \frac{R \cdot T}{z \cdot F} \cdot \ln c_1 - \frac{R \cdot T}{z \cdot F} \cdot \ln c_2$$

Man benötigt folglich das Standardpotenzial gar nicht.

$\ln a - \ln b = \ln \frac{a}{b}$

$\Delta G = -z \cdot F \cdot \Delta E$

spontaner Prozess: $\Delta E > 0$

$$\Delta E = \frac{R \cdot T}{z \cdot F} \cdot \ln \frac{c_1}{c_2}$$

Für einen spontanen Prozess muss ΔE positiv sein, damit muss das Konzentrationsverhältnis größer 1 sein. Da bei der Potenzialdifferenz immer Akzeptor- minus Donorhalbzelle gerechnet wird, muss in einer funktionierenden Konzentrationskette die höhere Konzentration die Akzeptorhalbzelle sein. Das ist auch chemisch sinnvoll. Nimmt die höher konzentrierte Metallsalzlösung Elektronen auf, werden dadurch Ionen zum Metall umgewandelt, die Konzentration sinkt.

Viel Vorarbeit für eine kleine Aufgabe…

Das Standardpotenzial wird nicht benötigt, die Konzentrationen aber sehr wohl, diese ergeben sich aus dem Löslichkeitsprodukt:

$L_P \rightarrow$ Konzentrationen

$$PbI_2 \rightleftharpoons Pb^{2+} + 2\, I^-$$

$$L_P = \left[Pb^{2+}\right] \cdot \left[I^-\right]^2 = \left[Pb^{2+}\right] \cdot \left(2 \cdot \left[Pb^{2+}\right]\right)^2 = 4 \cdot \left[Pb^{2+}\right]^3$$

Aus der Stöchiometrie der Reaktion ergibt sich die Beziehung $[Pb^{2+}] = ½ \cdot [I^-]$.

Einsetzen liefert die Konzentration der Halbzelle A:

$$\rightarrow [Pb^2] = 2 \cdot 10^{-3}\ \mathrm{mol\ L^{-1}}$$

Halbzelle B ist direkt gegeben.

$$\Delta E = \frac{R \cdot T}{z \cdot F} \cdot \ln \frac{c_1}{c_2} = \frac{0{,}059\ \mathrm{V}}{2} \cdot \log \frac{2 \cdot 10^{-3}}{1 \cdot 10^{-3}} = \frac{0{,}059\ \mathrm{V}}{2} \cdot \log 2 = 9\ \mathrm{mV}$$

Aufgabe: Galvanisches Element

GK 3.5.3

Es wird ein galvanisches Element aus 2 Halbzellen aufgebaut, die sich nur in der Konzentration unterscheiden.
Halbzelle 1: Kupferblech taucht in Cu^{2+}-Salzlösung; $[Cu^{2+}] = 3\ mol\ L^{-1}$
Halbzelle 2: Kupferblech taucht in Cu^{2+}-Salzlösung; $[Cu^{2+}] = 0{,}3\ mol\ L^{-1}$

Welche Potenzialdifferenz ΔE (in mV) messen Sie bei 25 °C zwischen beiden Zellen? In welche Richtung fließen die Elektronen?

Lösungshinweis

► 2 → 1, 30 mV

Lösung

Wie gerade eben abgeleitet:

$$\Delta E = \frac{R \cdot T}{z \cdot F} \cdot \ln\frac{c_1}{c_2} = \frac{0{,}059\ V}{2} \cdot \log\frac{3}{0{,}3} = 29{,}5\ mV$$

Im Logarithmus steht die Akzeptorhalbzelle oben, das heißt, die Elektronen, die durch Auflösen des Kupferblechs frei werden, fließen aus Halbzelle 2 in Richtung Halbzelle 1.

Aufgabe: Nernst

GK 3.5.3, 3.5.4

Für die Halbreaktion des Dichromats in saurer Lösung zum Chrom(III)ion wird bei pH = 2 und 25 °C ein Wert von 1,055 V gemessen. Berechnen Sie daraus das Standardpotenzial E^0 dieses Systems unter der Annahme, dass die Konzentration an Dichromat und Chrom(III) jeweils $1\ mol\ L^{-1}$ beträgt. Geben Sie hierzu die Nernst-Gleichung bezogen auf dieses Redoxsystem an ($R = 8{,}31441\ J\ K^{-1}\ mol^{-1}$, Faraday-Konstante $F = 96484{,}5\ C\ mol^{-1}$, Hinweis: Umrechnung $\ln a = \ln 10 \cdot \log a = 2{,}303 \cdot \log a$).

Lösungshinweis

► 1,33 V

Lösung

Weiter oben haben wir schon die Halbreaktion des Dichromats abgeleitet.

$$Cr_2O_7^{2-} + 6\ e^- + 14\ H_3O^+ \rightleftharpoons 2\ Cr^{3+} + 21\ H_2O$$

Um das in der Nernst-Gleichung zu verwenden, betrachten wir die Form des Gleichgewichts, welche die Elektronen auf der rechten Seite hat.

$$2\ Cr^{3+} + 21\ H_2O \rightleftharpoons Cr_2O_7^{2-} + 6\ e^- + 14\ H_3O^+$$

Reaktionsgleichung, e^- »rechts«

Das erlaubt, die Nernst-Gleichung für dieses System leicht aufzustellen, das MWG geht direkt ein:

$$E = E^0 + \frac{R \cdot T}{z \cdot F} \cdot \ln\frac{\left[Cr_2O_7^{2-}\right] \cdot \left[H_3O^+\right]^{14}}{\left[Cr^{3+}\right]^2}$$

$a = 10^x \rightarrow \log a = x$
$a = 10^x \rightarrow \ln a = x \ln 10$
$\rightarrow \ln a = \log a \ln 10 = 2{,}303 \cdot \log a$

Hier fehlt die Konzentration des Wassers. Diese ist sehr groß, kann somit als konstant betrachtet werden und geht als Konstante in E^0 mit ein.

Zusammenziehen der Konstanten, ln in log umwandeln, einsetzen

$\log a^b = b \log a$

$$E = E^0 + \frac{0{,}059\,\text{V}}{6} \cdot \log \frac{\left[Cr_2O_7^{2-}\right] \cdot \left[H_3O^+\right]^{14}}{\left[Cr^{3+}\right]^2}$$

$$= E^0 + \frac{0{,}059\,\text{V}}{6} \cdot 14 \cdot \log\left[H_3O^+\right]$$

$$E = E^0 - \frac{14}{6} \cdot 0{,}059\,\text{V} \cdot \text{pH}$$

$$E^0 = E + \frac{14}{6} \cdot 0{,}059\,\text{V} \cdot \text{pH} = 1{,}055\,\text{V} + \frac{14}{6} \cdot 0{,}059\,\text{V} \cdot 2 = 1{,}33\,\text{V}$$

GK 3.5.3, 3.5.4

■ Aufgabe: Nernst und pH

Pyruvat steht mit Lactat in einem Redoxgleichgewicht:

$$\text{Pyruvat} + 2\,H^+ + 2\,e^- \rightleftharpoons \text{Lactat}$$

Stellen Sie ausgehend von der Nernst-Gleichung für dieses System bei Raumtemperatur eine mathematische Beziehung auf, die das Potenzial E als Funktion des pH-Wertes und der Konzentrationen von Pyruvat und Lactat beschreibt. Das Normalpotenzial E^0 beträgt für dieses System 223 mV.

In einem experimentellen System beträgt das bei pH = 7 gemessene Potenzial −190 mV. Berechnen Sie die Konzentrationen von Pyruvat und Lactat, wenn die Gesamtkonzentration beider Komponenten 2 mol L^{-1} beträgt ($R = 8{,}31451$ J mol^{-1} K^{-1}, Faraday-Konstante $F = 96485{,}3$ C mol^{-1}).

■ Lösungshinweis

► $E = E^0 + 29{,}5\,\text{mV} \cdot \log \frac{[\text{Pyruvat}]}{[\text{Lactat}]} - 59\,\text{mV} \cdot \text{pH}$; 1 mol L^{-1}

■ Lösung

Prinzip des kleinsten Zwangs, pH und Potenzial

Die in der Aufgabenstellung angegebene Reaktion beinhaltet Protonen. Damit wird klar, dass diese Reaktion vom pH-Wert abhängig ist. Den pH-Einfluss kann man auch qualitativ mit dem Prinzip des kleinsten Zwangs vorhersagen.

Lactat wird oxidiert. Zugabe von Protonen, das heißt, erniedrigt man den pH-Wert, verschiebt sich das Gleichgewicht nach links. Da Lactat ein Reduktionsmittel ist, führt ein sinkender pH-Wert dazu, dass die Reduktionskraft ebenfalls sinkt, das Potenzial wird positiver/größer. Das kann jetzt anhand dieser Aufgabe rechnerisch überprüft werden:

$E = E^0 + \frac{R \cdot T}{z \cdot F} \cdot \ln K$

Für das Aufstellen der Nernst-Gleichung wird jetzt das Gleichgewicht so dargestellt, dass die oxidierte Form rechts steht (◘ Abb. 5.10).

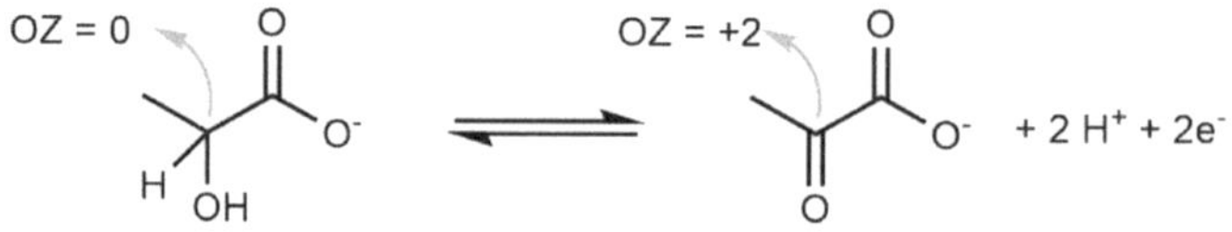

OZ = 0 ... O, O⁻, H, OH ⇌ OZ = +2 ... O, O⁻, O + 2 H⁺ + 2e⁻

◘ **Abb. 5.10**

Oder wieder kurz:

$$\text{Lactat} + H_2O \rightleftharpoons \text{Pyruvat} + 2\,H_3O^+ + 2\,e^-$$

$$E = E^0 + \frac{R \cdot T}{z \cdot F} \cdot \ln \frac{[\text{Pyruvat}] \cdot [H_3O^+]^2}{[\text{Lactat}]} = E^0 + \frac{0{,}059\,\text{V}}{2} \cdot \log \frac{[\text{Pyruvat}] \cdot [H_3O^+]^2}{[\text{Lactat}]}$$

Um zu einer Funktion des pH-Wertes zu kommen, muss jetzt der Term im Logarithmus getrennt werden.

$$E = E^0 + \frac{0{,}059\,\text{V}}{2} \cdot \log \frac{[\text{Pyruvat}]}{[\text{Lactat}]} + \frac{0{,}059\,\text{V}}{2} \cdot \log [H_3O^+]^2$$

$$= E^0 + \frac{0{,}059\,\text{V}}{2} \cdot \log \frac{[\text{Pyruvat}]}{[\text{Lactat}]} + \frac{0{,}059\,\text{V}}{2} \cdot 2 \cdot \log \left[H_3O^+\right]$$

$\log(a \cdot b) = \log a + \log b$
$\log a^b = b \log a$

$$= E^0 + \frac{0{,}059\,\text{V}}{2} \cdot \log \frac{[\text{Pyruvat}]}{[\text{Lactat}]} + 0{,}059\,\text{V} \cdot \log \left[H_3O^+\right]$$

$$= E^0 + 29{,}5\,\text{mV} \cdot \log \frac{[\text{Pyruvat}]}{[\text{Lactat}]} - 59\,\text{mV} \cdot \text{pH}$$

$-\text{pH} = \log\left[H_3O^+\right]$

Damit ist mathematisch klar, dass das Potenzial E sinkt, wenn der pH-Wert steigt. Beispielhaft gerechnet für gleiche Konzentrationen von Pyruvat und Lactat:

- $\text{pH} = 0 \rightarrow E = 223\,\text{mV}$
- $\text{pH} = 1 \rightarrow E = 164\,\text{mV}$
- $\text{pH} = 2 \rightarrow E = 105\,\text{mV}$

Mit der eben abgeleiteten Formel kann der 2. Teil der Aufgabe angegangen werden.

$$E = E^0 + 29{,}5\,\text{mV} \cdot \log \frac{[\text{Pyruvat}]}{[\text{Lactat}]} - 59\,\text{mV} \cdot \text{pH}$$

Gesucht ist das Verhältnis der Konzentrationen von Pyruvat und Lactat:

$$\log \frac{[\text{Pyruvat}]}{[\text{Lactat}]} = \frac{E - E^0 + 59\,\text{mV} \cdot \text{pH}}{29{,}5\,\text{mV}}$$

$$= \frac{-190\,\text{mV} - 223\,\text{mV} + 59\,\text{mV} \cdot 7}{29{,}5\,\text{mV}} = 0$$

$$\frac{[\text{Pyruvat}]}{[\text{Lactat}]} = 10^0 = 1$$

$$[\text{Pyruvat}] + [\text{Lactat}] = 2\frac{\text{mol}}{\text{L}}$$

Die Konzentrationen kann man jetzt direkt erkennen, aber dennoch mal gerechnet:

$$[\text{Pyruvat}] = [\text{gesamt}] - [\text{Lactat}]$$

$$\frac{[\text{gesamt}]-[\text{Lactat}]}{[\text{Lactat}]} = a \text{ für ein beliebiges Verhältnis } a.$$

$$[\text{gesamt}] = a\cdot[\text{Lactat}]+[\text{Lactat}] = [\text{Lactat}]\cdot(1+a)$$

$$[\text{Lactat}] = \frac{[\text{gesamt}]}{1+a} = \frac{2\frac{\text{mol}}{\text{L}}}{2} = 1\frac{\text{mol}}{\text{L}}$$

$$[\text{Pyruvat}] = 1\frac{\text{mol}}{\text{L}}$$

GK 3.5.3, 3.5.4

- **Aufgabe: Nernst und pH**

FAD steht mit $FADH_2$ in einem Redoxgleichgewicht (Abb. 5.11).

Stellen Sie ausgehend von der Nernst-Gleichung für dieses System eine mathematische Beziehung auf, die das Potenzial E dieser Halbreaktion als Funktion des pH-Wertes (und der Konzentrationen von FAD und $FADH_2$) beschreibt. Das Normalpotenzial E^0 beträgt für dieses System 220 mV. Welche **Potenzialdifferenz** (Betrag) erhält man, wenn sich der pH-Wert von 8 auf 6 ändert (bei 25 °C), die sonstigen Konzentrationen aber konstant bleiben ($R = 8{,}31451\ \text{J mol}^{-1}\ \text{K}^{-1}$, $F = 96485{,}3\ \text{C mol}^{-1}$)?

- **Lösungshinweis**

► 118 mV

- **Lösung**

Oxidierte Form rechts

$$FADH_2 \rightleftharpoons FAD^+ + 2\ H^+ + 2\ e^-$$

Nernst-Gleichung über das Gleichgewicht:

$$\begin{aligned} E &= E^0 + \frac{59\,\text{mV}}{2}\cdot\log\frac{[\text{FAD}]\cdot[\text{H}^+]^2}{[\text{FADH}_2]} \\ &= E^0 + \frac{59\,\text{mV}}{2}\cdot\log\frac{[\text{FAD}]}{[\text{FADH}_2]} + \frac{59\,\text{mV}}{2}\cdot\log[\text{H}^+]^2 \\ &= E^0 + 29{,}5\,\text{mV}\cdot\log\frac{[\text{FAD}]}{[\text{FADH}_2]} + 59\,\text{mV}\cdot\log\left[\text{H}^+\right] \end{aligned}$$

$$E_{\text{pH1}} = E^0 + 29{,}5\,\text{mV}\cdot\log\frac{[\text{FAD}]}{[\text{FADH}_2]} - 59\,\text{mV}\cdot\text{pH}_1$$

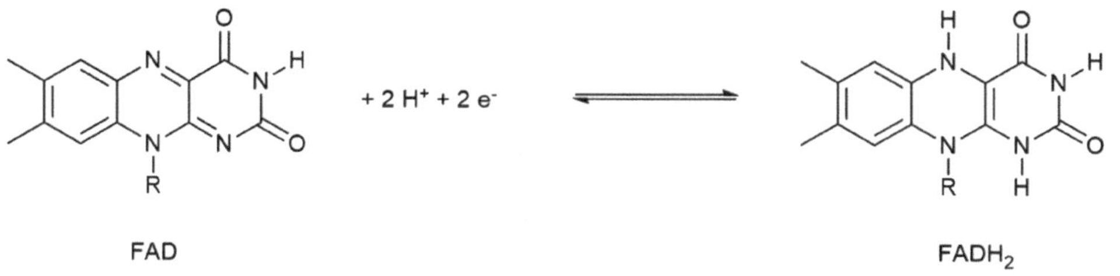

FAD + 2 H⁺ + 2 e⁻ ⇌ $FADH_2$

Abb. 5.11

$$E_{\text{pH2}} = E^0 + 29{,}5\,\text{mV} \cdot \log \frac{[\text{FAD}]}{[\text{FADH}_2]} - 59\,\text{mV} \cdot \text{pH}_2$$

$$\Delta E = E_{\text{pH1}} - E_{\text{pH2}} = -59\,\text{mV} \cdot \text{pH}_1 - (-59\,\text{mV} \cdot \text{pH}_2)$$

Potenzialdifferenz

$$\Delta E = 59\,\text{mV}(\text{pH}_2 - \text{pH}_1) = 59\,\text{mV}(6-8) = -118\,\text{mV}$$

$$|\Delta E| = 118\,\text{mV}$$

▪ Aufgabe: Redoxpotenzial

GK 3.5.3, 3.5.4

Bei der Herstellung von Sauerkraut wird fein gehobeltes Weißkraut abwechselnd mit Kochsalz in ein Fass geschichtet, gepresst und luftdicht abgeschlossen. Milchsäurebakterien setzen einen Teil der enthaltenen Kohlenhydrate zu Milchsäure (2-Hydroxypropansäure) um. Das so entstehende Sauerkraut weist dann einen pH-Wert von ca. 3,3–4 auf. Zum Verfeinern des Sauerkrauts werden Apfelstückchen zugegeben. Während sich diese an der Luft durch Oxidationsprozesse allmählich braun färben, unterbleibt diese Verfärbung im Sauerkraut, aufgrund der reduzierenden Wirkung der enthaltenen Ascorbinsäure (Vitamin C).

Der englische Schiffsarzt John Travis empfahl 1757 beim Kochen von Sauerkraut keine Kupferkessel zu benutzen, um der Vitamin-C-Mangelkrankheit Skorbut vorzubeugen. Die folgende Tabelle gibt die Redoxpotenziale von Ascorbinsäure in Abhängigkeit vom pH-Wert wieder:

Redoxpotenziale der Ascorbinsäure:

pH-Wert	3,3	4,0	5,0	7,0
***E* [V]**	0,200	0,166	0,127	0,060

Ermitteln Sie rechnerisch, ob eine Lösung, die Cu^{2+}- und Cu^+-Ionen im Verhältnis 10:1 enthält, Ascorbinsäure im Sauerkraut oxidieren kann [$E^0(Cu^{2+}/Cu^+ = 160\,\text{mV}$]!

▪ Lösungshinweis

► ja

▪ Lösung

Langer Aufgabetext, wenig Inhalt…

$$Cu^+ \rightleftharpoons Cu^{2+} + e^-$$

$$E = E^0 + \frac{59\,\text{mV}}{1} \cdot \log \frac{[Cu^{2+}]}{[Cu^+]} = 160\,\text{mV} + 59\,\text{mV} \cdot \log \frac{10}{1} = 219\,\text{mV}$$

Laut Tabelle beträgt das Potenzial der Ascorbinsäure (Asc) im pH-Bereich von Interesse zwischen 166 und 200 mV. Die Kombination $E(Cu^{+/2+}) - E(\text{Asc})$ ist folglich immer positiv, der Prozess spontan. Die Ascorbinsäure ist damit die Donorhalbzelle und wird oxidiert.

AEDO:
Akzeptorhalbzelle minus Donorhalbzelle

GK 3.5.3, 3.6.1

▪ Aufgabe: Nernst

Das Endiol **A** kann unter geeigneten Bedingungen zum Produkt **B** oxidiert werden (◘ Abb. 5.12). Das Potenzial dieser Reaktion beträgt 0,413 V bei pH = 1. Ansonsten gelten Standardbedingungen.

a. Geben Sie für alle C-Atome sowohl in der Verbindung **A** als auch im Produkt **B** die Oxidationszahl an und formulieren Sie davon ausgehend eine vollständig ausgeglichene Oxidationsteilgleichung.
b. Das oben angegeben Potenzial gilt (abweichend von den sonst geltenden Standardbedingungen) für einen pH-Wert von 1. Berechnen Sie davon ausgehend das Potenzial bei pH = 2.
c. Die Halbzelle aus den Teilaufgaben a) und b) wird bei pH = 1 gegen eine 2. Halbzelle geschaltet. Diese besteht aus einer gesättigten Silberchloridlösung, in die eine Silberelektrode eintaucht. Berechnen Sie die messbare Spannung und geben Sie an, in welche Richtung die Elektronen fließen [$L_P(AgCl) = 10^{-10}$ mol² L⁻², $E^0(Ag^+/Ag) = 0{,}800$ V].

▪ Lösungshinweis

► 354 mV; 92 mV

▪ Lösung (◘ Abb. 5.13)

Oxidationszahlen

Eine konstruierte Aufgabe…

Nernst-Gleichung aus Gleichgewicht

$$E = E^0 + \frac{0{,}059\,\text{V}}{2} \cdot \log \frac{[\text{B}] \cdot [\text{H}^+]^2}{[\text{A}]}$$

$$= E^0 + \frac{0{,}059\,\text{V}}{2} \cdot \log \frac{[\text{B}]}{[\text{A}]} + \frac{0{,}059\,\text{V}}{2} \cdot \log [\text{H}^+]^2$$

pH-Abhängigkeit

$$E = E^0 + \frac{0{,}059\,\text{V}}{2} \cdot \log \frac{[\text{B}]}{[\text{A}]} - 0{,}059\,\text{V} \cdot \text{pH}$$

Standardbedingungen: [B] = [A] = 1-molar

$$E^{\text{pH}} = E^0 - 0{,}059\,\text{V} \cdot \text{pH} \rightarrow E^0 = E^{\text{pH}} + 0{,}059\,\text{V} \cdot \text{pH}$$

$$\rightarrow E^0 = E^{\text{pH}=1} + 0{,}059\,\text{V} = 0{,}413\,\text{V} + 0{,}059\,\text{V} \cdot 1 = 0{,}472\,\text{V}$$

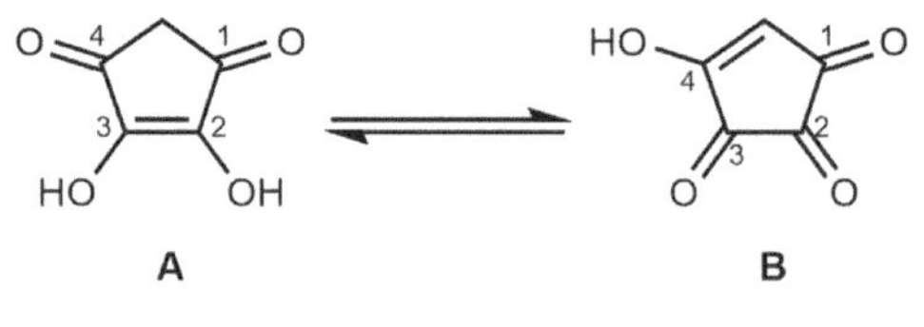

◘ **Abb. 5.12**

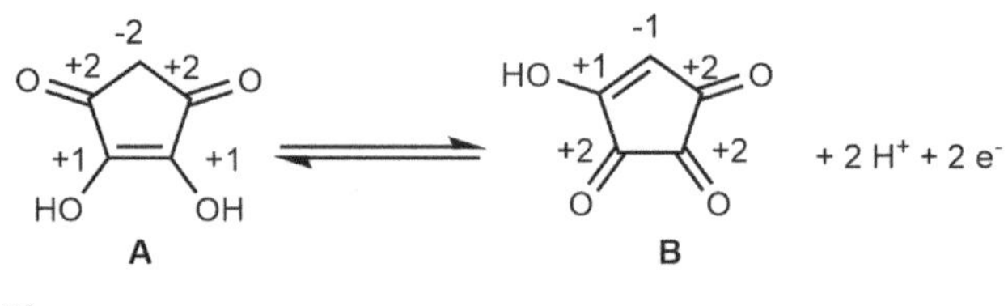

◘ **Abb. 5.13**

$$E^{\text{pH}=2} = E^0 - 0{,}059\,\text{V} \cdot \text{pH} = 0{,}472\,\text{V} - 0{,}059\,\text{V} \cdot 2 = 0{,}354\,\text{V}$$

$$L_\text{P} = \left[\text{Ag}^+\right] \cdot \left[\text{Cl}^-\right], \quad \text{somit:} \quad \left[\text{Ag}^+\right] = \left[\text{Cl}^-\right] = \sqrt{L_\text{P}}$$ Teilaufgabe c)

Für die Silberzelle gilt:

$$E\left(\text{Ag}, \text{Ag}^+\right) = E^0 + 0{,}059\,\text{V} \cdot \log\left[\text{Ag}^+\right] = 0{,}800\,\text{V} + 0{,}059\,\text{V} \cdot \log 10^{-5} = 0{,}505\,\text{V}$$

$$\Delta E = 0{,}505\,\text{V} - 0{,}413\,\text{V} = 0{,}092\,\text{V}$$ AEDO

Damit ist die Silberelektrode die Akzeptorhalbzelle.

- **Aufgabe: Nernst und pH** GK 3.5.3, 3.5.4

Permanganat (MnO_4^-) ist im alkalischen Medium ein starkes Oxidationsmittel und wird unter diesen Bedingungen zu Mangan(IV)ionen in der Form von Mangandioxid umgesetzt.

Wie ändert sich das Potenzial dieser Halbzelle, wenn der pH-Wert um 1 Einheit erhöht wird? (Alle anderen Konzentrationen sollen hierbei konstant bleiben.)

- **Lösungshinweis**

► 79 mV

- **Lösung**

Die Teilgleichung des Permanganats hatten wir schon:

$$MnO_2 + 4\,OH^- \rightleftharpoons MnO_4^- + 3\,e^- + 2\,H_2O$$

$$E = E^0 + \frac{0{,}059\,\text{V}}{3} \cdot \log \frac{\left[\text{MnO}_4^-\right]}{\left[\text{MnO}_2\right] \cdot \left[\text{OH}^-\right]^4}$$

$$= E^0 + \frac{0{,}059\,\text{V}}{3} \cdot \log \frac{\left[\text{MnO}_4^-\right]}{\left[\text{MnO}_2\right]} - \frac{0{,}059\,\text{V}}{3} \cdot \log \frac{1}{\left[\text{OH}^-\right]^4}$$

$$\Delta E = E_{\text{pH1}} - E_{\text{pH2}} = -\frac{4}{3} \cdot 59\,\text{mV} \cdot \text{pOH}^1 - \left(-\frac{4}{3} \cdot 59\,\text{mV} \cdot \text{pOH}^2\right)$$

$$-\log \frac{1}{\left[\text{OH}^-\right]^4} = \log\left[\text{OH}^-\right]^4 = 4 \cdot \log\left[\text{OH}^-\right] = -4 \cdot \text{pOH}$$

$$\left|\Delta E\right| = \frac{4}{3} \cdot 59\,\text{mV} \cdot \left(\left|\text{pOH}^2 - \text{pOH}^1\right|\right) = \frac{4}{3} \cdot 59\,\text{mV} \cdot \left(\left|\text{pH}^1 - \text{pH}^2\right|\right)$$

Der pH-Wert soll sich um 1 Einheit ändern:

$$\left|\Delta E\right| = \frac{4}{3} \cdot 59\,\text{mV} = 79\,\text{mV}$$

GK 3.5.3, 3.5.4

■ Aufgabe

Gegeben sind folgende Standardpotenziale:

Fe	$\rightleftharpoons$	Fe^{2+}	$+ 2\,e^-$	$E^0 =$	−0,44 V
Cu	$\rightleftharpoons$	Cu^{2+}	$+ 2\,e^-$	$E^0 =$	+0,35 V
Fe^{2+}	$\rightleftharpoons$	Fe^{3+}	$+ e^-$	$E^0 =$	+0,77 V
Ti^{3+}	$\rightleftharpoons$	Ti^{4+}	$+ e^-$	$E^0 =$	+0,10 V
$2\,F^-$	$\rightleftharpoons$	F_2	$+ 2\,e^-$	$E^0 =$	+2,85 V
$2\,Cl^-$	$\rightleftharpoons$	Cl_2	$+ 2\,e^-$	$E^0 =$	+1,36 V
$2\,Br^-$	$\rightleftharpoons$	Br_2	$+ 2\,e^-$	$E^0 =$	+1,07 V
S^{2-}	$\rightleftharpoons$	S	$+ 2\,e^-$	$E^0 =$	−0,51 V
$2\,I^-$	$\rightleftharpoons$	I_2	$+ 2\,e^-$	$E^0 =$	+0,53 V
Sn^{2+}	$\rightleftharpoons$	Sn^{4+}	$+ 2\,e^-$	$E^0 =$	+0,15 V

Geben Sie anhand dieser Standardpotenziale an, ob folgende Reaktionen möglich sind. Wenn ja, ergänzen Sie die stöchiometrischen Koeffizienten:

_ Fe	+	_ Cu	$\rightleftharpoons$	_ Fe^{2+}	+	_ Cu^{2+}
_ Fe	+	_ F_2	$\rightleftharpoons$	_ Fe^{3+}	+	_ F^-
_ Cl_2	+	_ Fe^{3+}	$\rightleftharpoons$	_ Cl^-	+	_ Fe^{2+}

■ Lösungshinweis

► nicht möglich; möglich; nicht möglich

■ Lösung

Das ist eine klassische Aufgabe zur Anwendung von »AEDO«.

Die 1. Aufgabe ist einfach: Fe $\rightleftharpoons$ $Fe^{2+} + 2\,e^-$ wird mit Cu $\rightleftharpoons$ $Cu^{2+} + 2\,e^-$ kombiniert. Das wären 2 Oxidationen, das geht sicher nicht.

Andere Kombinationen davon wären zumindest denkbar:

$$Fe + Cu^{2+} \rightleftharpoons Fe^{2+} + Cu \quad \text{oder} \quad Fe^{2+} + Cu \rightleftharpoons Fe + Cu^{2+}$$

Das kann jetzt über die Standardpotenziale entschieden werden. Die einzige Kombination, die eine positive Potenzialdifferenz liefert, ist:

$$E^0(Cu/Cu^{2+}) - E^0(Fe/Fe^{2+}) = 0{,}35\ V - (-0{,}44\ V) = 0{,}79\ V$$

Damit das Kupfersystem die Akzeptorhalbzelle: $Cu^{2+} + 2\,e^- \rightleftharpoons Cu$.

Fe	+	Cu	$\rightleftharpoons$	Fe^{2+}	+	Cu^{2+}	nicht möglich	2-mal Oxidation
2 Fe	+	$3\,F_2$	$\rightleftharpoons$	$2\,Fe^{3+}$	+	$6\,F^-$	möglich	$\Delta E = 2{,}85\ V - (-0{,}44\ V)$
Cl_2	+	Fe^{3+}	$\rightleftharpoons$	Cl^-	+	Fe^{2+}	nicht möglich	2-mal Reduktion

Kombinierte Aufgaben aus der allgemeinen Chemie

J. Schatz, *Übungsbuch Chemie für Mediziner*,
DOI 10.1007/978-3-662-53488-5_6,

All die Themen der allgemeinen Chemie stehen nicht isoliert, sondern sind vielfältig miteinander verzahnt. Daher werden in diesem Kapitel übergreifend Fragestellungen diskutiert, die Themen wie Säure-Base-Reaktionen, Redoxreaktionen und Osmose oder allgemeines Gasgesetz verknüpfen. Das bildet sehr gut die Fragestellungen ab, wie sie in realen, medizinisch relevanten Fragekomplexen gang und gäbe sind.

GK 1.3.1, 3.5.3, 3.5.4

Aufgabe: Redox, ideales Gas

Zum Einstieg eine Erweiterung einer schon bekannten Aufgabe: Methanol wird im Körper durch ein Entgiftungsenzymsystem in Formaldehyd umgewandelt (Abb. 6.1).

$$H_3C{-}OH \longrightarrow H_2C{=}O$$

Abb. 6.1

Im Labor kann Formaldehyd im prinzip auch durch die Reaktion von Methanol mit Kaliumpermanganat im sauren Medium hergestellt werden.

a. Geben Sie für alle Nicht-Wasserstoff-Atome sowohl im Methanol als auch im Formaldehyd die formalen Oxidationszahlen an. Leiten Sie für die Reaktion von Methanol mit Kaliumpermanganat zu Formaldehyd (im schwefelsauren Medium) eine vollständig ausgeglichene Redoxgleichung ab. Formulieren Sie hierzu auch ausgeglichene Teilgleichungen für die Oxidation und Reduktion.
b. Der LD_{50}-Wert für Formaldehyd (Konzentration, bei der 50 % einer Testpopulation an der toxischen Wirkung verstirbt) beträgt 800 mg kg^{-1} (mg Substanz pro kg Körpergewicht). Wie viel mmol Formaldehyd (CH_2O) müsste ein erwachsener Mensch mit 90 kg Körpergewicht demnach zu sich nehmen, um diesen LD_{50}-Wert zu erreichen? Berechnen Sie die Menge auch in g Formaldehyd.
c. Formaldehyd ist bei Raumtemperatur (25 °C) ein Gas. Wie viel Liter Formaldehydgas entspricht die oben berechnet Menge bei 1 bar?
$R = 0{,}0831$ bar L mol^{-1} K^{-1}; $M(H) = 1$, $M(C) = 12$, $M(O) = 16$ g mol^{-1}

Lösungshinweis

- $2\ KMnO_4 + 5\ H_3COH + 3\ H_2SO_4 \rightleftharpoons 2\ MnSO_4 + 5\ CH_2O + K_2SO_4 + 8\ H_2O$
- 72 g, 2,4 mol, 59,4 L

Lösung

Teilaufgabe a)

Alter Bekannter, im Permanganat hat Mn die OxZahl +7.

Reduktion

$$MnO_4^- + 5\ e^- + 8\ H_3O^+ \rightleftharpoons Mn^{2+} + 12\ H_2O$$

Oxidation (Abb. 6.2)

Gesamtgleichung

$$2\ MnO_4^- + 5\ H_3COH + 6\ H_3O^+ \rightleftharpoons 2\ Mn^{2+} + 5\ CH_2O + 14\ H_2O$$

Da das Medium »schwefelsauer« ist, stammen die H_3O^+-Ionen aus H_2SO_4.

$$2\ KMnO_4 + 5\ H_3COH + 3\ H_2SO_4 + 6\ H_2O \rightleftharpoons 2\ MnSO_4 + 5\ CH_2O + K_2SO_4 + 14\ H_2O$$

$$2\ KMnO_4 + 5\ H_3COH + 3\ H_2SO_4 \rightleftharpoons 2\ MnSO_4 + 5\ CH_2O + K_2SO_4 + 8\ H_2O$$

$$M(CH_2O) = 30\ g\ mol^{-1}$$

$$H_3\overset{-2}{C}{-}OH + 2\ H_2O \rightleftharpoons H_2\overset{0}{C}{=}O + 2\ e^- + 2\ H_3O^+$$

Abb. 6.2

Der LD_{50}-Wert beträgt 800 mg kg^{-1}. Für einen Menschen mit 90 kg Gewicht sind das 72 g.

Teilaufgabe b)

Masse in Stoffmenge

$$n = \frac{m}{M} = \frac{72\,\text{g}}{30\frac{\text{g}}{\text{mol}}} = 2{,}4\,\text{mol}$$

Teilaufgabe c): allgemeines Gasgesetz

$$p \cdot V = n \cdot R \cdot T$$

$$V = \frac{n}{p} \cdot R \cdot T = \frac{1}{1\,\text{bar}} \cdot 2{,}4\,\text{mol} \cdot 0{,}0831 \frac{\text{bar} \cdot \text{L}}{\text{mol} \cdot \text{K}} \cdot 298\,\text{K} = 59{,}4\,\text{L}$$

- **Aufgabe: Redox, pH**

GK 1.3.1, 3.4.5, 3.5.3

a. Cyclopentan (C_5H_{10}) kann durch Chromtrioxid (CrO_3) in alkalischer Lösung zu Kohlendioxid oxidiert werden. Aus dem Chromtrioxid entsteht hierbei Cr_2O_3. Stellen Sie für diese Reaktion eine vollständig ausgeglichene Redoxgleichung auf.

b. Es werden 252 g Cyclopentan wie oben beschrieben umgesetzt. Wie viel mol und Gramm Kohlendioxid werden dabei gebildet? Welches Volumen nimmt das gebildete Kohlendioxid bei Raumtemperatur (25 °C) und einem Druck von 6 bar ein [$R = 0{,}0831$ bar L mol^{-1} K^{-1}; $M(\text{C}) = 12$, $M(\text{H}) = 1$, $M(\text{O}) = 16$ g mol^{-1}]?

c. Das entstandene Kohlendioxid wird vollständig in 1 L 9-molarer Natronlauge gelöst. Welchen pH-Wert hat diese Lösung [$pK_S(CO_2/HCO_3^-) = 6{,}4$]?

- **Lösungshinweis**

► $C_5H_{10} + 10\,CrO_3 \rightleftharpoons 5\,CO_2 + 5\,Cr_2O_3 + 5\,H_2O$

► 18 mol, 792 g, 74 L, pH = 6,4

- **Lösung**

Teilaufgabe a)
Edukte und Produkte zusammenstellen, Oxidationszahlen

$$\overset{-2}{C}_5\overset{+1}{H}_{10} + \ldots \overset{+6}{Cr}\overset{-2}{O}_3 \rightleftharpoons \ldots \overset{+4}{C}\overset{-2}{O}_2 + \ldots \overset{+3}{Cr}_2\overset{-2}{O}_3 + \ldots H_2O$$

Die Oxidationszahl der Kohlenstoffatome ändert sich von −2 zu +4. Das muss also die Oxidation sein und pro C-Atom müssen 6 Elektronen abgegeben werden.

$$C_5H_{10} \rightleftharpoons 5\,CO_2 + 30\,e^- \quad \text{Oxidation}$$
$$C_5H_{10} + 30\,OH^- \rightleftharpoons 5\,CO_2 + 30\,e^- \quad \text{Ladungsausgleich, alkalisch!}$$
$$C_5H_{10} + 30\,OH^- \rightleftharpoons 5\,CO_2 + 30\,e^- + 20\,H_2O \quad \text{Atomausgleich}$$

Chromtrioxid ist das Oxidationsmittel und wird selbst reduziert, die Oxidationszahlen sinken von +6 auf +3.

$$2\,CrO_3 + 6\,e^- \rightleftharpoons Cr_2O_3 \quad \text{Reduktion}$$
$$2\,CrO_3 + 6\,e^- \rightleftharpoons Cr_2O_3 + 6\,OH^- \quad \text{Ladungsausgleich, alkalisch!}$$
$$2\,CrO_3 + 3\,H_2O + 6\,e^- \rightleftharpoons Cr_2O_3 + 6\,OH^- \quad \text{Atomausgleich}$$

Für die Gesamtgleichung muss die Reduktion mit 5 multipliziert werden, um die 30 e^- der Oxidation zu kompensieren.

Gesamtgleichung

$$C_5H_{10} + \cancel{30\,OH^-} + 10\,CrO_3 + 15\,H_2O \rightleftharpoons 5\,CO_2 + 20\,H_2O + 5\,Cr_2O_3 + \cancel{30\,OH^-}$$

$$C_5H_{10} + 10\,CrO_3 \rightleftharpoons 5\,CO_2 + 5\,Cr_2O_3 + 5\,H_2O$$

Teilaufgabe b)
Umsatz von 252 g Cyclopentan

Für diesen Teil der Aufgabe ist eine Redoxreaktion gar nicht erforderlich. Wichtig ist nur, dass aus C_5H_{10}, das heißt aus 5 C-Atomen, 5 Moleküle Kohlendioxid entstehen, aus 1 mol mach 5 mol.

$$M(C_5H_{10}) = 70\frac{g}{mol}$$

Masse in Stoffmenge

$$n = \frac{m}{M} = \frac{252\,g}{70\frac{g}{mol}} = 3{,}6\,mol$$

$$1\ mol\ C_5H_{10} \rightarrow 5\ mol\ CO_2$$

Dreisatz!

$$3{,}6\ mol\ C_5H_{10} \rightarrow x\ mol\ CO_2$$

$$\frac{1\,mol}{3{,}6\,mol} = \frac{5\,mol}{x} \rightarrow x = 5 \cdot 3{,}6\,mol = 18\,mol$$

$$M(CO_2) = 44\frac{g}{mol}$$

Masse aus Stoffmenge

$$m = n \cdot M = 18\,mol \cdot 44\frac{g}{mol} = 792\,g$$

n mittels Gasgesetz in *V* umrechnen

$$p \cdot V = n \cdot R \cdot T$$

$p = 1$ bar

$$V = \frac{n \cdot R \cdot T}{p} = \frac{18\,mol \cdot 0{,}0831\frac{bar \cdot L}{mol \cdot K} \cdot 298\,K}{1\,bar} = 445{,}7\,L$$

$p = 6$ bar

$$V = \frac{n \cdot R \cdot T}{p} = \frac{18\,mol \cdot 0{,}0831\frac{bar \cdot L}{mol \cdot K} \cdot 298\,K}{6\,bar} = 74{,}3\,L$$

Dieses Rechenbeispiel verdeutlicht auch kurz das CO_2-Problem. Cyclopentan ist ein Modell für Benzintreibstoff. Die oben angegeben Masse von 252 g Cyclopentan entspricht bei einer Dichte von 0,751 g mL^{-1} einem Volumen von ca. 335 mL. Durch Verbrennung entstehen daraus 792 g bzw. 446 L Kohlendioxid, die 3-fache Masse, das 1330-fache Volumen. Der Volumenvergleich ist natürlich unfair, da Cyclopentan als Flüssigkeit ohnehin das deutlich kleinere Volumen hat.

Teilaufgabe c)
pH-Bestimmung

Jetzt werden die 18 mol Kohlendioxid in einen Liter einer 9-molaren NaOH, das sind insgesamt 9 mol, eingeleitet. Was passiert?

Kohlensäure wird gebildet

$$CO_2 + H_2O \rightleftharpoons H_2CO_3$$

Vor der Reaktion

H_2CO_3	+	OH^-	$\rightleftharpoons$	HCO_3^-	+	H_2O
18 mol		9 mol				

Nach der Reaktion

9 mol bleiben übrig				9 mol		

Eine Lösung, die gleiche Mengen Hydrogencarbonat und Kohlensäure enthält, ist entstanden: eine schwache Säure und ihre korrespondierende schwache Base, ein Puffer!

$$\mathrm{pH} = \mathrm{p}K_\mathrm{S} + \log\frac{[\mathrm{HCO_3^-}]}{[\mathrm{H_2CO_3}]}$$

$$\mathrm{pH} = \mathrm{p}K_\mathrm{S} = 6{,}4$$

Puffergleichung

▪ Aufgabe

GK 1.2.5, 1.3.3, 3.4.2

Ein bunter Strauß Fragen zum Thema Hämoglobin:

1 L Blut enthält 150 g Hämoglobin [Hb, $M(\mathrm{Hb}) = 64.500\ \mathrm{g\ mol^{-1}}$] als entscheidenden Sauerstoffträger.

a. Entscheidend für die Bindung von Sauerstoff sind Eisenatome im Hb. An jedes vorhandene Eisenatom kann theoretisch ein O_2-Molekül gebunden werden. Berechnen Sie die Anzahl der Eisenatome pro Hämoglobinmolekül [$M(\mathrm{Fe}) = 55{,}845\ \mathrm{g\ mol^{-1}}$], wenn der Eisenanteil darin 0,35 Gewichtsprozent beträgt.
b. Berechnen Sie die Konzentration vom Hämoglobin in mol $\mathrm{L^{-1}}$ im Blut. Welcher osmotische Druck in Pascal (Pa) ergibt sich aufgrund dieser Hb-Konzentration bei 36,5 °C, wenn man postuliert, dass Hb ein einzelnes Molekül darstellt ($R = 8{,}31441\ \mathrm{Pa\ m^3\ K^{-1}\ mol^{-1}}$)?
c. Wie viel mL Sauerstoff können von 5 L Blut bei 1 bar Druck und 36,5 °C maximal gebunden werden ($R = 0{,}083\ \mathrm{bar\ L\ K^{-1}\ mol^{-1}}$)?
d. Berechnen Sie den pH-Wert von Blut unter der Annahme, dass Hämoglobin ($\mathrm{p}K_\mathrm{s} = 8{,}22$) die einzige Komponente ist, die zum pH-Wert beiträgt.

▪ Lösungshinweis

► 4; 5996 Pa; 1195 mL; 5,43

▪ Lösung

Der Eisenanteil im Hämoglobin beträgt 0,35 %.

Teilaufgabe a)

$$0{,}35\,\% \cdot 64.500\frac{\mathrm{g}}{\mathrm{mol}} = 225{,}75\frac{\mathrm{g}}{\mathrm{mol}}$$

In 1 mol Hb sind 225 g Eisen enthalten oder: 225,75 ÷ 55.845 = 4 mol Eisen, jedes Hb-Molekül enthält also 4 Eisenatome.

In 1 L Blut sind 150 g Hb, was sich leicht in eine Konzentration umrechnen lässt.

Teilaufgabe b)

$$c = \frac{n}{V} = \frac{150\frac{\mathrm{g}}{\mathrm{L}}}{64.500\frac{\mathrm{g}}{\mathrm{mol}}} = 2{,}33\cdot 10^{-3}\frac{\mathrm{mol}}{\mathrm{L}}$$

Masse in Konzentration

$$p_\mathrm{osm} = 1\cdot 2{,}33\cdot 10^{-3}\frac{\mathrm{mol}}{\mathrm{L}}\cdot 8{,}31441\frac{\mathrm{Pa\cdot m^3}}{\mathrm{K\cdot mol}}\cdot 309{,}5\,\mathrm{K} = 5996\,\mathrm{Pa}$$

Osmotischer Druck: $p_\mathrm{osm} = z\cdot c\cdot R\cdot T, z = 1$

Teilaufgabe c)
Sauerstoffkapazität

In 1 L Blut sind 150 g Hb, das heißt, in 5 L sind 750 g, in mol umgerechnet sind das:

$$n(\mathrm{Hb}) = \frac{750\,\mathrm{g}}{64.500\,\frac{\mathrm{g}}{\mathrm{mol}}} = 11{,}63 \cdot 10^{-3}\,\mathrm{mol}$$

$$n(\mathrm{Fe}) = 4 \cdot n(\mathrm{Hb}) = 46{,}51 \cdot 10^{-3}\,\mathrm{mol}$$

Da jedes Eisenatom theoretisch 1 Sauerstoffmolekül binden kann, entspricht die Sauerstoffmenge der Eisenstoffmenge.

Damit kann wieder über das allgemeine Gasgesetz das Volumen errechnet werden.

$p \cdot V = n \cdot R \cdot T, p = 1$ bar

$$V = \frac{n \cdot R \cdot T}{p} = 46{,}51 \cdot 10^{-3}\,\mathrm{mol} \cdot 0{,}083\,\frac{\mathrm{L}}{\mathrm{K} \cdot \mathrm{mol}} \cdot 309{,}5\,\mathrm{K}$$

$$V = 1{,}195\,\mathrm{L} = 1195\,\mathrm{mL}$$

Hüfner-Zahl

Zur Illustration des Ergebnisses: 750 g Hb können bei voller Beladung der Eisenatome 1197 mL Sauerstoff binden oder 1 g maximal 1,59 mL. In vivo hat sich aber gezeigt, dass 1 g Hb tatsächlich 1,34 mL O_2 binden kann. Das kennt man als Hüfner-Zahl. Daraus ergibt sich, dass im Schnitt nicht alle 4 Eisenatome belegt sein können.

Das Atemzugvolumen einer erwachsenen Person beträgt ca. 600 mL. Geht man von einem Sauerstoffgehalt der Atemluft von 21 Vol.-% aus, so sind das ~125 mL O_2 pro Atemzug – ca. 1/10 der Gesamtbeladung! Das zeigt die Leistungsfähigkeit des menschlichen Atemapparates ganz deutlich!

Teilaufgabe d)
pH-Wert von Hb, Näherung schwache Säure

$$\mathrm{pH} = \frac{1}{2} \cdot (\mathrm{p}K_s - \log c_0)$$

$$\mathrm{pH} = \frac{1}{2} \cdot (8{,}22 - \log 2{,}33 \cdot 10^{-3}) = 5{,}43$$

GK 1.2.1, 3.1.2

- **Aufgabe:**

Calciumnitrid kann man durch Reaktion der entsprechenden Elemente erhalten. Leiten Sie anhand des PSE die Formel von Calciumnitrid ab und formulieren Sie eine vollständige Reaktionsgleichung für die Synthese. Wie reagiert Calciumnitrid mit Wasser?

- **Lösungshinweis**

► $Ca_3N_2 + 6\,H_2O \rightarrow 3\,Ca(OH)_2 + 2\,NH_3$

- **Lösung**

Die Formel lässt sich leicht anhand der Hauptgruppenzugehörigkeit (schönes Wort ;-) ableiten.
Calcium: 2. Hauptgruppe, 2 Valenzelektronen $\rightarrow Ca^{2+}$
Da die Synthese aus den Elementen erfolgt, muss irgendwie eine Oxidation erfolgen: $Ca \rightarrow Ca^{2+} + 2\,e^-$
Stickstoff: 5. Hauptgruppe, 5 Valenzelektronen

Gemäß der Oktettregel kann Stickstoff entweder 3 Elektronen aufnehmen und wird dann (formal) N^{3-}. Es gibt aber auch die Möglichkeit, 5 Elektronen abzugeben zu N^{5+}. Letzteres gibt es tatsächlich zum Beispiel in HNO_3. Oktettregel

Da aber Calcium nur Elektronen abgeben kann (Ca^{6-} ist eher unüblich ;-) sind die Bestandteile klar: Ca^{2+} und N^{3-}.

Da die Verbindung neutral sein muss – kleinstes gemeinsame Vielfache der Teilladungen = 6 –, ergibt sich Ca_3N_2.

$Ca \rightleftharpoons Ca^{2+} + 2\,e^- \mid \times 3$ Oxidation

$N_2 + 6\,e^- \rightleftharpoons 2\,N^{3-}$ Reduktion

$3\,Ca + N_2 \rightarrow Ca_3N_2$ Gesamtgleichung

Calciumionen liegen bekanntlich in Wasser problemlos vor, aber das N^{3-} mag das gar nicht, das ist Ammoniak 3-fach deprotoniert und der erste pK_s-Wert von Ammoniak beträgt schon ca. 23!

$$Ca_3N_2 + 6\,H_2O \rightarrow 3\,Ca(OH)_2 + 2\,NH_3$$

- **Aufgabe: Titration, Löslichkeit, Nernst** GK 3.4.3, 3.5.3, 3.6.1

Derivate der **Benzoesäure**, sog. Parabene, werden breit als Konservierungsstoffe verwendet. Die Benzoesäure selbst ist eine schwache 1-basige Säure. In einem Titrationsexperiment werden 50 mL einer solchen Parabenlösung unbekannter Konzentration mit einer **gesättigten** Magnesiumhydroxidlösung titriert. Magnesiumhydroxid ist eine sehr starke Base. In diesem Titrationsexperiment werden folgende pH-Werte in Abhängigkeit von der Zugabemenge der Base gemessen:

$V[Ca(OH)_2]$/mL	pH
0	4,35
10	6,40
20	6,82
25	7,00
30	7,18
50	9,50
60	11,52

Der zugegeben Indikator schlägt zudem bei ca. 50 mL um.

a. Berechnen Sie anhand der in der Wertetabelle gegebenen pH-Werte den pK_S-Wert der titrierten Säure und deren Anfangskonzentration.
b. Leiten Sie anhand des Ergebnisses die Konzentration der Magnesiumhydroxidlösung ab und berechnen Sie daraus das Löslichkeitsprodukt des Magnesiumhydroxids.
c. In die gesättigte Magnesiumhydroxidlösung aus Teilaufgabe b taucht eine Magnesiumelektrode. Berechnen Sie das Potenzial dieser hypothetischen Elektrode bei Raumtemperatur unter Vernachlässigung des pH-Wertes. Legen Sie hierbei ein Löslichkeitsprodukt $L_P = 3{,}2 \cdot 10^{-8}\ mol^3\ L^{-3}$ zugrunde (das ist **nicht** das Ergebnis von Teilaufgabe b!) [$E^0(Mg^{2+}/Mg) = -2{,}38$ V].

■ Lösungshinweis

► 7,00; 0,02 mol L^{-1}; 0,01 mol L^{-1}; 4 · 10^{-6} mol^3 L^{-3}; –2,44 V

■ Lösung

Teilaufgabe a)
Äquivalenzpunkt
= Indikatorumschlagpunkt

Titration mal anders: Der Indikatorumschlag zeigt, dass der Äquivalenzpunkt bei 50 mL liegt, der Halbäquivalenzpunkt ist daher bei 25 mL mit pH = 7,00. Da Parabene schwache Säuren sind, gilt am Halbäquivalenzpunkt: pH = pK_S.

Anfangspunkt Näherung schwache Säure

$$\mathrm{pH} = \frac{1}{2} \cdot (\mathrm{p}K_\mathrm{S} - \log c_0)$$

$$\log c_0 = \mathrm{p}K_\mathrm{S} - 2 \cdot \mathrm{pH}$$

Aus der Tabelle kann der pH-Wert am Anfang entnommen werden.

Teilaufgabe b)

$$\log c_0 = 7 - 2 \cdot 4{,}35 = -1{,}7 \rightarrow c_0 = 0{,}02 \frac{\mathrm{mol}}{\mathrm{L}}$$

Wichtig: Die Wertigkeit $W[Mg(OH)_2] = 2$! V(Base) kann der Tabelle entnommen werden.

Äquivalenzbedingung

$$c(\mathrm{Base}) = \frac{W(\mathrm{Säure}) \cdot c(\mathrm{Säure}) \cdot V(\mathrm{Säure})}{W(\mathrm{Base}) \cdot V(\mathrm{Base})}$$

$$= \frac{1 \cdot 0{,}02 \frac{\mathrm{mol}}{\mathrm{L}} \cdot 50\,\mathrm{mL}}{2 \cdot 50\,\mathrm{mL}} = 0{,}01 \frac{\mathrm{mol}}{\mathrm{L}}$$

Damit ist die Konzentration von $Mg(OH)_2$ bekannt, die es erlaubt, das Löslichkeitsprodukt zu bestimmen:

Löslichkeitsprodukt

$$L_\mathrm{P} = \left[\mathrm{Mg}^{2+}\right] \cdot \left[\mathrm{OH}^-\right]^2$$

Stöchiometrische Beziehungen

$$\left[\mathrm{Mg}^{2+}\right] = \frac{1}{2} \cdot \left[\mathrm{OH}^-\right] = [\mathrm{Mg(OH)_2}]_{\mathrm{gelöst}}$$

$$L_\mathrm{P} = \left[\mathrm{Mg}^{2+}\right] \cdot \left\{2 \cdot \left[\mathrm{Mg}^{2+}\right]\right\}^2 = 4 \cdot \left[\mathrm{Mg}^{2+}\right]^3 = 4 \cdot (0{,}01 \frac{\mathrm{mol}}{\mathrm{L}})^3 = 4 \cdot 10^{-6} \frac{\mathrm{mol}^3}{\mathrm{L}^3}$$

Teilaufgabe c)

Kommen wir zur Potenzialfrage: Da der pH-Wert außer Betracht gelassen werden soll, geht es nur um $Mg \rightleftharpoons Mg^{2+} + 2\,e^-$

Die Konzentration der Magnesiumionen ist bekannt, damit ist es einfach: nur in die Nernst-Gleichung einsetzen:

Nernst-Gleichung

$$E = E^0 + \frac{0{,}059\,\mathrm{V}}{2} \cdot \log\left[\mathrm{Mg}^{2+}\right] = -2{,}38\,\mathrm{V} + \frac{0{,}059\,\mathrm{V}}{2} \cdot \log 0{,}01 = -2{,}44\,\mathrm{V}$$

Organische Chemie

Strukturformeln und Formales, Nomenklatur

J. Schatz, *Übungsbuch Chemie für Mediziner*,
DOI 10.1007/978-3-662-53488-5_7,

Dieses Kapitel leitet zur organischen Chemie über. Am Anfang stehen viele formale Dinge, die oft Schwierigkeiten bereiten. Die richtige Verwendung von Strukturformeln als fundamentale Darstellungsweise organischer Moleküle und deren Abbildung in einem chemischen Namen (= systematische Nomenklatur) ist Voraussetzung, um in die einzelnen Themengebiete der organischen Chemie einsteigen zu können.

7.1 Zusammenfassung

Nomenklatur
Substituenten: »-yl«

Die Nomenklatur organischer Verbindungen beruht auf einem »Substitutionsprinzip«. Der Name einer organischen Verbindung basiert auf einem Stammnamen. Änderungen an diesem Stammsystem durch den Ersatz von Wasserstoffatomen durch Substituenten (Reste) werden dann als Präfixe zusammen mit der Endung »**-yl**« dem Namen des Stammsystems in alphabetischer Reihung vorangestellt. Damit man auch weiß, wo die Änderung sitzt, gibt es dann noch sog. Lokatoren zur eindeutigen Kennzeichnung des Ortes, an der die Substitution sitzt (◘ Abb. 7.1).

Aufbau systematischer Name

Der systematische Name baut sich folgendermaßen auf: Stereochemische Deskriptoren-n-Name R^1-m-Name R^2-Name-R^3...-Name Stammsystem

Wichtige Verbindungsklassen und Endungen

»-an«	gesättigte Kohlenwasserstoffe
»-en«	Olefine (C=C-Doppelbindung)
»-in«	Acetylene (C≡C-Dreifachbindung)
»-ol«	Alkohole (Hydroxylgruppe)
»-al«	Aldehyde
»-on«	Ketone
»-säure«	Carbonsäuren

Wichtigste Regeln

- Kleinstmögliche Zahlen/Positionsangaben (sog. Chiffren)
- So wenig Symbole (Klammern, Bindestriche etc.) wie möglich
- Größte Anzahl ranghöchster charakteristischer Gruppen
- Größte Anzahl an Doppel- und Dreifachbindungen zusammen

Bestimmung längste Kette/Stammsystem

- Längste Kette
- Die meisten Doppelbindungen
- Kleinste Chiffren für die ranghöchsten Gruppen
- Kleinste Chiffren für Doppelbindungen
- Größte Anzahl an Präfix-Substituenten
- Kleinste Chiffren für alle Präfix-Substituenten der Hauptkette
- Ranghöchstes Präfix nach alphabetischer Ordnung
- Kleinste Chiffren für die alphabetischen ranghöchsten Präfixe

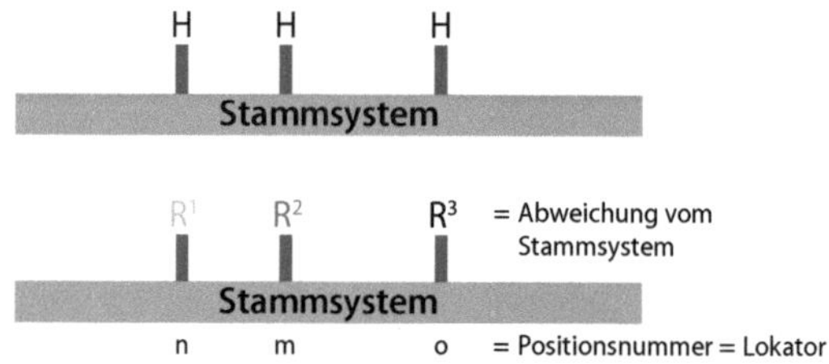

◘ **Abb. 7.1**

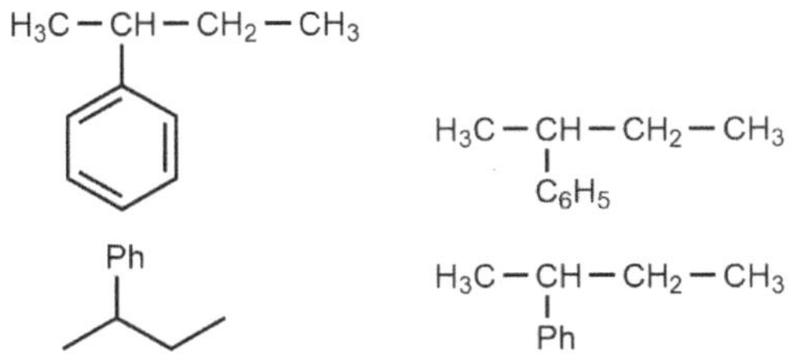

Abb. 7.2

Für die grafische Darstellung – eine Strukturformel ist immer illustrativer als ein Name – gelten verschiedene Konventionen.

Am Beispiel von 2-Phenylbutan (Abb. 7.2) sei dies erläutert.

Fragmente von Molekülen, Substituenten und Ähnlichem können entweder durch Summenformeln oder explizite Namen zusammengefasst werden. So lassen sich zum Beispiel Methylgruppen durch $-CH_3$, Methylengruppen mit $-CH_2-$, Phenylreste (= Benzol als Substituent) entweder mit der Abkürzung Ph– oder durch die Summenformel des Fragments C_6H_5- abkürzen.

Die häufigste Darstellungsweise in der Organik ist die Lewis-Strichformel. Die Formeln in Abb. 7.3 bedeuten 1,3-Dimethylcyclohexan. Jedes Strichende und jede Ecke ist (in Gedanken) mit der maximal möglichen Anzahl an Wasserstoffatomen zu ergänzen. Reine Strichformeln sind sehr übersichtlich und lassen es zu, räumliche Anordnungen zu illustrieren. Keile bzw. dicke Bindungen zeigen aus der Zeichenebene heraus, gestrichelte Elemente zeigen in sie hinein.

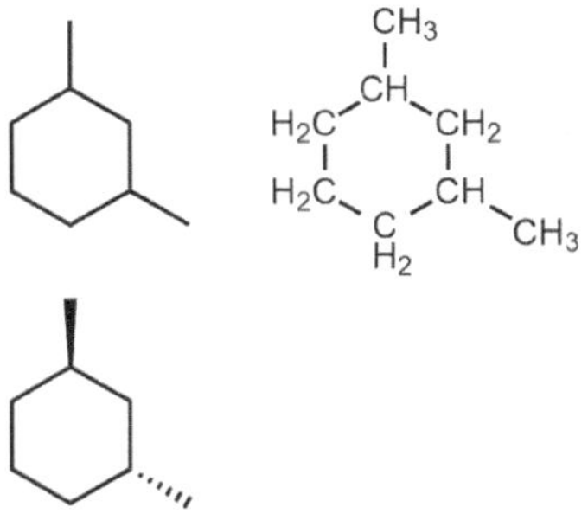

Wichtig: Aus dieser Darstellung wird klar, dass ein Strich allein am Ende für einen CH_3-Rest steht (Abb. 7.4), sonst wären die gezeigten Strukturen nicht zutreffend. Es ist ein häufiger Fehler, Striche zu machen, obwohl ein Wasserstoffsubstituent gemeint ist. Hier bitte aufpassen.

Abb. 7.3

Trivialnomenklatur

Eine 2. Möglichkeit, organische Verbindungen zu benennen, sind Trivialnamen. Hier hilft nur, diese wie Vokabeln zu verinnerlichen.

Einige Substituenten und deren Trivialnamen:

Methyl-	$-CH_3$
Methylen-	$-CH_2-$
Methin-	–CH–
Phenyl-	$-C_6H_5$, –Ph (= Benzol als Substituent)
Benzyl-	$-CH_2C_6H_5$, $-CH_2Ph$
Tolyl-	$-C_6H_4CH_3$, –4-Tolyl, –4-Tol (Abb. 7.5)
Vinyl-	$-CH=CH_2$
Allyl-	$-CH_2-CH=CH_2$

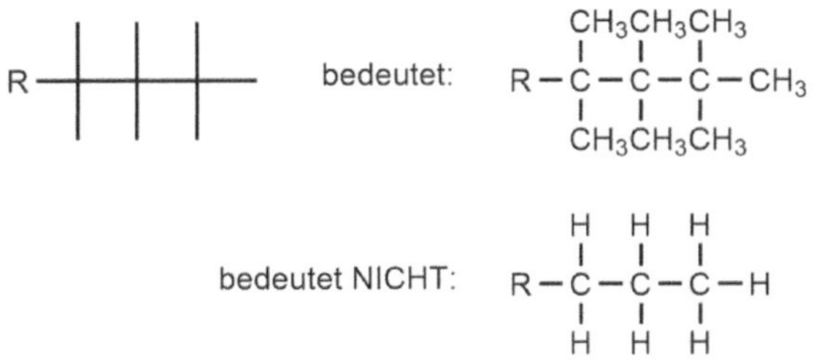

Abb. 7.4

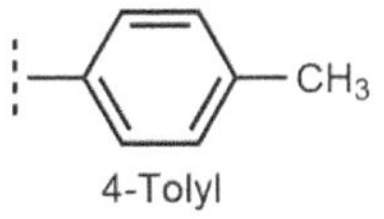

Abb. 7.5

7.2 Aufgaben und Lösungen

GK 5

Aufgabe: Strukturformeln

In folgenden Strukturformeln (Abb. 7.6) sind eventuell Fehler enthalten. Finden Sie diese und geben Sie korrekte Formeln für die Moleküle an.

Lösungshinweis

► 16 Fehler sind enthalten.

Lösung (Abb. 7.7)

Im *trans*-Dekalin fehlen die H-Atome an den zentralen Bindungen. Die in Abb. 7.6 dargestellte Struktur ist (4a,8a)-Dimethyldekalin.

In der Formel des Glycerinaldehyds sind gleich 2 unschöne Dinge:

- Die Schreibweise OH– deutet an, dass erst das Wasserstoffatom und dann das Sauerstoffatom gebunden ist. Korrekt kommt aber erst O, dann H, d. h. HO–.
- Auch der Aldehyd ist verstümmelt: Die Schreibweise für eine Aldehydgruppe ist –CHO, die Darstellung in Abb. 7.6 ist ein verstümmelter Alkohol, der zudem über das falsche Atom gebunden ist (O statt C).

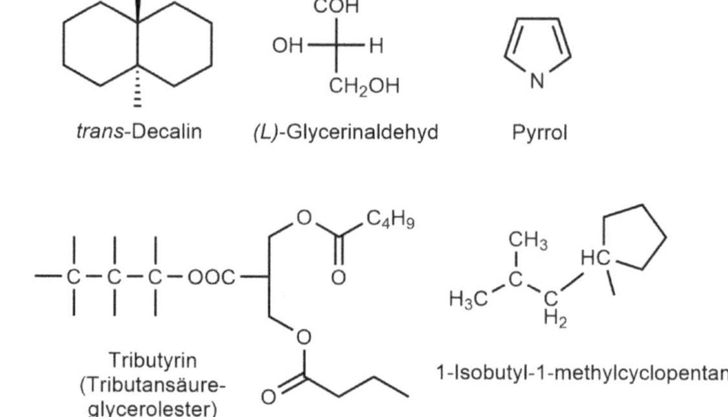

Abb. 7.6

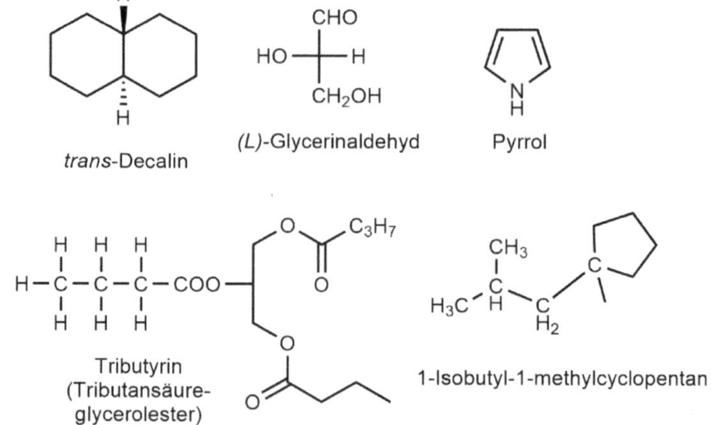

Abb. 7.7

Im Pyrrol fehlt das H-Atom. Bei Heteroatomen werden die Wasserstoffatome immer mit angegeben. Das ist die gleiche Regel, warum ein Alkohol mit –OH geschrieben wird und nicht nur –O.

Bei der Struktur des Esters gehts ziemlich durcheinander. 7 H-Atome fehlen an den Enden der Bindungen links, in ◻ Abb. 7.6 sind das 7 Methylgruppen, die laut Namen nicht enthalten sind. Die Esterverknüpfung ist in der Richtung falsch. Richtig ist –COO–, das O-Atom hängt am Glycerin. In der Carbonsäure rechts oben ist die Anzahl der Kohlenstoffatome falsch zusammengefasst. In der Aufgabenstellung hätte diese Carbonsäure insgesamt 5 C-Atome, das Carbonyl-C- und zusätzlich 4 C-Atome in der Kette.

Im letzten Beispiel sind 2 Bindigkeitsfehler. Schreibt man explizite C-Atome (»C«), so müssen alle Substituenten angegeben werden. Damit ist das 2. C-Atom in der linken Hälfte des Moleküls nur 3-bindig. Beim rechten C-Atom ist dagegen eine Bindung zu viel, 5-bindige Kohlenstoffe sind ziemlich selten…

▪ Aufgabe: Nomenklatur

GK 5

Benennen Sie folgende organische Moleküle (◻ Abb. 7.8) gemäß den IUPAC-Regeln. Gehen Sie hierbei auch auf eventuell vorhandene stereochemische Gegebenheiten ein.

▪ Lösungshinweis

► Cyclohex-2-en-1-on, (*R*,*E*)-2,4-Dichlor-3-methyl-2-penten, (*S*)-5,5-Dibrom-3-methyl-1-cyclohexen

▪ Lösung

Cyclohexan + 1 Doppelbindung: Cyclohexen

Im linken Beispiel von ◻ Abb. 7.8 ist der Kohlenstoffgrundkörper ein Sechsring mit einer Doppelbindung – ergibt Cyclohexen als Grundkörper. Die weitere funktionelle Gruppe C=O zeigt ein Keton an, ausgedrückt durch die Endung »-on«, das ergibt bisher Cyclohexenon.

Jetzt werden noch Nummern benötigt, um anzugeben, wo die Gruppen sitzen. Da das Keton wichtiger ist als die Doppelbindung, bekommt das »-on« die kleinste Nummer, die 1 (◻ Abb. 7.9). Dann wird so nummeriert, dass die Doppelbindung eine möglichst niedrige Zahl bekommt, hier eine »2«.

Cyclohex-2-en-1-on

Im mittleren Beispiel von ◻ Abb. 7.8 bestimmt man als Erstes das Stammsystem. Die Verbindungsklasse ist ein Alken, wir suchen daher eine längste Kette. Mit dem Kriterium »meiste C-Atome in der Kette«, ergibt sich das Penten als Grundgerüst. Die Nummerierung des Stammsystems wird über die Doppelbindung als hier ranghöchste Gruppe entschieden. Die Doppelbindung bekommt die niedrigste Nummer = »2« (◻ Abb. 7.10). Würde von unten durchnummeriert werden, wäre es eine »3«. Damit ist ein großer Teil des Namens schon klar:

2,4-Dichlor-3-methylpent-2-en

Die Substituenten werden alphabetisch ohne Berücksichtigung der Multiplikatoren (»Di«) einsortiert, minimale Anzahl an Trennzeichen, deshalb kein Bindestrich zwischen »methyl« und »penten«.

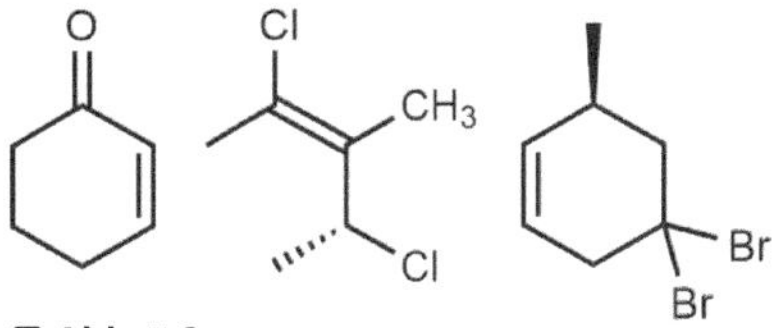

O Cl CH3 Cl Br Br

◻ **Abb. 7.8**

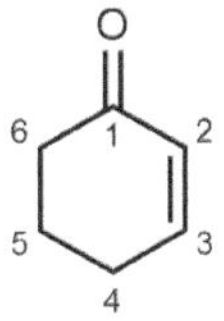

O 1 2 3 4 5 6

◻ **Abb. 7.9**

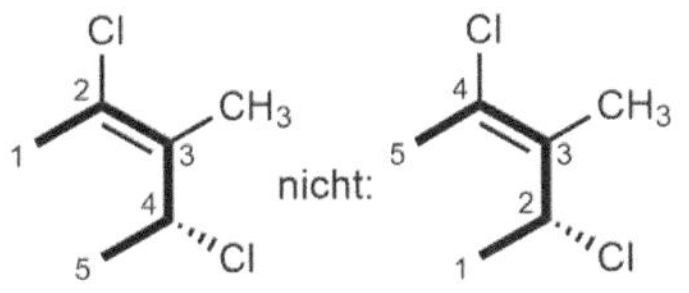

Cl 2 CH3 1 3 4 5 Cl nicht: Cl 4 CH3 5 3 2 1 Cl

◻ **Abb. 7.10**

Die einfache Nomenklatur sei damit abgeschlossen, kommen wir nun zur Stereochemie (vgl. ► Kap. 9 zur »Isomerie«):

- An der Doppelbindung gibt es die Möglichkeit der *cis/trans*-Isomerie. Da im gegebenen Molekül 2 Methylgruppen auf verschiedenen Seiten der Doppelbindung hängen → *trans*.
- Alternativ zur *cis/trans*-Nomenklatur kann das auch nach *E/Z* benannt werden:
  - Links an der Doppelbindung ein Chlor und eine Methylgruppe; hier hat das Chlor aufgrund der Stellung im PSE die höhere Priorität.
  - Rechts Methyl versus den Rest des Moleküls. Hier verliert ebenfalls die Methylgruppe.
  - Damit stehen die beiden ranghöchsten Substituenten auf unterschiedlichen Seiten der Doppelbindung → *E*.
- Zudem liegt ein chirales Zentrum vor. Für dessen Benennung muss als Erstes gemäß Cahn-Ingold-Prelog- oder CIP-Regeln zur *R/S*-Nomenklatur der Substituent mit kleinster Priorität nach hinten, dies erfordert eine Drehung um 180° (■ Abb. 7.11). Dann wieder Prioritäten wie zuvor. Die Abfolge höchste Priorität 4 zu 3 zu 2 ergibt eine Drehung im Uhrzeigersinn → (*R*).

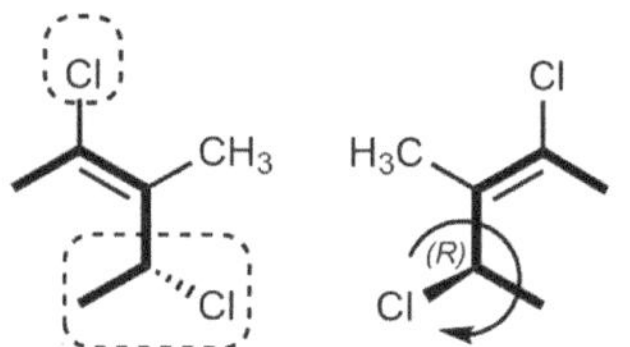

■ **Abb. 7.11**

(*R*,*E*)-2,4-Dichlor-3-methylpent-2-en
oder: (*R*,*E*)-2,4-Dichlor-3-methyl-2-penten

■ **Abb. 7.12**

Die Benennung des rechten Beispiels aus ■ Abb. 7.8 ergibt sich zwanglos aus dem Vorgehen der beiden ersten Aufgaben. Die Nummerierung basiert auf der Lage der Doppelbindung, diese muss die »1« bekommen, danach »niedrigste Zahlen« (■ Abb. 7.12). Fehlt nur noch die Stereochemie: Glücklicherweise steht das in Gedanken zu ergänzende H-Atom schon nach hinten. Das muss so sein, da die Methylgruppe aus der Zeichenebene zeigt und ein sp^3-C-Atom ja immer ein Tetraeder sein muss. Die Reihenfolge der Prioritäten ergibt eine Bewegung gegen den Uhrzeigersinn → (*S*).

(*S*)-5,5-Dibrom-3-methylcyclohex-1-en
oder: (*S*)-5,5-Dibrom-3-methyl-1-cyclohexen

GK 5

- **Aufgabe: Name → Struktur**
- 3-Chlorcyclobut-1-en
- 2-Brom-4-methyl-3-pentensäure
- (*L*)-Milchsäure
- 2-Pentylbenzol
- *p*-Brombenzaldehyd
- 1-Brom-3-chlor-5-fluorcyclohexan
- α-Ketoglutarsäure
- 3-Carboxy-3-hydroxypentandisäure
- (*1Z,9E,11E*)-1,6-Dibrom-7-((*E*)-buta-1,3-dien-1-yl)-1,3-dichlor-7-((*E*)-hex-4-en-2-in-1-yl)trideca-1,9,11-trien-4-in

▪ Lösungshinweis (◘ Abb. 7.13)

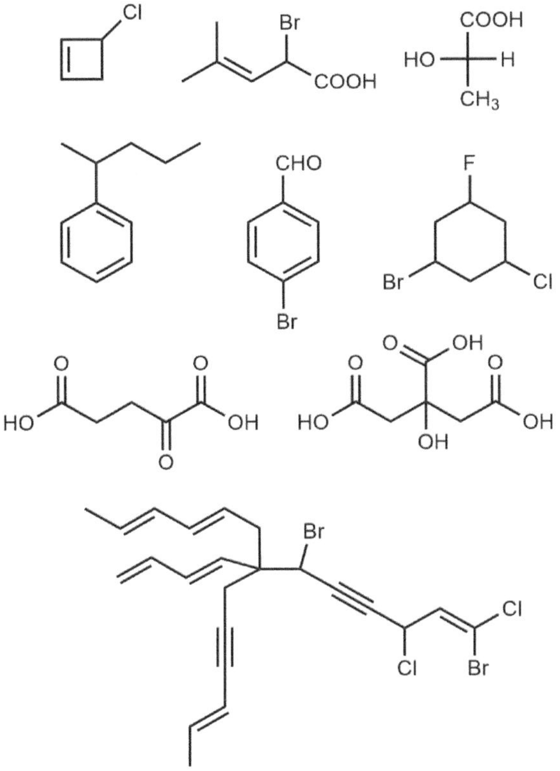

◘ **Abb. 7.13**

▪ Lösung

Das Schöne hier ist: Sogar ein nomenklaturtechnisch falscher Name kann zu einer richtigen Formel führen ;-)

Bei diesem Aufgabentypus geht man rückwärts vor, Stammsystem, Nummerierung, dann die Substituenten einbauen.

Vielleicht zur Illustration das letzte Beispiel etwas ausführlicher:

(*1Z,9E,11E*)-1,6-Dibrom-7-((*E*)-buta-1,3-dien-1-yl)-1,3-dichlor-7-((*E*)-hex-4-en-2-in-1-yl)trideca-1,9,11-trien-4-in

Der gesamte Name wird zerlegt in das Stammsystem und in die Substituenten.

Zerlegung Stammsystem, Substituenten

(*1Z,9E,11E*)-Trideca-1,9,11-trien-4-in
1,6-Dibrom, 1,3-Dichlor
7-((*E*)-buta-1,3-dien-1-yl)-

Stammsystem (◘ Abb. 7.14)
Substituenten (◘ Abb. 7.15)
◘ Abb. 7.16

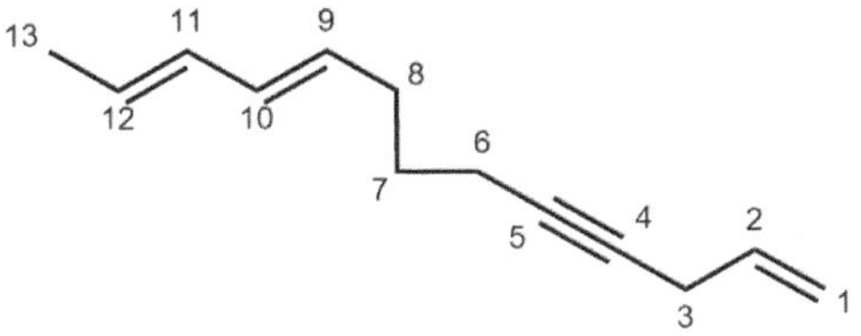

◘ **Abb. 7.14**

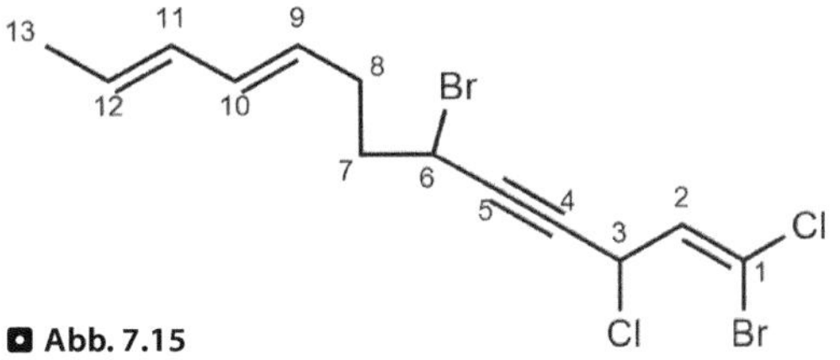

◘ **Abb. 7.15**

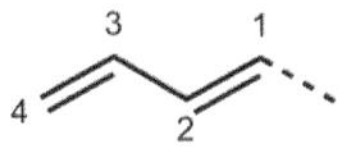

◘ **Abb. 7.16**

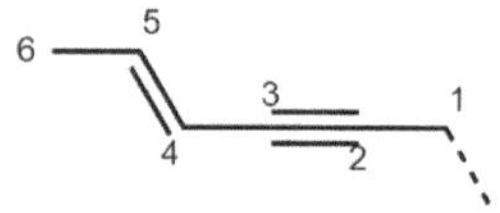

■ Abb. 7.17

Das an das Stammsystem anknüpfende C-Atom bekommt immer die 1.

7-((*E*)-hex-4-en-2-in-1-yl) (■ Abb. 7.17)

Und dann alles zusammenfügen, das Anfügen der beiden längeren Reste an die Position 7 ergibt das Molekül (■ Abb. 7.18).

Ganz kurz zur Umkehrung der Aufgabe, also Struktur benennen: Hier ist das Auffinden der längsten Kette eine schöne Übung, den Ablaufkatalog einzustudieren.

Längste Kette:

- Größte Anzahl an ranghöchsten charakteristischen Gruppen
- Größte Anzahl an Doppel- und Dreifachbindungen zusammen
- Längste Kette
- Die meisten Doppelbindungen

1. Kriterium der ranghöchsten Gruppe kommt nicht zum Zug, wir sind beim »einfachen« Fall Alkan, Alken, Alkin.

Dann kommt die Anzahl Doppel- und Dreifachbindung. Alle 3 denkbaren Wege haben insgesamt 4 Doppel- und Dreifachbindungen, daher ist, keine Entscheidung möglich, es geht weiter.

Längste Kette, das heißt größte C-Anzahl, damit scheidet der mittlere Weg aus. Mit dem dann folgenden Kriterium der meisten Doppelbindungen ist eine Entscheidung möglich, der obige Weg hat 3 Doppelbindungen, der Weg nach unten nur 2. Damit ist eine Entscheidung gefallen (■ Abb. 7.19).

Wichtig ist, dass das Verfahren einem Computerprogramm gleicht. Ist ein Abbruchkriterium erreicht, spielt es keine Rolle, was im Ablaufschema zur Entscheidungsfindung danach noch kommt.

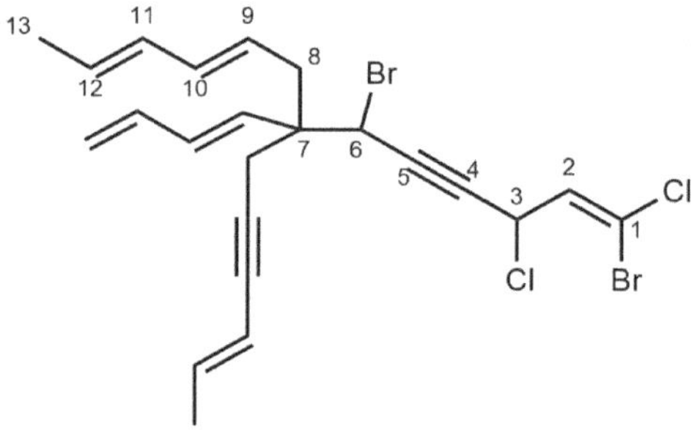

■ Abb. 7.18

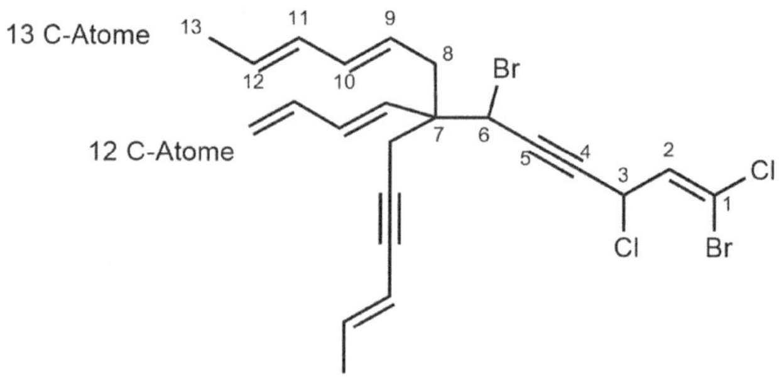

■ Abb. 7.19

Funktionelle Gruppen und Verbindungsklassen

J. Schatz, *Übungsbuch Chemie für Mediziner*,
DOI 10.1007/978-3-662-53488-5_8,

Was das Periodensystem mit seinen Perioden und Gruppen für die anorganische Chemie ist, sind die Verbindungsklassen mit ihren typischen funktionellen Gruppen in der organischen Chemie. Kennen und Erkennen funktioneller Struktureinheiten erleichtern das Verständnis von organischer Chemie, Biochemie und Physiologie deutlich. Da jede Verbindungsklasse typische Eigenschaften und Reaktionen zeigt, gelingt es schnell, selbst komplexere Moleküle bezüglich ihrer typischen Eigenschaften wie z. B. Säure-Base-Charakter oder Aromatizität einzuordnen.

8.1 Zusammenfassung

Verbindungsklassen in der organischen Chemie entsprechen Gruppen im PSE, Ordnung ist so möglich!

Organische Chemie lebt von der strukturellen Vielfalt, die das Element Kohlenstoff zulässt. Reaktionen finden hier immer (na ja – eher »oft«) an funktionellen Gruppen bzw. in Nachbarschaft dieser statt. Jede Verbindungsklasse hat einen typischen Satz von Reaktionen, das macht die Sache einerseits schwierig, aber dann auch wieder einfach: Es gibt beliebig viele Moleküle, sodass es unmöglich ist, alle zu kennen. Erkennt man aber die Verbindungsklasse/funktionelle Gruppe, dann ergibt sich plötzlich ein Schubladensystem, in das die Moleküle gesteckt werden können. Organische Chemie kann dann leicht werden!

Verbindungsklassen:
- typische Eigenschaften
- typische Reaktionen

Dafür ist es notwendig, die Strukturelemente, die eine Verbindungsklasse ausmachen, erkennen zu können. Damit wird ein Problem oft viel einfacher: Eine Carbonsäure zum Beispiel reagiert eben wie eine Carbonsäure üblicherweise so reagiert, der Rest des Moleküls – der auch erschreckend groß sein kann – kann dabei meist ausgeblendet werden.

In Molekülen können aber auch mehrere solcher Strukturelemente auftauchen. Die können dann nacheinander abgearbeitet werden.

In Prüfungen finden sich typischerweise 2 Aufgabenarten: Einmal ist ein Molekül gegeben und es wird gefragt, welche Verbindungsklassen darin enthalten sind oder eben nicht; es gibt aber auch die Variante »Vom Namen zur Struktur«. Sie ist oft einfacher. In beiden Fällen hilft eine Liste von Verbindungsklassen (◘ Tab. 8.1).

◘ **Tab. 8.1** Wichtige Verbindungsklassen der organischen Chemie in alphabetischer Reihenfolge

Acetale	Acetamido	Acetate
acyclische Verbindungen	Aldehyde	Aldole
Aldosen	Aliphate	Alkaloide
Alkane	Alkanole	Alkansäuren
Alkanthiole	Alkene	Alkenole
Alkensäuren	Alkine	Alkinole
Alkoholate (Alkoxide)	Alkohole	Amide
Amine	Aminobenzoesäuren	Aminophenole
Aminosäuren	Aminozucker	Ammoniumverbindungen
Anhydrid	Aromate	Butanole
Butene	Carbonsäureamide	Carbonsäurederivate
Carbonsäureester	Carbonsäurehalogenide	Carbonsäuren
Chinone	Chlorphenole	Cyanhydrine

■ **Tab. 8.1** (Fortsetzung)

Cyanide	Cycloalkane	Desoxyribonuklein
Diaminosäuren	Dicarbonsäuren	Dichlorphenole (DCP)
Dihydroxybenzole	Diketon	Dinitrobenzoesäuren
Dinitrobenzole	Diole	Dipeptide
Disaccharide	Enolat	Enole
Enolether	Epoxide	Ester
Ethanolate	Ether	Fette
Fettsäuren	Fluorkohlenwasserstoffe (FKW)	Furanosen
Glycerinester	Glycole	Glycoside
Halogenkohlenwasserstoffe	Halogenwasserstoffe	Heteroaromaten
Heterozyklen	Hexosen	Hydrochloride
Hydroxybenzoesäuren	Hydroxycarbonsäuren	Hydroxyketone
Hydroxysäuren	Isocyanate	Isonitrile (Isocyanide)
Ketale	Ketone	Ketosäuren
Ketosen	Kohlenhydrate	Kohlenwasserstoffe
Kresole	Lactame	Lactime
Lipide	Metalle	Mineralsäuren
Monocarbonsäuren	Monosaccharide	Naphthole
Nichtmetalle	Nitrate	Nitrile
Nitrite	Nitrobenzoesäuren	Nitrophenole
Nitrosamine	Nukleinbasen	Nukleinsäuren
Nukleoside	Oligosaccharide	Omega-3-Fettsäuren
Organische Säuren	Oxalate	Oxime
PAKs	Pentosen	Peptid
Peroxide	Phenole	Phosphate
Polyene	Polyester	Polysaccharide
Propanolate	Propanole	Proteine
Pyrane	Pyranosen	reduzierende Zucker
Ribonukleasen	Säureanhydride	Säuren
Spiroverbindungen	Sulfensäuren	Sulfinsäuren
Sulfonamide	Sulfone	Sulfonsäuren
Tartrate	Tetrosen	Thiocyanate (Rhodanide)
Thioester	Thioether	*trans*-Fettsäuren
Triglyceride		

Beim Erkennen und Benennen von Verbindungsklassen ist es wichtig, das gesamte »Muster« zu erkennen. ■ Abb. 8.1 zeigt 2 Beispiele.

Das obere Molekül in ■ Abb. 8.1 ist ein Ester und nur das. Oft wird die Esterfunktion dann noch weiter unterteilt, was dann sinnloserweise die Kombination aus Keton und Ether ergibt.

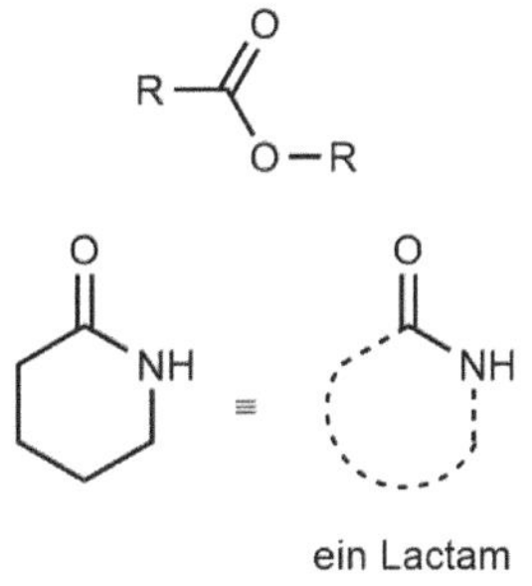

■ **Abb. 8.1**

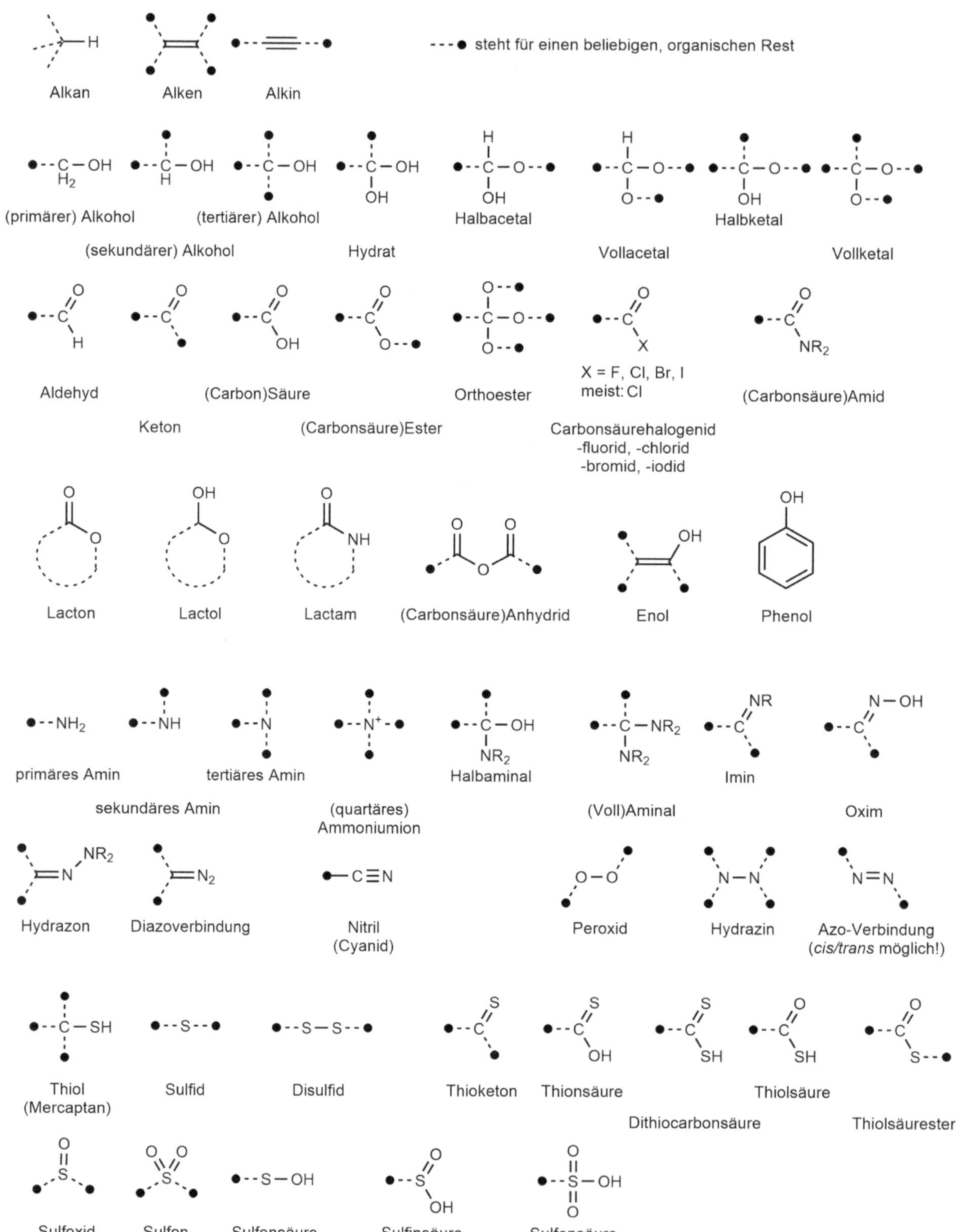

Abb. 8.2 Grundstruktur(en) und funktionelle Gruppe(n) wichtiger Verbindungsklassen der organischen Chemie

Typische Strukturelemente können dabei durchaus größer sein als nur 2 oder 3 miteinander verknüpfte Atome. Ein Lactam ist zum Beispiel ein Amid, was in einem Ring eingebaut ist (◘ Abb. 8.1 unten). Wenn man genau sein will – und das versucht eine Naturwissenschaft –, ist es dann nur ein Lactam und eben kein »Amid«. Versuchen Sie immer bei Begriffen, Bezeichnungen und Definitionen so genau wie möglich zu sein! Die Diskussion nach dem Motto »ist ja Teilmenge von« führt nicht immer zum Ziel. Wenn man den Gedankengang weiterspielt, wird alles nur noch als »Molekül« oder noch weitergesponnen als »Ding« bezeichnet.

Die funktionellen Gruppen bestimmen die grundsätzlichen Eigenschaften von Molekülen. Eine Carbonsäure ist immer eine Säure, ein Amin eine Base etc. Generelle Eigenschaften verschiedener Verbindungsklassen finden sich in Lehrbüchern. Bitte dort nachlesen. Üblicherweise treten bei solchen Fragen aber kaum Probleme auf, da hier in erster Linie reine Reproduktion gefordert ist.

Wir werden nur die Aromatizität als besondere Eigenschaft explizit behandeln (► »Aufgabe: Aromatizität« weiter unten) und üben.

◘ Abb. 8.2

8.2 Aufgaben und Lösungen

▪ Aufgabe: Verbindungsklassen erkennen

GK 5, 6

Kennzeichnen Sie in den nachfolgenden Molekülen (◘ Abb. 8.3) direkt alle verbindungsklassentypische Strukturelemente und benennen Sie die daraus resultierenden Verbindungsklassen.

▪ Lösung (◘ Abb. 8.4)

Zuerst die einfachen Dinge: Alkene, 2-mal Keton, Thiol und Alkohol im linken oberen Molekül der ◘ Abb. 8.3 sind leicht zu identifizieren:

Mit der Aufgabe ist man aber frühestens fertig, wenn alle Heteroatome irgendwie mit berücksichtigt sind, es fehlen daher noch 2 Kennzeichnungen: Oben links erkennt man das Amid, unten links einen Ester (◘ Abb. 8.5). Ganz so einfach ist es aber nicht, da beide Gruppen in einem Ring eingebaut sind. Der Fünfring ist noch offensichtlich, das Amid ist aber in einem sehr großen Ring eingebettet. Also links unten ein Lacton (= zyklischer Ester), links oben ein Lactam als zyklisches Amid.

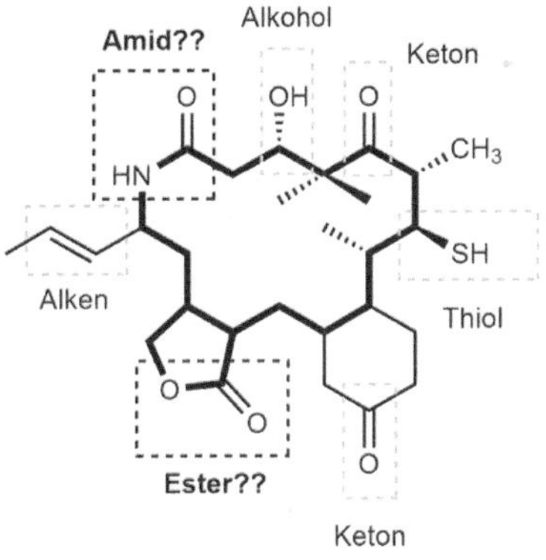

Amid?? Alkohol Keton O OH O HN CH3 SH Alken Thiol O O Ester?? O Keton

◘ Abb. 8.4

O OH O HN CH3 SH O O O
O O N OH N O OH O
COOMe O N N+ O N H N S N O S
OH O O NH2 O O H OH H NMe2

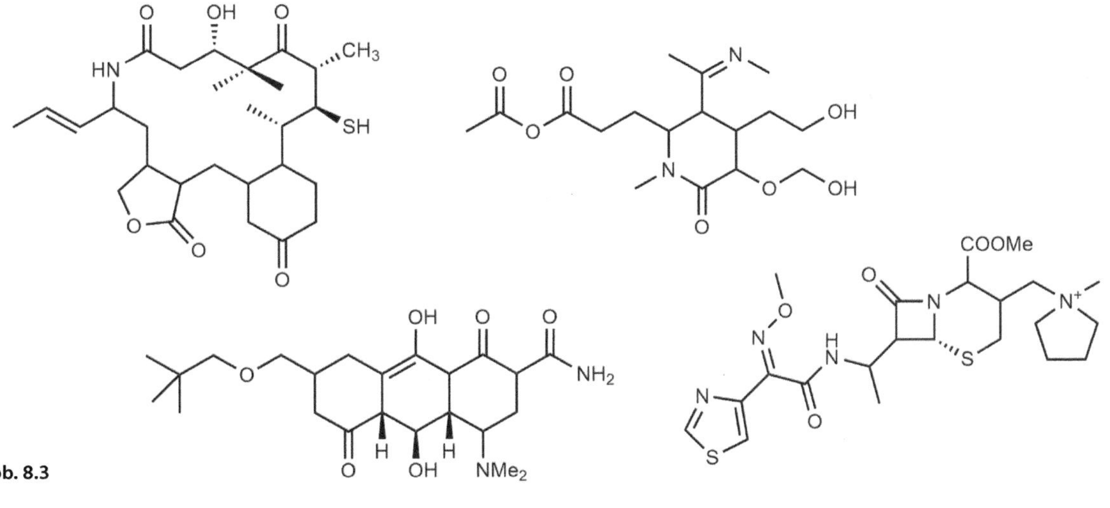

◘ Abb. 8.3

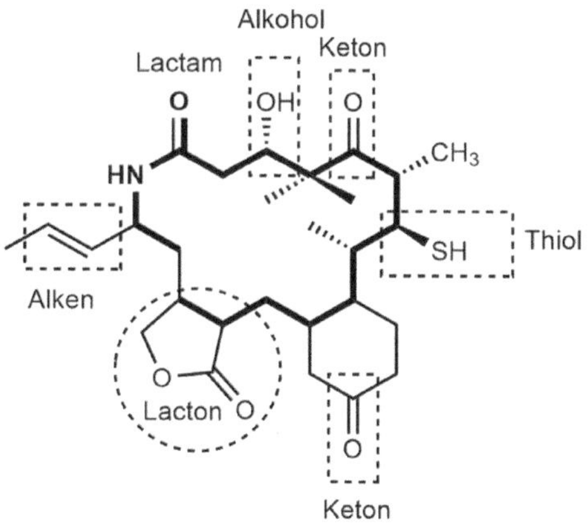

■ **Abb. 8.5**

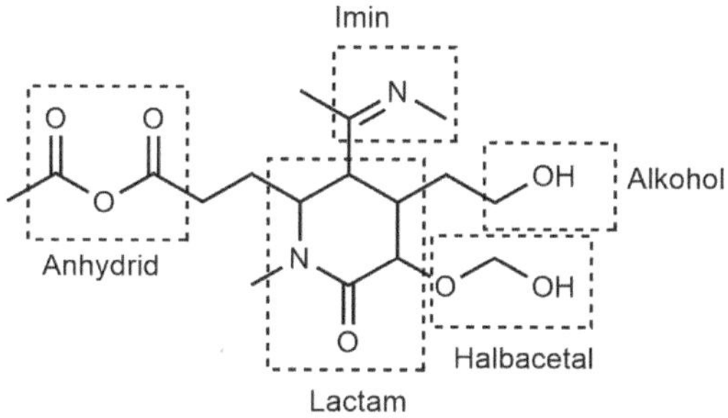

■ **Abb. 8.6**

Das Molekül oben rechts in ■ Abb. 8.3 ist dann sicher einfacher, hier könnte das Strukturelement des Halbacetals R–O–C–OH etwas problematisch sein, das Lactam haben wir schon geübt (■ Abb. 8.6)!

Die weiteren Beispiele sind dann schon einfacher (■ Abb. 8.7).

Einem einfachen Beispiel (■ Abb. 8.3 unten links) folgt nun ein etwas »hinterhältiges« Molekül, das 2 Neuigkeiten enthält (■ Abb. 8.3 unten rechts):

- Mit dem Thiazol taucht jetzt ein wichtiger Heterozyklus auf, hier hilft wieder eine Zusammenstellung.
- Die zweite ist die Estergruppe –COOMe, oft auch in der Form $-CO_2Me$. Hier steckt die Funktionalität in einer kondensierten Schreibweise und ist daher etwas schwieriger zu erkennen.

Wichtige kondensierte Schreibweisen sind: R–COOH bzw. $R-CO_2H$ → Carbonsäure, daraus leiten sich auch Ester, (R–COOR), Amid ($R-CONR_2$) etc. ab. Ab und zu findet man auch R–C(=O)OR, was ebenfalls einen Ester beschreibt.

Etwas verwechslungsanfällig ist hier ROOH, das wäre R–O–O–H, ein Peroxid.

R–CHO → Aldehyd. Wichtig hier: **nicht** R–COH, das wäre ein verstümmelter Alkohol. Solche Fehler finden sich sehr oft beim Thema Kohlenhydrate!

Name → Struktur

Die Frage nach Verbindungsklassen wird auch oft in umgekehrter Form gestellt im Sinne von: »Geben Sie allgemeine Strukturformeln für folgende Verbindungsklassen an.« Hier helfen wieder die bildhaften Zusammenstellungen (■ Abb. 8.2 und ■ Abb. 8.8).

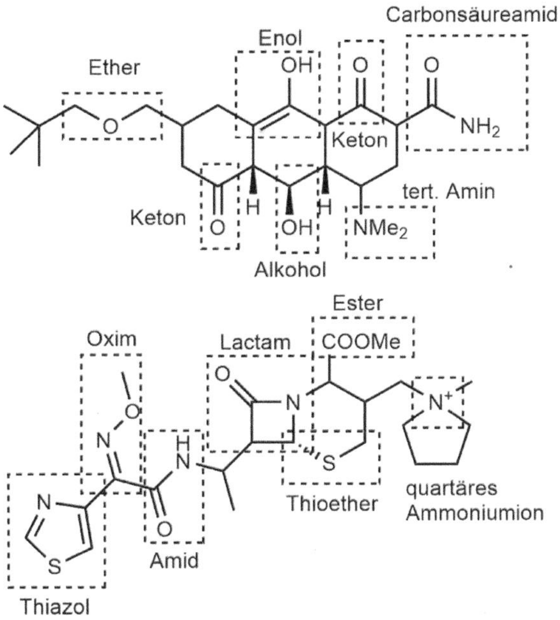

Abb. 8.7

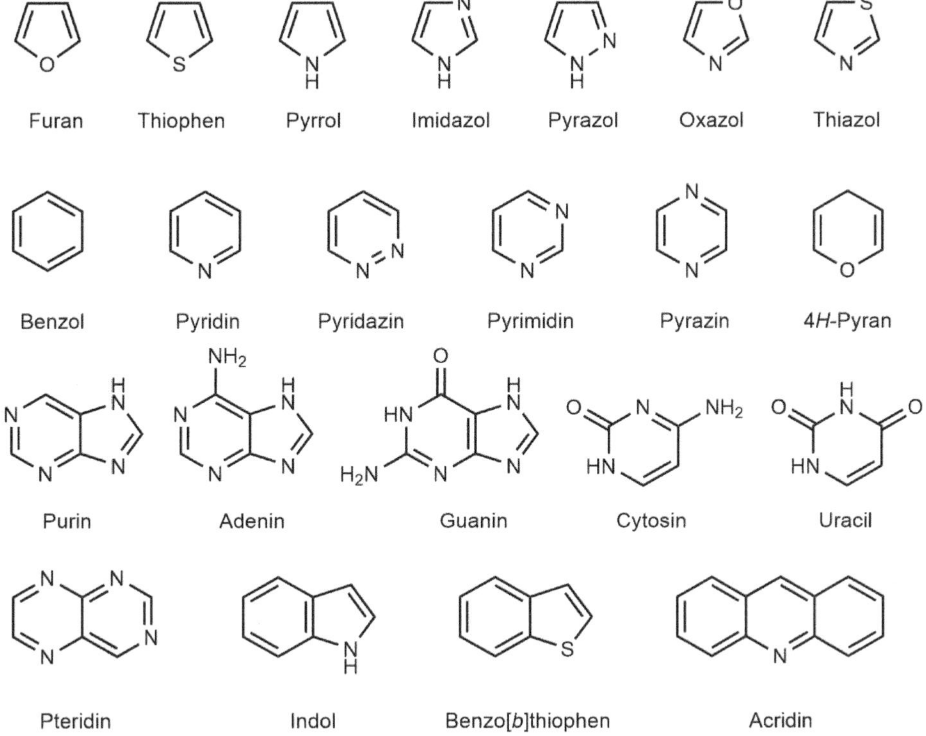

Abb. 8.8 Heteroaromate

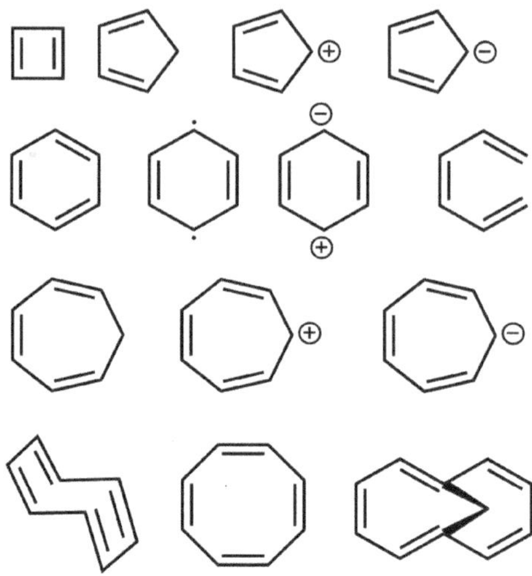

Abb. 8.9

GK 4.2, 5.3
Hückel-Regel:
Zyklisch, planar, vollständig konjugiert
- $4n + 2$ π-Elektronen → aromatisch
- $4n$ π-Elektronen → antiaromatisch

Aufgabe: Aromatizität

Geben Sie an, ob folgende Moleküle (Abb. 8.9) aromatisch, antiaromatisch oder nichtaromatisch sind.

Lösungshinweis (Abb. 8.10)

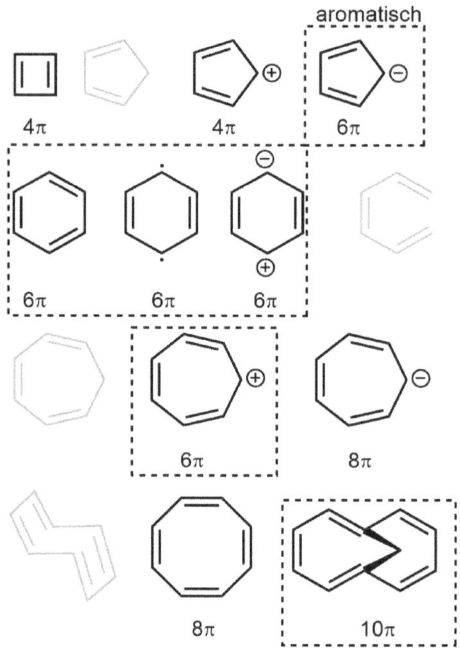

Abb. 8.10

Lösung

Die Hückel-Regel erlaubt es, die Aromatizität als wichtige Moleküleigenschaft vorherzusagen. Aromatische Moleküle sind energetisch stabil und haben eine eigene, besondere Reaktivität. Antiaromatische Verbindungen sind – vereinfacht gesagt – nicht existent!

Zum Lösen dieser Aufgabe werden als Erstes die Voraussetzungen geprüft. Zyklisch ist einfach – die Planarität ergibt sich aus der Darstellung. Damit lässt sich die Frage der Aromatizität schon für einige Kandidaten beantworten (▪ Abb. 8.11).

Die vollständige Konjugation zu erkennen ist schwieriger. In einfachen Fällen ist es die Abfolge von Doppel- und Einfachbindung im Wechsel. Strukturell benötigt die Konjugation parallel angeordnete p-Orbitale. Positive und negative Ladungen wie auch Radikale sind ebenfalls möglich, da hier leere, doppelt bzw. einfach besetzte p-Orbitale Bestandteil des konjugierten Systems sind (▪ Abb. 8.12).

Mit dem Kriterium der vollständigen Konjugation fallen dann wieder 2 Kandidaten raus. Die CH_2-Gruppen als sp^3-hybridisierte Strukturelemente unterbrechen die Abfolge der p-Orbitale. 1,3-Cyclopentadien und 1,3,5-Cycloheptatrien können so als »nichtaromatisch« klassifiziert werden (▪ Abb. 8.13).

Für die übrig gebliebenen Moleküle muss jetzt die Anzahl der π-Elektronen bestimmt und mit der ($4n$+2)- bzw. 4n-Regeln überprüft werden. Jede Doppelbindung und negative Ladung liefern je 2 π-Elektronen, jedes Radikal liefert 1 π-Elektron und eine positive Ladung ist nur ein leeres p-Orbital, ist zwar konjugiert, liefert aber kein Elektron in die Bilanz. Die π-Elektronen sind damit jetzt einfach auszuzählen (▪ Abb. 8.14):

- $4n$+2 für n = 0, 1, 2… ergibt 2, 6, 10 etc. π-Elektronen und bedeutet **aromatisch.**
- $4n$ für n = 1, 2… ergibt 4, 8 etc. π-Elektronen und bedeutet **antiaromatisch**.

Prüfung der Voraussetzungen

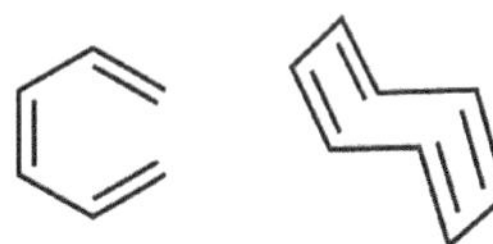

▪ **Abb. 8.11** 1,3,5-Hexatrien und 1,3,5,7-Cyclooctatetraen

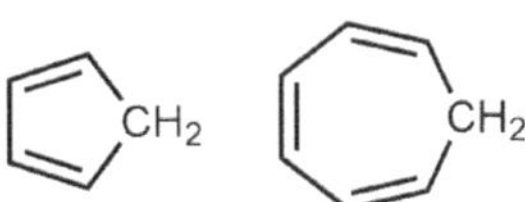

▪ **Abb. 8.13**

Die Bestimmung von Verbindungsklassen, Aromatizität und anderen Eigenschaften sind oft Teil typischer Physikumsfragen. Es folgt ein Beispiel, aber mit Mehrfachauswahl:

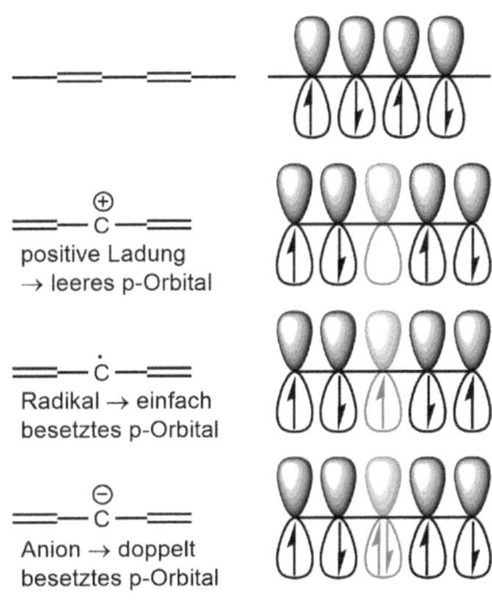

▪ **Abb. 8.12**

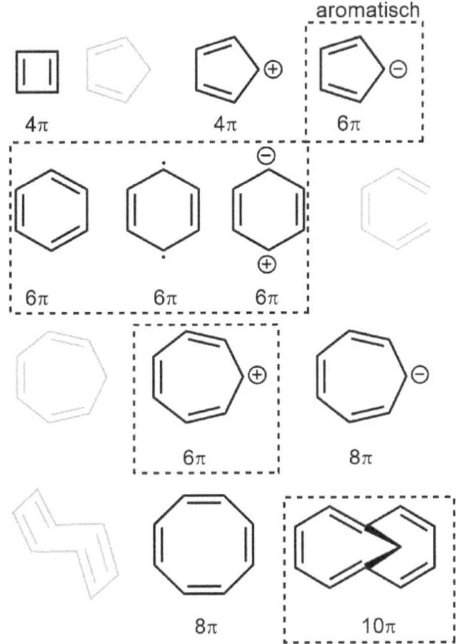

▪ **Abb. 8.14**

GK 5, 6

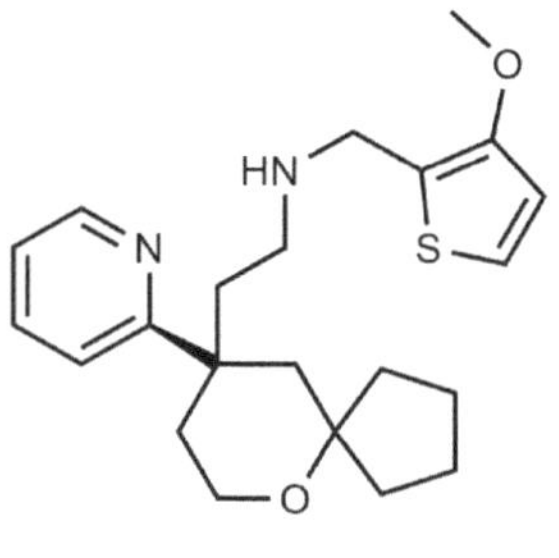

Oliceridin

Abb. 8.15

▪ Aufgabe: Eigenschaften von Molekülen

Oliceridin ist ein experimentelles Schmerzmittel gegen sehr starke postoperative Schmerzen. Welche Aussagen treffen für dieses Molekül (Abb. 8.15) zu?

a. Oliceridin enthält mindestens eine aromatische Untereinheit.
b. Es ist eine Base.
c. Das Medikament enthält einen Pyrrolring.
d. Es handelt sich um einen Thioether.
e. Der pK_s-Wert von Oliceridin ist kleiner als 3.

▪ Lösungshinweis

► a), b)

▪ Lösung

Korrekt sind die Antworten a) und b).

Im Molekül finden sich ein Pyridin- und ein Thiophenring. Beides sind Heteroaromate, daher ist Antwort a) korrekt. Das Pyridin ergibt automatisch auch Antwort b), Pyridin ist eine Base. Aber auch das sekundäre Amin (= Derivat des altbekannten Ammoniaks) ist eine basische Stelle im Molekül. Damit muss Antwort e) falsch sein, ein pK_S < 3 würde eine relativ starke Säure bedeuten und im Oliceridin ist keine weitere funktionelle Gruppe (z. B. -COOH) enthalten, die eine saure Eigenschaft erklären könnte.

Pyrrol ist ein 5-gliedriger Aromat mit Stickstoff, auch nicht zu sehen.

Etwas »tricky« ist der Thioether. Ein Fragment R–S–R ist zwar da, aber Bestandteil des Thiophens, was in die Gruppe der Heteroaromaten einzuordnen ist.

GK 3.4.1, 4.2, 6.4, 6.5

▪ Aufgabe: Azidität

Ordnen Sie folgende Verbindungen gemäß steigender Azidität:

Trichloressigsäure, Trichloracetaldehyd, Chloressigsäure, 3-Chlorpropansäure, wässrige Chlorwasserstoffsäure

▪ Lösungshinweis

► Trichloracetaldehyd < 3-Chlorpropansäure < Chloressigsäure < Trichloressigsäure < Chlorwasserstoffsäure

▪ Lösung

Als Erstes brauchen wir die chemischen Strukturen (Abb. 8.16).

Fehlt die »wässrige Chlorwasserstoffsäure«, das ist aber unser alter Bekannter, die Salzsäure. Damit ist auch die stärkste Säure identifiziert, Salzsäure dissoziiert bekanntermaßen vollständig.

$R{-}H \rightleftharpoons R^- + H^+$

Kommen wir zu den organischen Säuren. Eine organische Verbindung ist umso azider, je weiter rechts das Dissoziationsgleichgewicht liegt, oder anders formuliert, je stabiler die zugehörige (korrespondierende) Base, das Säureanion, ist. Damit kann die Aufgabe über die Diskussion der Stabilität der Säureanionen gelöst werden (Abb. 8.17).

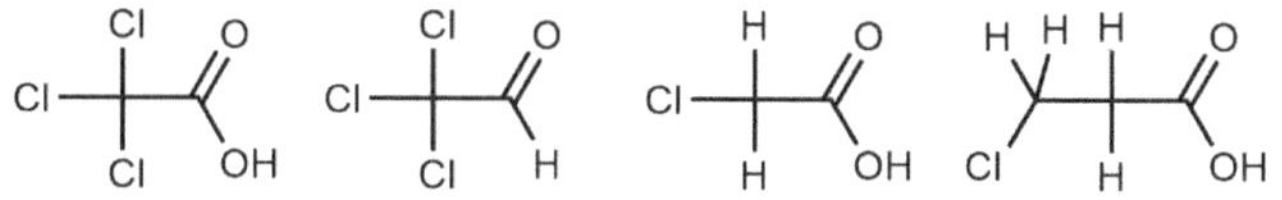

Abb. 8.16

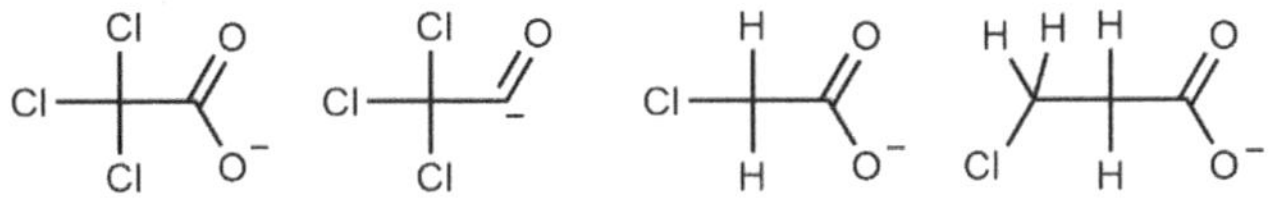

■ Abb. 8.17

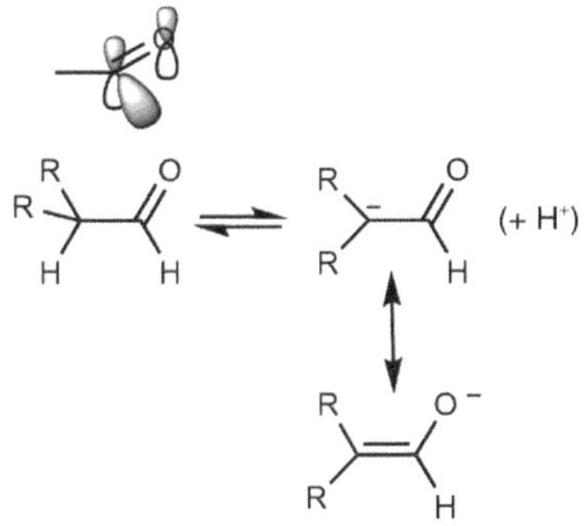

Die negative Ladung des Anions ist hier umso günstiger, je mehr die Substituenten in der Lage sind, diese Ladung durch induktive Effekte abzumildern. Vergleichen wir die strukturell verwandten Carbonsäuren. 3 Chloratome sind besser als eines und je näher das Chloratom an der negativen Ladung ist, desto besser kann es eingreifen.

Wie sieht das beim Trichloracetaldehyd aus? Aldehyde sehen zwar ganz gut aus, sind es aber bei genauere Betrachtung nicht! Die negative Ladung sitzt als Elektronenpaar in dem sp^2-Hybridorbital, was vorher die Bindung zum H ausbildete. Das steht senkrecht zur C=O-Bindung (■ Abb. 8.18 oben). Damit kann der Sauerstoff wenig helfen, insgesamt eine ungünstige Anordnung. In dieser Reihung damit sicher die schwächste Säure.

Bei den Aldehyden ist es folglich so, dass C–H-Bindungen neben der Aldehydgruppe azider sind als die eigentliche CHO-Gruppe.

Das führt auch direkt zur nächsten Aufgabe dieses Typs, die Lösungsstrategie ist identisch, Stabilitätsbetrachtung des korrespondierenden Anions.

■ Abb. 8.18

■ Aufgabe: Azidität

GK 3.4.1, 4.2, 6.4

Ordnen Sie C–H-Bindungen in ■ Abb. 8.19 gemäß fallender Azidität. Das für die Azidität zu betrachtende Atom ist jeweils explizit ausgezeichnet.

■ Lösungshinweis

► B > C > A > D (■ Abb. 8.20)

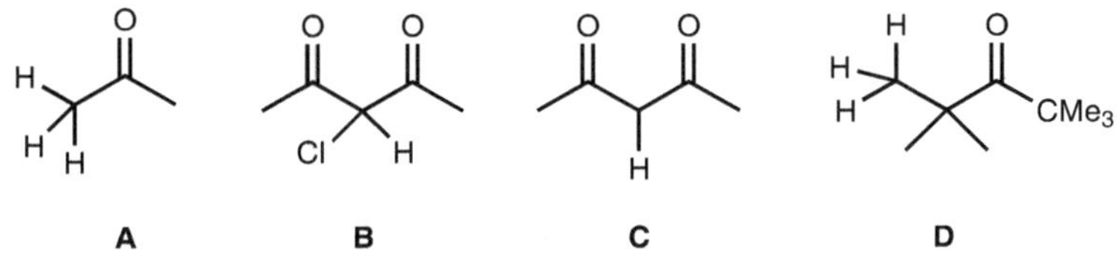

■ Abb. 8.19

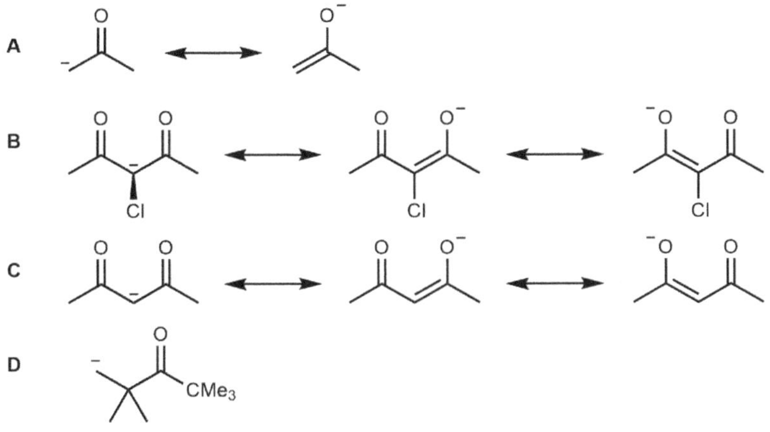

■ Abb. 8.20 Stabilität der korrespondierenden Säureanionen

Je mehr mesomere Grenzstrukturen, desto stabiler
Mesomerie stabilisiert stärker als induktive Effekte

- **Lösung**

Im Falle des Ketons **D** kann die Carbonylgruppe nicht mesomer mit dem Anion wechselwirken → nur geringe induktive Stabilisierung. Beim Aceton **A** ist 1, bei **B** und **C** sind 3 mesomere Grenzstrukturen möglich. Die Unterscheidung zwischen diesen beiden gelingt jetzt mithilfe des induktiven Effekts des Chloratoms. Die hohe Elektronegativität stabilisiert die negative Ladung zusätzlich, das ist somit die azideste Position.

GK 3.4.1, 4.2, 6.5

- **Aufgabe: Azidität**

Für Essigsäure (**E**), Benzoesäure (**B**), 4-Methylbenzoesäure (**M**) und 4-Chlorbenzoesäure (**Cl**) wurden die pK_S-Werte gemessen. Es ergaben sich folgende Messwerte: 3,98; 4,20; 4,37; 4,8. Ordnen Sie die pK_S-Werte den Strukturen zu.

- **Lösungshinweis**

► E: 4,8; B: 4,20; M: 4,37; Cl: 3,98

- **Lösung (◘ Abb. 8.21)**

Das Dissoziationsgleichgewicht der Carbonsäuren zeigt, dass die Mitwirkung des Benzolrings entscheidend ist. Bei den Benzoesäuren ist es möglich, die negative Ladung über den Phenylring zu stabilisieren, bei der Essigsäure dagegen nicht. Innerhalb der Benzoesäuren ist der Substituenteneinfluss entscheidend (vgl. auch elektrophile Substitution, ◘ Abb. 10.22). Die Methylgruppe hat einen elektronenschiebenden Effekt (⟶ destabilisiert), Chlor zieht im Vergleich zum Wasserstoffsubstituenten (⟶ stabilisiert).

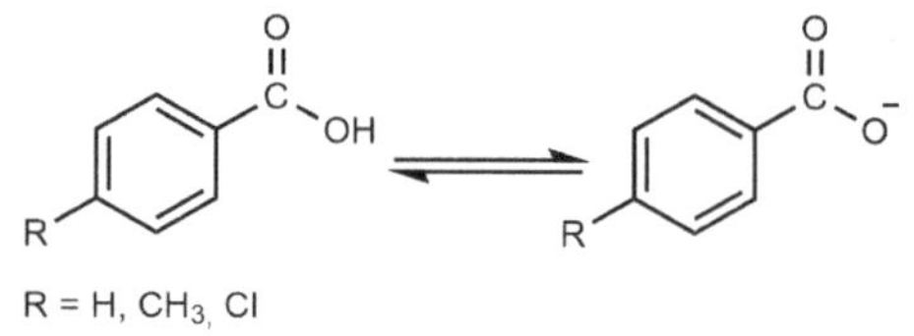

R = H, CH_3, Cl

◘ **Abb. 8.21**

Isomerie

J. Schatz, *Übungsbuch Chemie für Mediziner*,
DOI 10.1007/978-3-662-53488-5_9, © Springer-Verlag GmbH Deutschland 2017

Die biologische Funktion organischer Moleküle hängt sehr stark von der Raumerfüllung, der äußeren Struktur dieser Moleküle, ab. Formal wird dies in der Chemie über den Begriff der Isomerie –unterschiedliche Raumerfüllung verschiedener Moleküle bei gleicher Summenformel – beschrieben. Die Oberbegriffe Konstitution, Konfiguration und Konformation werden hier systematisch anhand von Aufgabenstellungen erarbeitet und detailliertere Beschreibungen werden phänomenologisch eingeübt: *syn/anti*, *cis/trans*, (*E/Z*), (*D/L*), (*R/S*). Hierbei ist sowohl der Weg Strukturformel → Benennung als auch die umgekehrte Fragestellung im Fokus. Zusätzlich werden übliche Projektionsformeln, wie z. B. Newman- oder Fischer-Projektion erklärt und eingeübt.

9.1 Zusammenfassung

Isomerie: Gleiche Summenformel, aber unterschiedliche Raumerfüllung

Die Isomerieformen kann man in einer Art Stammbaum darstellen mit 3 Grundkategorien (■ Abb. 9.1):

- Konstitutionsisomerie (~ Konnektivität)
- Konformationsisomerie (Rotation um Bindungen)
- Konfigurationsisomerie (der Rest!)

Konstitution

Die Konstitution beschreibt Art und Anzahl der Atome in einem organischen Molekül sowie die zwischen den einzelnen Atomen bestehenden kovalenten Bindungen. Sie wird oft mit der Struktur eines Moleküls gleichgesetzt.

Konfiguration

Bei einer definierten Konstitution (»Struktur«) eines Moleküls beschreibt die Konfiguration die räumliche Anordnung der Atome oder Atomgruppen.

Hierbei werden aber keine unterschiedlichen Anordnungen berücksichtigt, die durch formale Rotation um Einfachbindungen entstehen können. Unter den Begriff der Konfigurationsisomerie fallen somit Diastereomerie, Enantiomerie, *cis/trans*-Isomerie sowie (*E/Z*)-Isomerie.

Konformation

Bei einer definierten Konfiguration eines Moleküls beschreibt die Konformation verschiedene räumliche Anordnungen der Atome oder Atomgruppen, die durch Rotation um formale Einfachbindungen ineinander umgewandelt werden können. Strukturen, die sich nur in ihrer Konformation unterscheiden, nennt man Konformere.

Enantiomere

Verbindungen, die sich zueinander wie Bild zu Spiegelbild verhalten (Spiegelbild-Stereoisomere) und die nicht zur Deckung zu bringen sind, bezeichnet

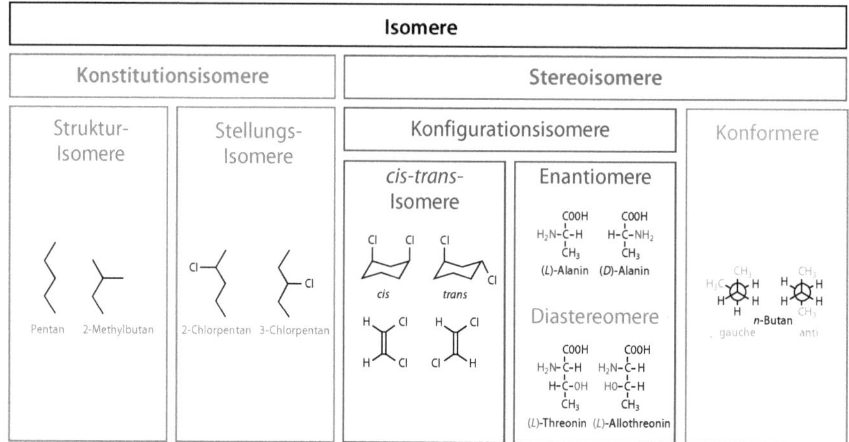

■ **Abb. 9.1** Wichtige stereochemische Begriffe mit Beispielen

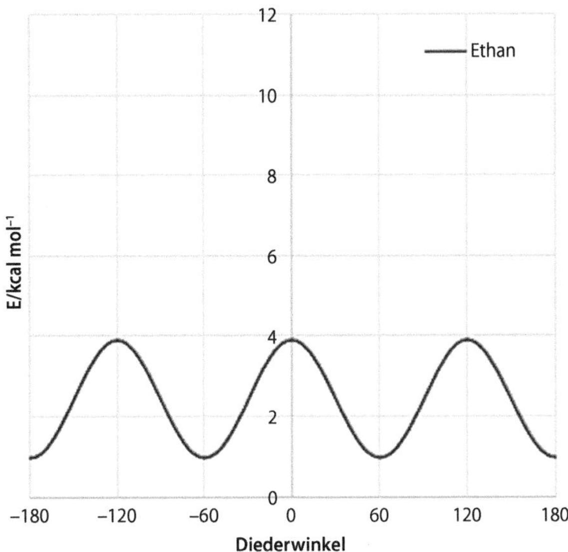

Abb. 9.2 Energiediagramm der Rotation um die zentrale C–C-Bindung von Ethan

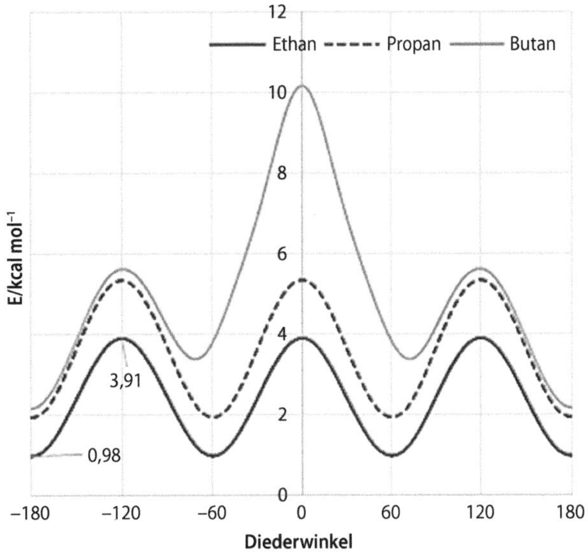

Abb. 9.3

man als enantiomere Moleküle. Oft ist die Enantiomerie durch das Vorhandensein eines chiralen Zentrums begründet. Hierbei besitzt ein tetraedrisches Atom, meist ein Kohlenstoffatom, 4 unterschiedliche Substituenten ($CR^1R^2R^3R^4$). Dieses Zentrum wird auch als asymmetrisches (Kohlenstoff-)Atom bezeichnet. Chirale Zentren werden oft mit einem Stern gekennzeichnet (z. B. C*).

9.2 Aufgaben und Lösungen

- **Aufgabe: Konformation**

GK 7.1.1

Gegeben ist das Energiediagramm der Rotation um die zentrale C–C-Bindung von Ethan (Abb. 9.2). Skizzieren Sie das Energiediagramm der Rotation um die C^1–C^2-Achse im Propan bzw. C^2–C^3-Achse des Butans in Relation zur gegebenen Kurve. Bestimmen Sie zudem grafisch die Aktivierungsenergie für die Rotation im Ethan.

- **Lösungshinweis (Abb. 9.3)**

► 2,93 kcal mol^{-1}

- **Lösung**

Es handelt sich um ein reguläres Energiediagramm, das heißt, die Aktivierungsenergie der Rotation um eine C–C-Einfachbindung ist der Abstand zwischen Edukten und globalem Maximum, er beträgt hier ca. 3 kcal mol^{-1}.

Im Ethan bewegt sich bei der Rotation um die zentrale Achse immer ein Wasserstoffatom an einem 2. Wasserstoffatom vorbei. Das führt zu einer Sinuskurve, Maxima und Minima sind immer identisch (Abb. 9.2), da ja immer die gleichen Substituenten (H-Atome) aneinander vorbeigedreht werden (Abb. 9.4 oben).

Wird jetzt im Propan eine Methylgruppe eingebaut, ist diese größer als das ersetzte H-Atom, die sterischen Wechselwirkungen zwischen Methyl und H werden größer, die Kurve rutsch etwas nach oben (Abb. 9.4 Mitte). Die Maxima und Minima sind aber immer noch identisch, da bei jedem Bypass 2 H-Atome über das H-Atom und einmal eine Methylgruppe über das H-Atom hinwegdreht.

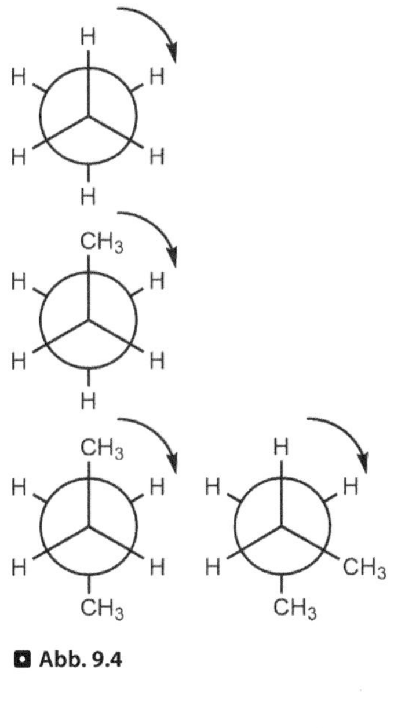

Abb. 9.4

Dies ändert sich jetzt im Falle des Butans. Wieder liegt die Kurve höher, da noch ein sterisch anspruchsvoller Substituent dazu kommt. Und auch die Kurve ändert die Form (◘ Abb. 9.4 unten). Der Fall, bei dem eine Methylgruppe vorn sich über eine Methylgruppe hinten dreht, ist energetisch am ungünstigsten, dies ergibt das große Maximum (◘ Abb. 9.2 obere Kurve). Die beiden weiteren lokalen Maxima entstehen durch die Rotation der Methylgruppe über das H-Atom. Die Konformation mit minimaler Energie ist dann die, bei der beide Methylgruppen antiperiplanar angeordnet sind.

GK 5.2, 7.1

▪ Aufgabe: Stabilität von Konformeren von Cyclohexan

Ordnen Sie die Cyclohexankonformere in ◘ Abb. 9.5 nach steigender Energie.

Alternative Fragestellungen: Welches ist das stabilste, das instabilste Konformer?

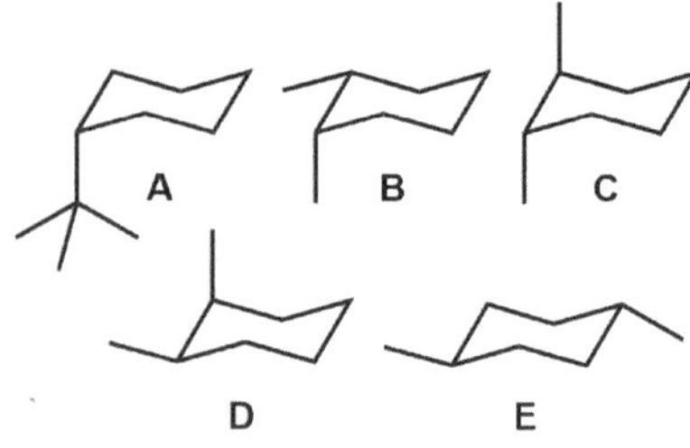

◘ **Abb. 9.5** Cyclohexankonformere

▪ Lösungshinweis

► E < D = B < C < A

▪ Lösung

Cyclohexan: E besser als A

Im Cyclohexan ist die axiale Position (a) energetisch ungünstiger als die äquatoriale (e). Damit lässt sich erst einmal auszählen, wie viele Positionen belegt sind. **A:** 1 × a, **B:** 1 × a und 1 × e, **C:** 2 × a, **D:** 1 × a und 1 × e, **E:** 2 × e. Das identifiziert ganz klar **E** günstiger als den Rest, **C** schlechter als **B/D**. Letzteres Paar ist ganz einfach, das ist das gleiche Molekül, nur anders dargestellt. Das *tert*-Butylcyclohexan **A** fällt aus der Reihe, da hier zusätzlich ein anderer Substituent eingebaut ist, aber dafür nur einfach. Die *tert*-Butylgruppe ist ein sehr, sehr großer Substituent. Dieser findet sich nie in der axialen Position, da das energetisch extrem ungünstig ist.

Größe nimmt ab: I > Br > Cl

So könnte man auch die Reihe *E*(Iodcyclohexan) > *E*(Bromcyclohexan) > *E*(Chlorcyclohexan) erklären, da hier der Halogensubstituent immer kleiner wird.

GK 5.2, 7.1

▪ Aufgabe: (*E/Z*)-Konfiguration

Geben Sie für jede Doppelbindung in den Verbindungen in ◘ Abb. 9.6 jeweils an, ob eine (*E*)- oder (*Z*)-Konfiguration vorliegt:

▪ Lösungshinweis

► (*Z*), (*Z*), (*Z*), (*Z*), (*E*), (*E*)

◘ **Abb. 9.6**

■ Lösung (◘ Abb. 9.7)

Zur Bestimmung der (*E*/*Z*)-Konfiguration muss die Priorität der 4 Substituenten an der Doppelbindung bestimmt werden. Dazu trennt man jede Doppelbindung in 2 Hälften und entscheidet anhand der Prioritätenregeln, welcher Substituent die höhere Priorität hat. Diesen Prozess wiederholt man dann für die andere Hälfte der Doppelbindung. Stehen dann die beiden Substituenten höherer Priorität auf der gleichen Seite, nennt man das (*Z*)-Konfiguration (»Zusammen«), stehen sie auf verschiedenen Seiten, *E* (»Entgegen«). Die (*E*/*Z*)-Nomenklatur funktioniert immer. Bei *cis* und *trans* müssen auf beiden Hälften der Doppelbindung gleiche Substituenten als Bezugspunkt vorhanden sein (oft Wasserstoffe).

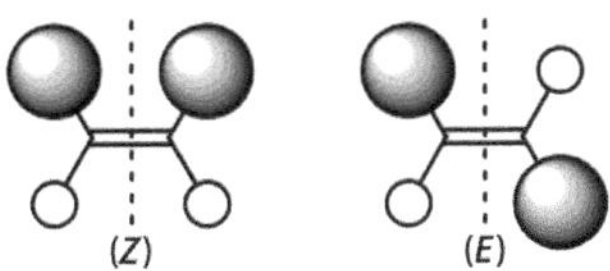

◘ Abb. 9.7

Prioritätenregeln

1. Die höhere Ordnungszahl hat Vorrang vor der niedrigeren. Ein freies Elektronenpaar hat die niedrigste Priorität.
2. Die höhere Massenzahl eines Atoms (Isotop) hat Vorrang vor einer niedrigeren.
3. (*Z*)-Konfiguration hat Vorrang vor (*E*)-Konfiguration.
4. Gleiche Deskriptorenpaare in einer Gruppe haben Vorrang vor ungleichen [z. B. (*R*,*R*) oder (*S*,*S*) haben Vorrang vor (*S*,*R*) oder (*R*,*S*)].
5. (*R*) hat Vorrang vor (*S*).

Bei zusammengesetzten Substituenten muss man diese wie bei einer Zwiebel in Schalen zerlegen. Dies sei am Beispiel der Methyl- und Ethylgruppe erläutert (◘ Abb. 9.8). Man beginnt mit dem Atom, das direkt angebunden ist. Im Beispiel sind das 2 C-Atome. Da diese logischerweise die gleiche Ordnungszahl haben, ist in der 1. Schale keine Entscheidung möglich. Dann geht's in die 2. Schale.

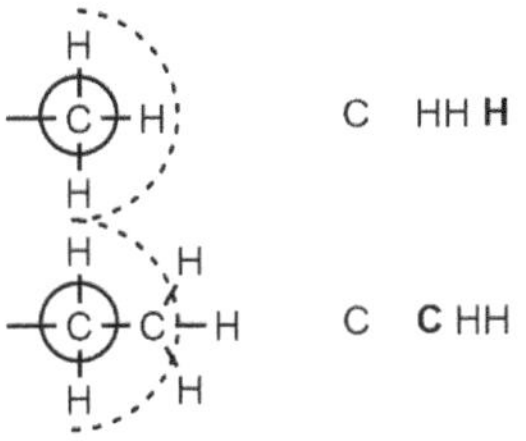

Das macht beim Methyl 3 H-Atome, geordnet nach der Ordnungszahl ergibt das H–H–H. Beim Ethyl ist das 2 × H und 1 × C, geordnet C–H–H. Die beiden Listen werden jetzt verglichen und schon bei der 1. Stelle H versus C fällt die Entscheidung: Ethyl hat die höhere Priorität.

C HH **H**

C **C** HH

◘ Abb. 9.8

Wie sieht das aber bei Mehrfachbindungen im Substituenten aus?

Hier ersetzt man die doppelt- oder 3-fach gebundene Gruppe durch 2 bzw. 3 einfach gebundene sog. Duplikatoratome (◘ Abb. 9.9). Ansonsten ist das Verfahren gleich.

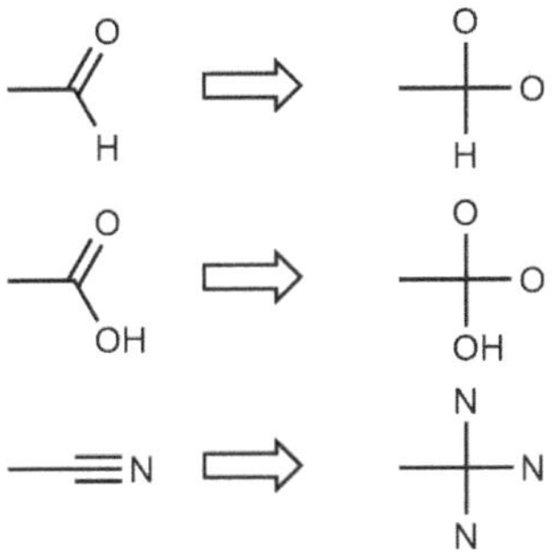

Beim Molekül in ◘ Abb. 9.10 oben links ist es einfach: immer ein Alkylrest versus ein H-Atom. Die Alkylreste haben die höhere Priorität, womit die Konfiguration (*Z*) feststeht.

Im Molekül oben rechts: Fluor gegen Chlor, letzteres höhere Ordnungszahl, damit Cl. Auf der rechten Seite folgt die ersten beiden Male ein C-Atom, aber in der 2. Schale der Substitution folgt beim oberen C–C–H, beim unteren Substituenten C–H–H. Damit ist der Entscheidungsprozess gelaufen, es ergibt sich (*Z*). Dass beim unteren Substituenten dann noch eine Carboxygruppe folgt, ist vollkommen irrelevant, da die Entscheidung schon vorher gefallen ist.

Der Rest der Beispiele sollte anhand der Markierungen in ◘ Abb. 9.10 leicht nachvollziehbar sein.

◘ **Abb. 9.9** Ersatz doppelt oder 3-fach gebundener Gruppen durch 2 bzw. 3 einfach gebundene sog. Duplikatoratome

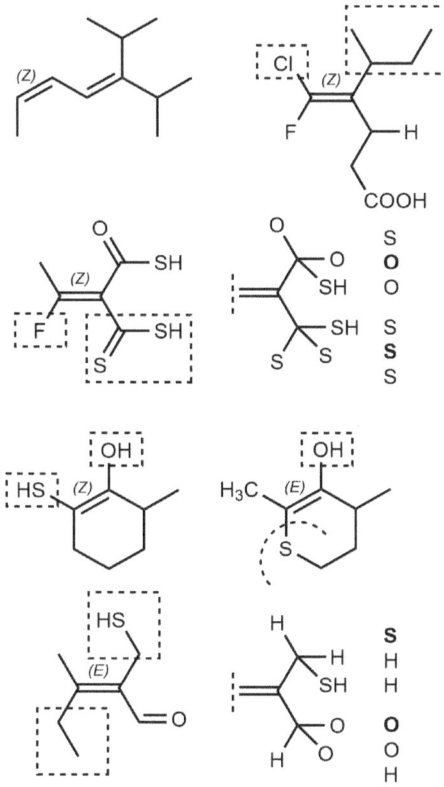

■ Abb. 9.10

GK 7.2.1, 7.2.2

■ Aufgabe: (*R/S*)-Konfiguration

Markieren Sie in ■ Abb. 9.11 in den 3 Molekülen alle chiralen Zentren und benennen Sie diese gemäß den Cahn-Ingold-Prelog-Regeln (CIP-Regeln) mit (*R*) bzw. (*S*).

■ Lösungshinweis

► 6 Stereozentren; (*S*), (*S*)–(*R*), (*S*)–(*S*)–(*S*)

■ Lösung

Für die Lösung benötigt man wieder die Prioritätenregeln der vorhergehenden Aufgabe.

Chiralitätszentrum: tetraedrisch, 4 Substituenten

Beim 1. Beispiel, was gleich etwas gemein ist, durchlaufen wir den Prozess, der (*R/S*) festlegt: Als Erstes muss das chirale Zentrum identifiziert werden; hier immer auf Stellen im Molekül schauen, die eine Dreidimensionalität erkennen lassen. Beim Sulfoxid ist die gestrichelte Bindung zum Sauerstoff solch eine Stelle. Am Schwefel ist zusätzlich ein freies Elektronenpaar eingezeichnet, das ist tatsächlich der 4. Substituent, niedrigste Priorität.

Identifizierung der Substituenten

Das ergibt als Substituenten um den Schwefel: -O, -CH_3, -CH_2H_3, freies Elektronenpaar.

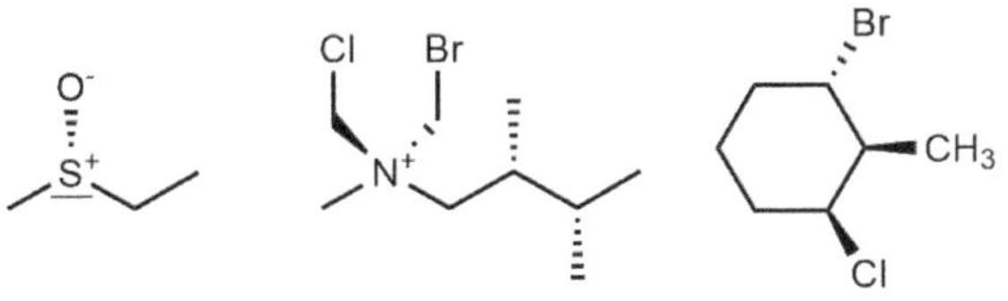

■ Abb. 9.11

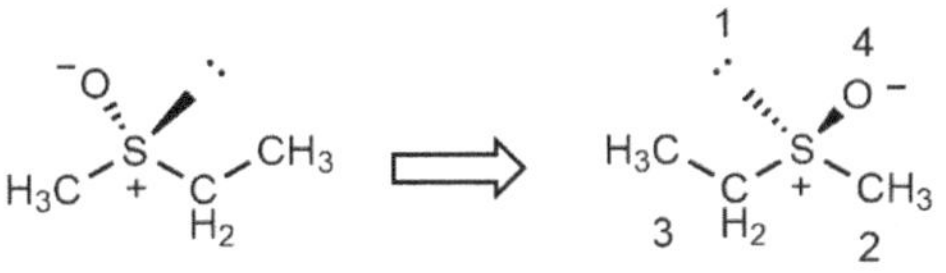

■ Abb. 9.12 Drehung: Niedrigste Priorität zeigt nach hinten

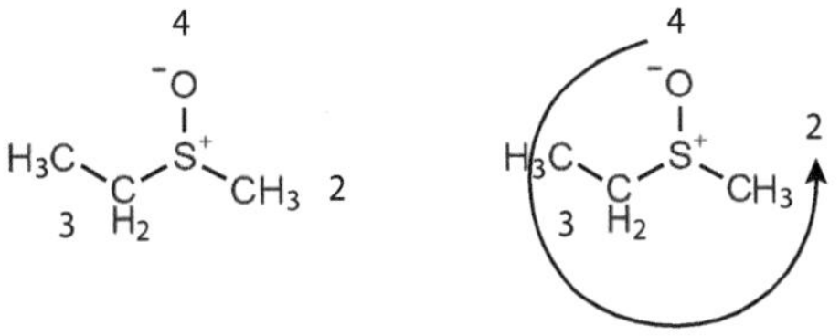

■ Abb. 9.13 Betrachtung des Moleküls entlang der Achse »Chiralitätszentrum – niedrigste Priorität«

identische Substituenten!!

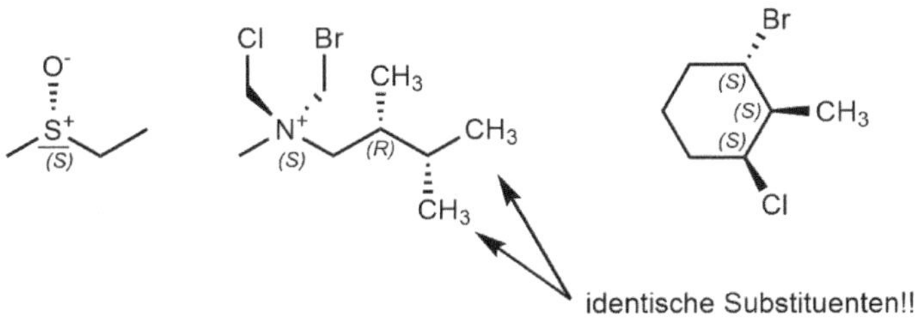

■ Abb. 9.14

Vergabe der Prioritäten

Mittels Prioritätenregeln werden jetzt die Prioritäten für diese 4 Substituenten bestimmt –O > – CH_2CH_3 > –CH_3 > freies Elektronenpaar (■ Abb. 9.12).

Jetzt wird das Molekül entlang der Achse »Chiralitätszentrum – niedrigste Priorität« betrachtet (■ Abb. 9.12 und ■ Abb. 9.13). Damit sieht man auf eine Tetraederfläche, es entsteht eine klar definierte und eineindeutige Projektion des Moleküls.

Prioritätenabfolge:

- im Uhrzeigersinn → (*R*)
- gegen Uhrzeigersinn → (*S*)

Nun wandert man vom Substituenten mit höchster Priorität (4) zu dem mit der zweithöchsten (3) und schließlich der dritthöchsten Priorität (2). Je nach Richtung dieser Wanderung ergibt sich (*R*) bzw. (*S*). So können alle Beispiele gelöst werden (■ Abb. 9.14).

Aber aufpassen: Nicht alles, was eine Räumlichkeit andeutet, hat auch eine chirales Zentrum zur Folge. Das Kriterium der 4 unterschiedlichen Substituenten muss erfüllt sein!

Zum Training noch ein paar weitere Moleküle (■ Abb. 9.15).

■ Abb. 9.16 zeigt die Auflösung.

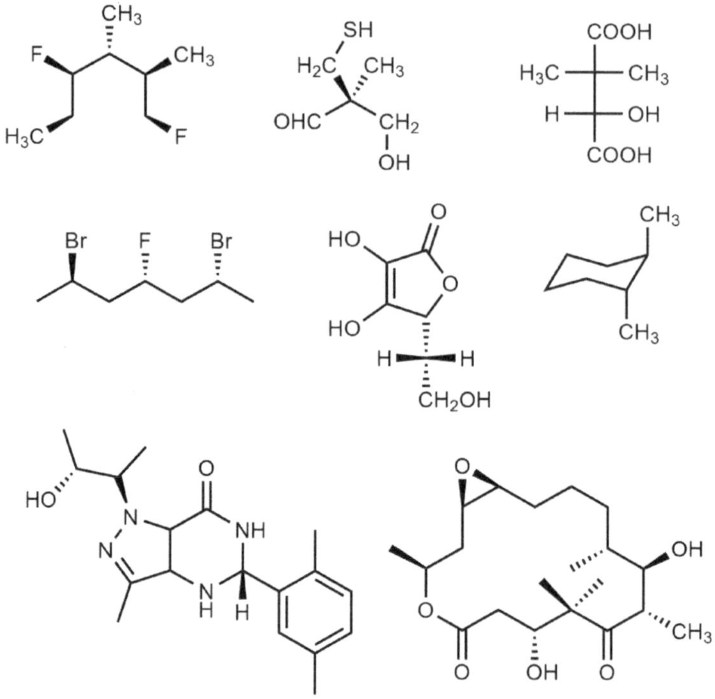

■ **Abb. 9.15**

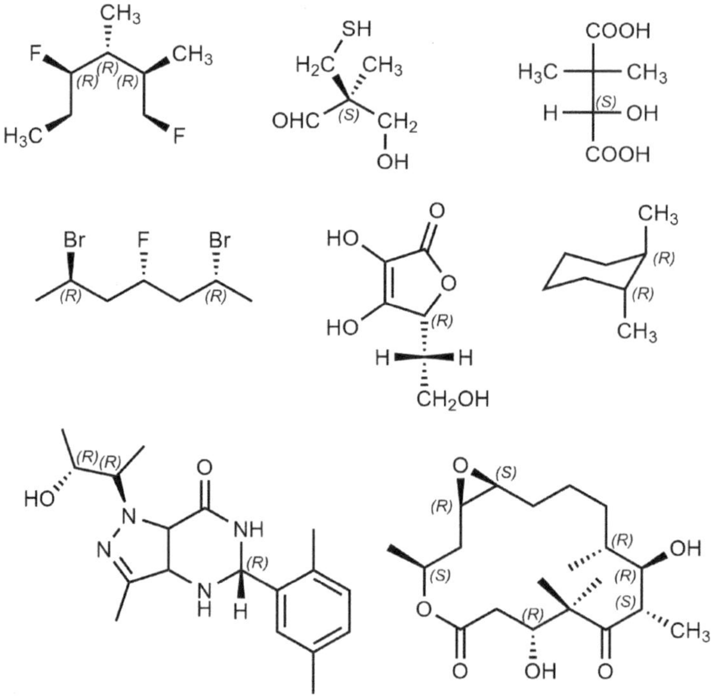

■ **Abb. 9.16**

Aufgabe: Stereochemie und Nomenklatur

GK 5.1, 7.2.1, 7.2.2

Geben Sie Strukturformeln für folgende Moleküle an:

- (3*R*,4*S*)-4-Brom-3-chlorcyclohex-1-en
- (*E*)-4-Brom-2-(mercaptomethyl)-3-methylbut-2-enal
  (Hinweis: Mercaptomethyl = $HSCH_2$–)
- (3*R*,4*S*)-3-Brom-4-chlorcyclohexan-1-on
- (*E*)-1-Brom-3-Chlor-2-methylpent-2-en
- (3*R*,4*R*)-3-Brom-4-chlorhexan
- (*E*)-2-Brom-3-methylpent-2-en-1-ol

Lösungshinweis (◘ Abb. 9.17)

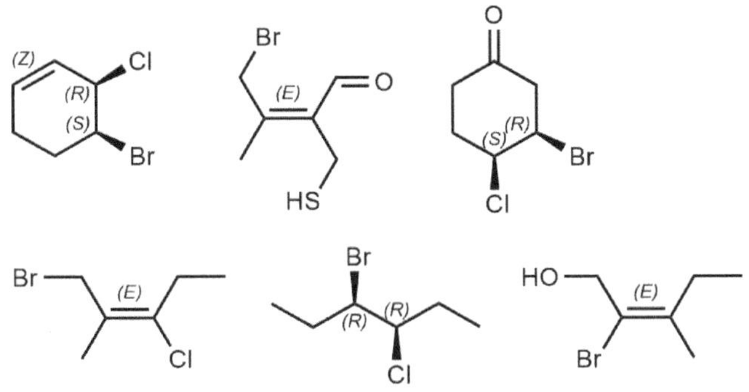

◘ Abb. 9.17

Lösung

Schrittweiser Aufbau der Struktur von »hinten nach vorn« (◘ Abb. 9.18).

Stereochemie

Beim Chlor soll (*R*)-Konfiguration vorliegen. Am C^3-Atom sind 4 Substituenten, $C{=}CR_2$, Cl, H und –CHBr–, geordnet nach der Priorität ergibt das: Cl > –CHBr– > $C{=}CR_2$ > H. Am C^4-Atom soll (*S*)-Konfiguration vorliegen. Die Reihenfolge der Substituenten lautet: Br > CHCl– > CH_2– > H (◘ Abb. 9.19).

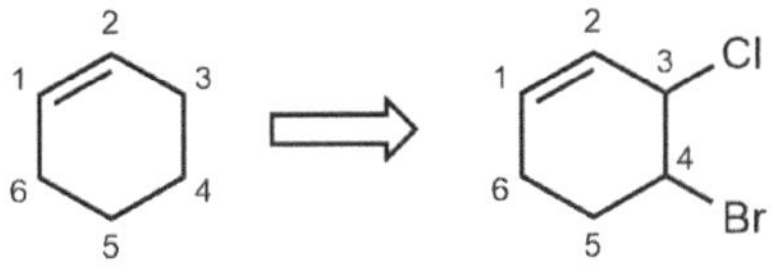

◘ **Abb. 9.18** Stammsystem – Substituenten anfügen

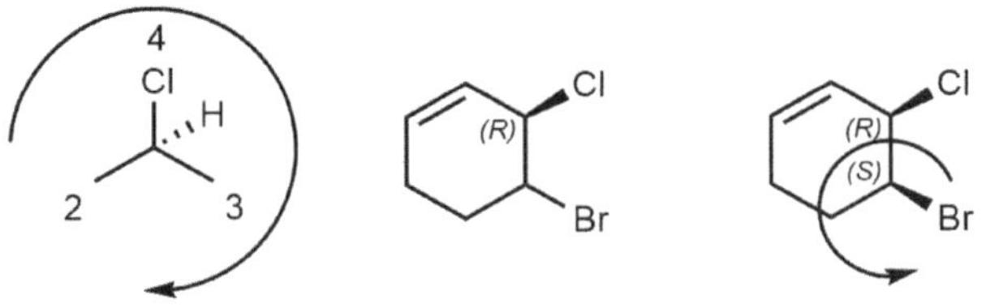

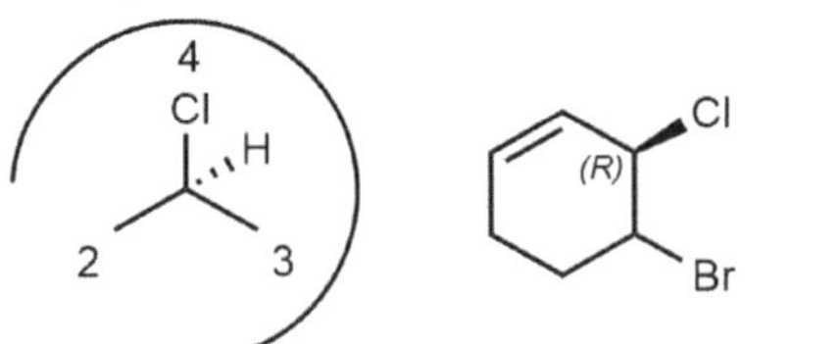

◘ Abb. 9.19

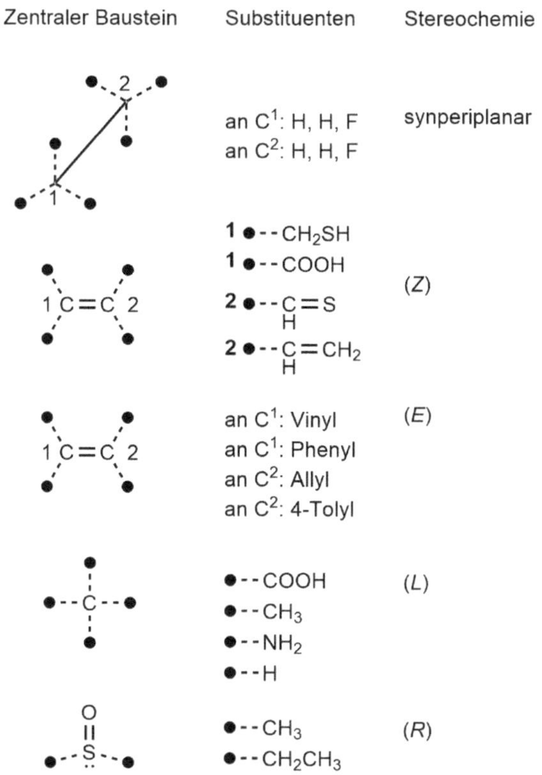

Zentraler Baustein	Substituenten	Stereochemie
2, 1	an C^1: H, H, F an C^2: H, H, F	synperiplanar
1 C=C 2	**1** ●--CH_2SH **1** ●--COOH **2** ●--C(H)=S **2** ●--C(H)=CH_2	(*Z*)
1 C=C 2	an C^1: Vinyl an C^1: Phenyl an C^2: Allyl an C^2: 4-Tolyl	(*E*)
C	●--COOH ●--CH_3 ●--NH_2 ●--H	(*L*)
S=O	●--CH_3 ●--CH_2CH_3	(*R*)

Abb. 9.20

GK 5.1, 7.1.1, 7.2.1, 7.2.2

- **Aufgabe: Isomerie**

Ergänzen Sie die tabellenförmige Abb. 9.20 und formulieren hierzu in der letzten Spalte Strukturformeln, die den 3-dimensionalen Bau des Moleküls erkennen lassen, das durch die ersten 3 Spalten beschrieben ist.

- **Lösung (Abb. 9.21)**

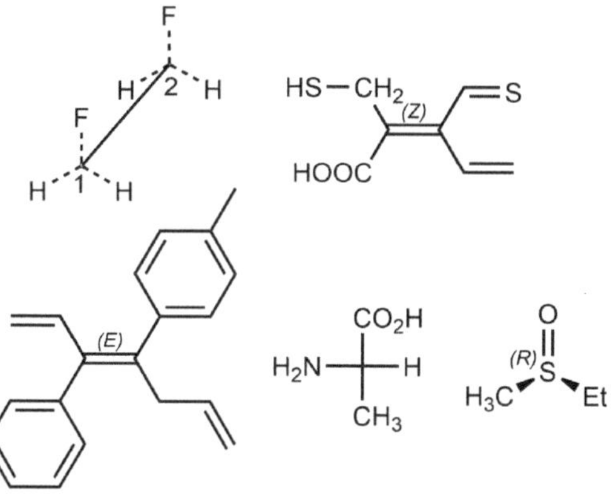

Abb. 9.21

■ Aufgabe: Isomerie

GK 7.1.1

Geben Sie jeweils zum Molekül in ◘ Abb. 9.22 das gesuchte Isomer als Strukturformel an, die den 3-dimensionalen Bau erkennen lässt. Formulieren Sie hierzu Beispiele, die **nur** durch einen dieser 5 Begriffe eineindeutig beschrieben werden:

1. Enantiomer
2. Anomer
3. Epimer
4. Diastereomer
5. Konstitutionsisomer

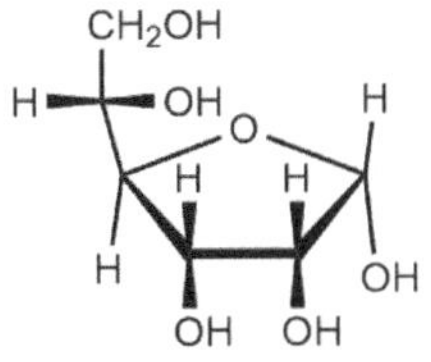

◘ **Abb. 9.22** Vorgegebenes Molekül, zu dem 5 spezielle Isomere gesucht werden: 1. Enantiomer, 2. Anomer, 3. Epimer; 4. Diastereomer; 5. Konstitutionsisomer

■ Lösung

Enantiomer: Bild- und Spiegelbild

1. Ein **Enantiomer** ist das exakte Spiegelbild eines Moleküls. Aus allen (*S*) werden (*R*) und umgekehrt (◘ Abb. 9.23).

Anomer: Diastereomer am anomeren C-Atom

2. Das **Anomer** bezieht sich aus das anomere C-Atom, das ist das Kohlenstoffatom in einem Zucker, das im Halb- bzw. Vollacetal steckt (◘ Abb. 9.24). Für ein Anomer dreht sich hier die Konfiguration um. Anomere sind eine Untergruppe der Diastereomere sowie der Epimere.

Epimer: Diastereomer an einem Atom

3. Als **Epimer** bezeichnet man Diastereomere, die sich in exakt einer Konfiguration unterscheiden (◘ Abb. 9.25). So sind Glucose und Mannose epimere Zucker.

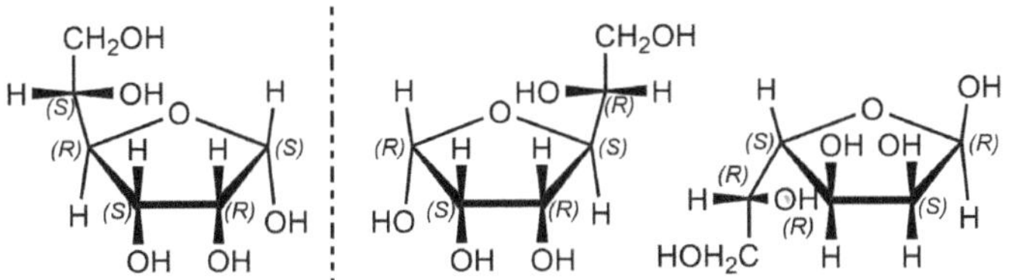

◘ **Abb. 9.23** Enantiomer zum in ◘ Abb. 9.22 dargestellten Molekül. Die beiden Strukturformeln rechts zeigen die 2 Möglichkeiten, ein Enantiomer aufzubauen: entweder das Molekül an einer Ebene spiegeln (Mitte) oder alle chiralen Zentren invertieren (rechts)

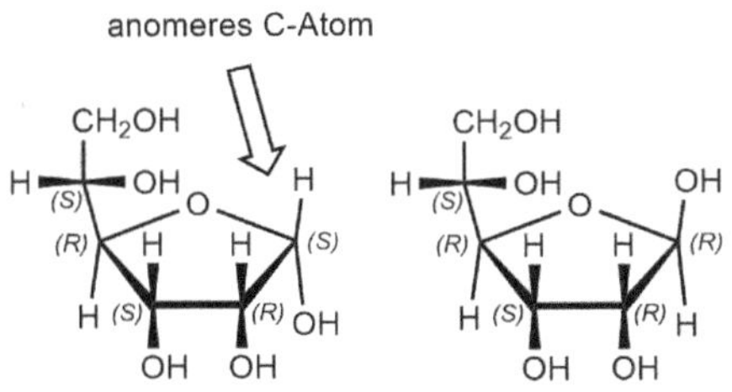

◘ **Abb. 9.24** Anomer zum in ◘ Abb. 9.22 dargestellten Molekül

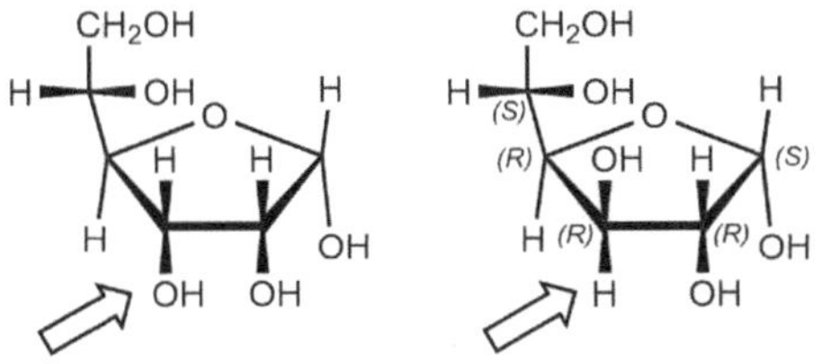

◘ **Abb. 9.25** Epimer zum in ◘ Abb. 9.22 dargestellten Molekül: Die beiden Zucker unterscheiden sich als epimere Zucker in exakt einer Konfiguration (Pfeil)

Diastereomer: Stereoisomer, nicht Bild- und Spiegelbild

z. B.

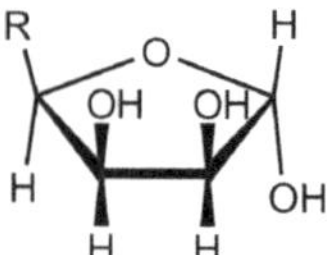

Abb. 9.26 Diastereomer zum in Abb. 9.22 dargestellten Molekül

Es würde auch jedes andere Isomer mit genau einem invertierten Stereozentrum als Lösung gelten. Außer das Isomer, was sich durch Konfigurationsumkehr am anomeren Atom ergibt, das wäre dann wieder ein Anomer, Spezialfall der Diastereomere, Spezialfall der Epimere.

4. Zu den **Diastereomeren** zählt alle Moleküle, die mindestens 2 chirale Zentren beinhalten, aber kein Enantiomer darstellen. Zur Unterscheidung vom Epimer tauscht man in diesem Beispiel einfach die Konfiguration zweier chiraler Zentren (Abb. 9.26). (Wenn ein Molekül aber nur 2 chirale Zentren hat, würde das Tauschen beider Konfigurationen das Enantiomer ergeben!)

Konstitutionsisomere: unterschiedliche Konnektivität

5. Konstitutionsisomere haben unterschiedliche Konnektivität, das heißt, die Atome sind unterschiedlich miteinander verbunden (Abb. 9.27). Die Summenformel muss aber laut Definition der Isomerie gleich sein.

Z. B.

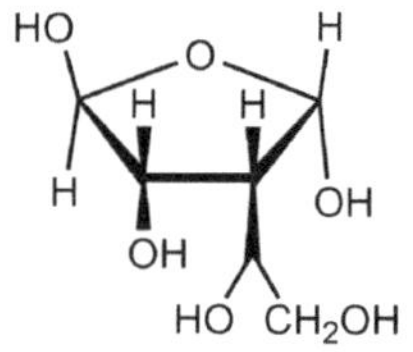

Abb. 9.27 Konstitutionsisomer zum in Abb. 9.22 dargestellten Molekül

GK 7.1.1

Aufgabe: Isomerie

In welchem stereochemischen Verhältnis stehen die in Abb. 9.28 jeweils nebeneinander gestellten 8 Molekülpaare **A** bis **H**?

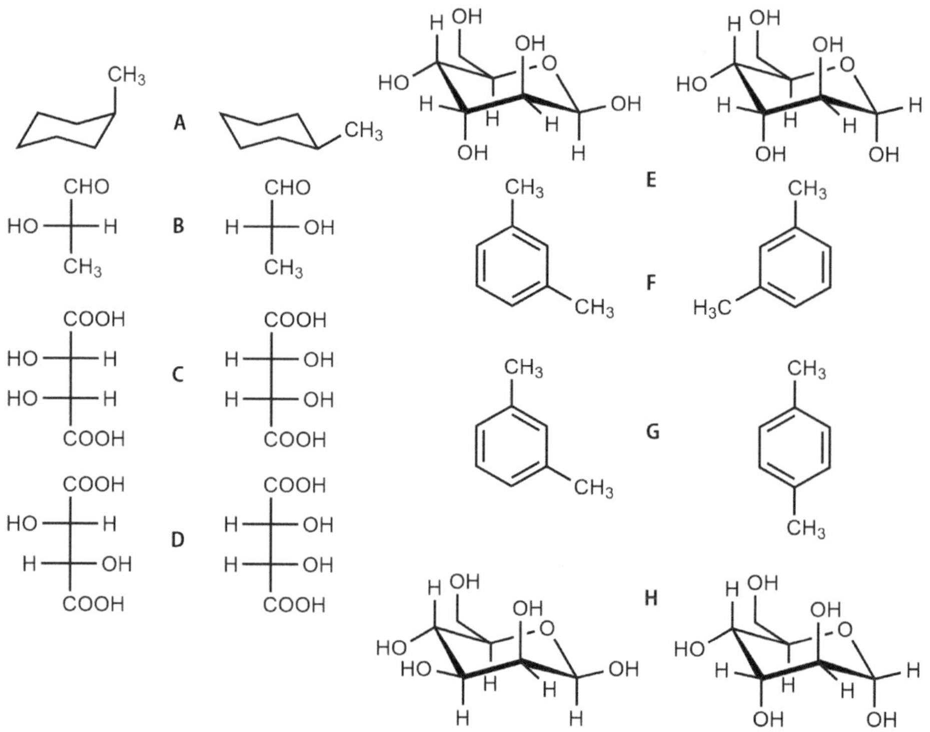

Abb. 9.28

Lösungshinweis

► **A:** Konformer, **B:** Enantiomer, **C:** identisch, **D:** Epimer, **E:** Anomer, **F:** identisch, **G:** Konstitutionsisomer, **H:** Diastereomer

Lösung

Das Molekülpaar **A** steht in einem einfachen Konformerengleichgewicht (◘ Abb. 9.29 oben). Durch gleichzeitige Rotation aller Bindungen des Cyclohexanrings wechselt die Methylgruppe von der axialen in die äquatoriale Position → klassische Konformere.

Beispiel **B** ist trivial, beide Fischer-Projektionen verhalten sich wie Bild und Spiegelbild, das heißt, hier liegen Enantiomere vor.

Bei der in **C** abgefragten Weinsäure liegt keine Isomerie vor! In das Molekül kann eine Spiegelebene eingezeichnet werden, obere und untere Hälfte des Moleküls sind identisch (◘ Abb. 9.29 unten). Man spricht hier von einer *meso*-Verbindung, ein »inneres Razemat« liegt vor. Damit sind Bild- und Spiegelbild in Wahrheit identisch. Das kann man anhand des Symmetrieelements der Spiegelebene sofort feststellen. Will man das weiter absichern, hilft wieder die (*R*/*S*)-Nomenklatur. Dazu muss man die Fischer-Projektion in die Cahn-Ingold-Prelog-Nomenklatur transferieren.

◘ **Abb. 9.29**

Eine Variante hierzu (es gibt unendlich viele, wie man sich das ableiten kann…): Dazu nutzt man die Regel aus, derzufolge die *geradzahlige* Vertauschung von Substituenten in einer Fischer-Projektion das identische Molekül erzeugt.

Des Weiteren gilt: Die senkrecht angeordnete Kette zeigt nach hinten, alles was waagrecht steht, zeigt nach vorn. Das hilft jetzt dabei, in die CIP-Projektion zu kommen:

- Am oberen C^2-Atom werden die Substituenten 2-mal vertauscht, sodass das H-Atom nach hinten zeigt (◘ Abb. 9.30 oben). Das ist nun genau die Anordnung, die für die (*R*/*S*)-Nomenklatur benötigt wird. Die Prioritäten lauten dann: OH > COOH > Rest.
- Analoges Verfahren für unten ergibt dann (*S*) an C^2 und (*R*) an C^3 (◘ Abb. 9.30 unten).

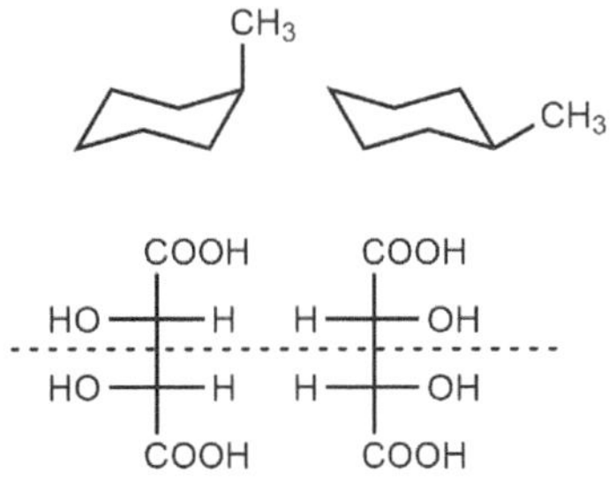

Da die beiden chiralen C-Atome exakt die gleichen Substituenten tragen, heben sich die beiden gegenseitig auf. Da das eine Chiralitätszentrum linear polarisiertes Licht in die eine Richtung dreht, das andere exakt um denselben Betrag in die andere Richtung, zeigen *meso*-Verbindungen **keine** optische Aktivität.

meso-Verbindung: keine optische Aktivität

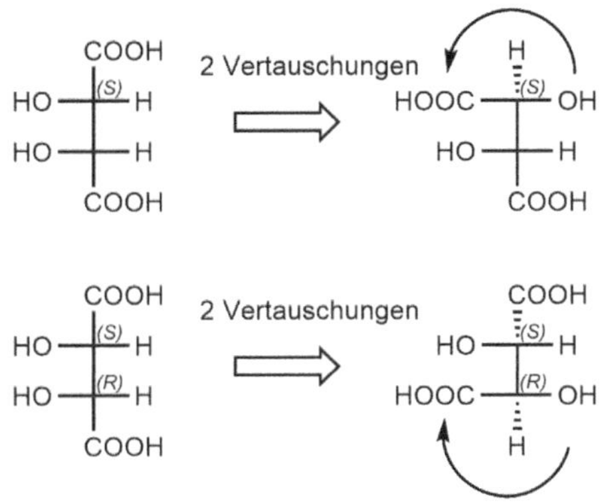

◘ **Abb. 9.30**

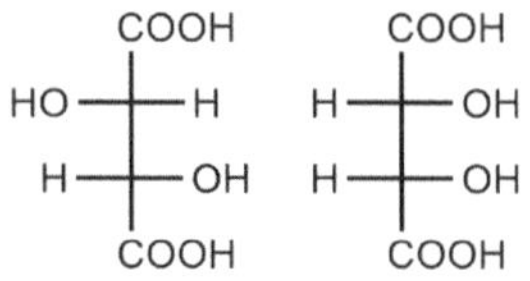

Abb. 9.31

Frage **D** ist wieder Standard: Ein C-Atom (C^2) ändert die Konfiguration, was Diastereomere, genauer Epimere, liefert (Abb. 9.31). Analog liegen bei **E** Anomere und bei **H** Diastereomere vor: Bei **E** ist ein Atom geändert, genau das anomere C-Atom; bei **H** sind es 2 Atome.

Die Fragen **F** und **G** sind einfach:

- Das Paar **F** sind identische Moleküle, einfach nur gedreht. Das sind keine Bild- und Spiegelbildisomere, da keine chiralen Atome enthalten sind.
- Das Paar **G** sind Konstitutionsisomere, die Verknüpfung der Atome ist verschieden, es handelt sich um *m*(*eta*)- und *p*(*ara*)-Xylol.

Reaktionstypen, wichtige organische Transformationen

J. Schatz, *Übungsbuch Chemie für Mediziner*,
DOI 10.1007/978-3-662-53488-5_10,

Organische Chemie, Biochemie und Physiologie basieren auf typischen Reaktionsweisen funktioneller Gruppen. Komplexere Reaktionsabläufe können oft in eine Abfolge einfacher Elementarschritte (Addition, Eliminierung, Substitution, Umlagerung etc.) zerlegt und wieder zu typischen Reaktionen der Kohlenwasserstoffe und Verbindungsklassen mit Heteroatomen zusammengebaut werden. Um den Überblick über die mannigfaltigen Reaktionsmöglichkeiten zu ermöglichen, fasst das Kapitel die typischen und medizinisch wichtigen Reaktionen der Verbindungsklassen kompakt zusammen. Dies hilft bei vielen synthetischen Problemstellungen in der Form »Edukt → Produkt?« und umgekehrt. Anhand der Fragestellungen werden hier wichtige Grundprinzipien erarbeitet: Nucleophilie, Elektrophilie, Einfluss von Substituenten auf Ort, Art und Geschwindigkeit der Reaktion. Zudem wird das Erlernte in komplexere Problemstellungen bezüglich Veresterung, Verseifung und Aldol- bzw. Esterkondensationen eingebettet.

10.1 Zusammenfassung

In diesem Abschnitt werden folgende wichtige Reaktionen der organischen Chemie dargestellt:

- Reaktionen der Alkene (■ Abb. 10.1)
- Reaktionen der Alkine (■ Abb. 10.2)
- Reaktionen der Aromate (■ Abb. 10.3)
- Nucleophile Substitution (S_N, ■ Abb. 10.4)
- Konkurrenz zwischen Eliminierung und Substitution (■ Abb. 10.5)
- Oxidation der Alkohole (■ Abb. 10.6)
- Oxidation der Thiole und Thioether (■ Abb. 10.7)
- Reaktionen der Carbonylgruppe: Hydratbildung und Co (■ Abb. 10.8)
- Reaktionen der Carbonsäurederivate (■ Abb. 10.9)
- Veresterung (■ Abb. 10.10)
- Verseifung (■ Abb. 10.11)
- Aldolkondensation (■ Abb. 10.12)
- Esterkondensation (■ Abb. 10.13)

■ Abb. 10.1

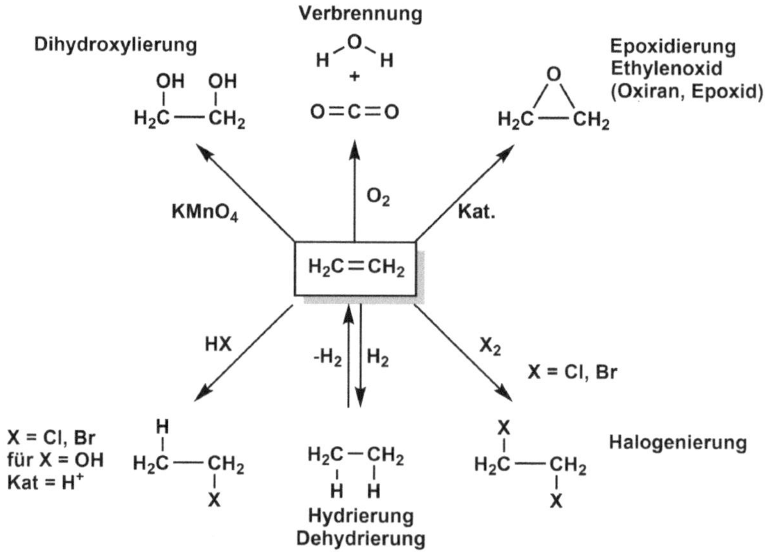

■ **Abb. 10.1** Reaktionen der Alkene: Dihydroxylierung, Verbrennung, Epoxidierung, Hydrierung/Dehydrierung, Halogenierung

Zusätzlich kommt bei den Alkenen noch die Polymerisation als interessante Reaktion dazu.

■ Abb. 10.2

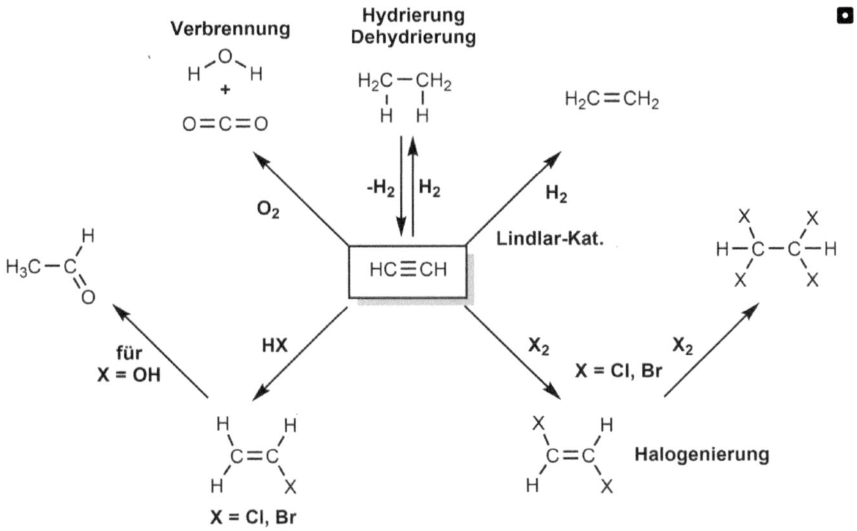

■ **Abb. 10.2** Reaktionen der Alkine: Verbrennung, Hydrierung/Dehydrierung, Halogenierung

■ Abb. 10.3

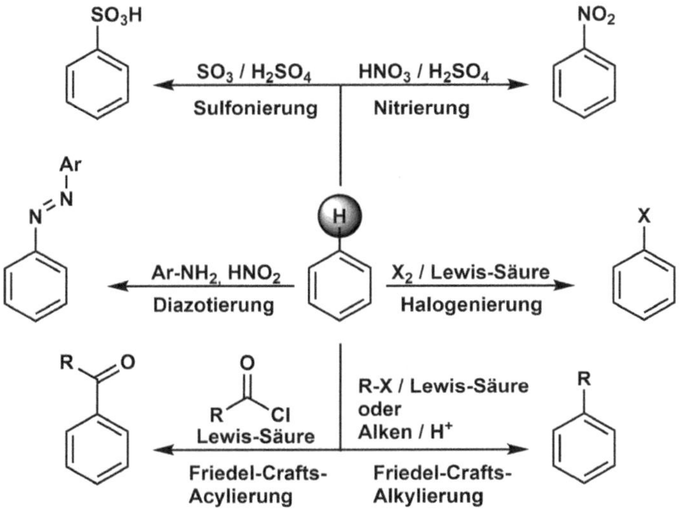

■ **Abb. 10.3** Reaktionen der Aromate: Nitrierung, Sulfonierung, Diazotierung, Halogenierung, Friedel-Crafts-Acylierung, Friedel-Crafts-Alkylierung

■ Abb. 10.4

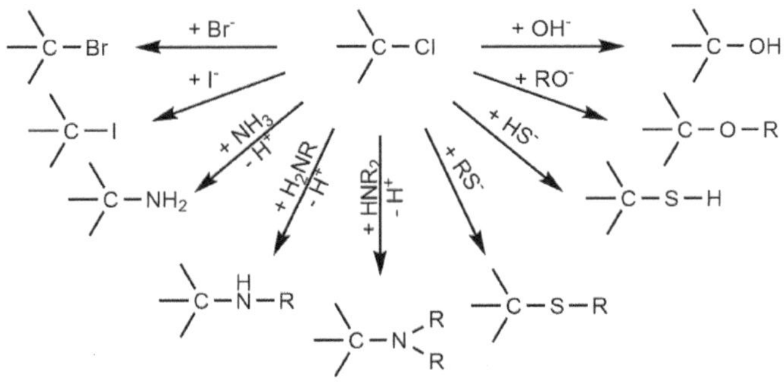

■ **Abb. 10.4** Nucleophile Substitution S_N

◘ Abb. 10.5

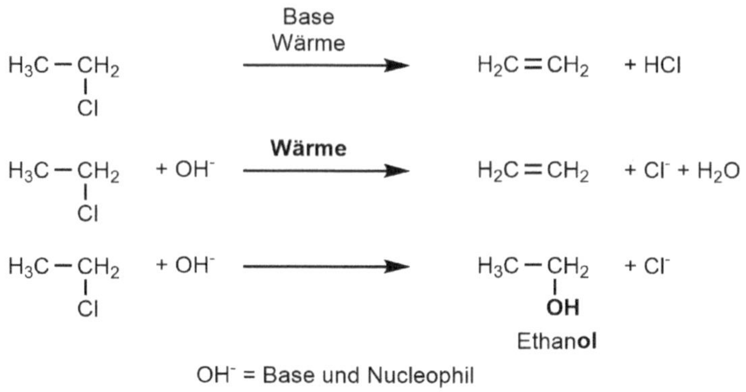

$H_3C-CH_2Cl \xrightarrow[\text{Wärme}]{\text{Base}} H_2C=CH_2 + HCl$

$H_3C-CH_2Cl + OH^- \xrightarrow{\textbf{Wärme}} H_2C=CH_2 + Cl^- + H_2O$

$H_3C-CH_2Cl + OH^- \longrightarrow H_3C-CH_2\textbf{OH} + Cl^-$ (Ethan**ol**)

OH^- = Base und Nucleophil

◘ Abb. 10.5 Konkurrenz zwischen Eliminierung und Substitution

◘ Abb. 10.6

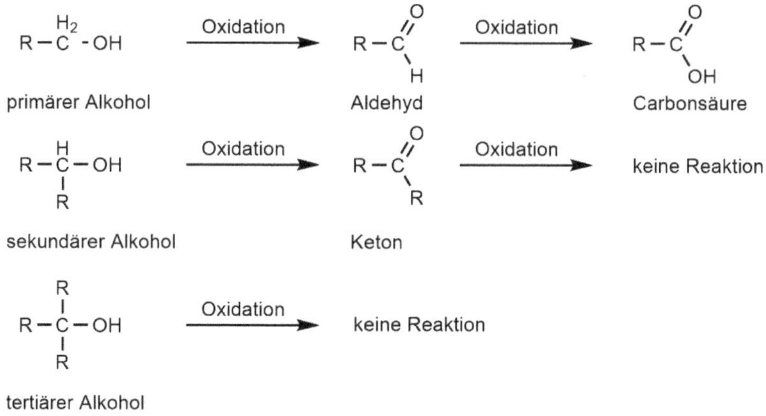

primärer Alkohol $R-CH_2-OH \xrightarrow{\text{Oxidation}}$ Aldehyd $R-CHO \xrightarrow{\text{Oxidation}}$ Carbonsäure $R-COOH$

sekundärer Alkohol $R_2CH-OH \xrightarrow{\text{Oxidation}}$ Keton $R-CO-R \xrightarrow{\text{Oxidation}}$ keine Reaktion

tertiärer Alkohol $R_3C-OH \xrightarrow{\text{Oxidation}}$ keine Reaktion

◘ Abb. 10.6 Oxidation der Alkohole

◘ Abb. 10.7

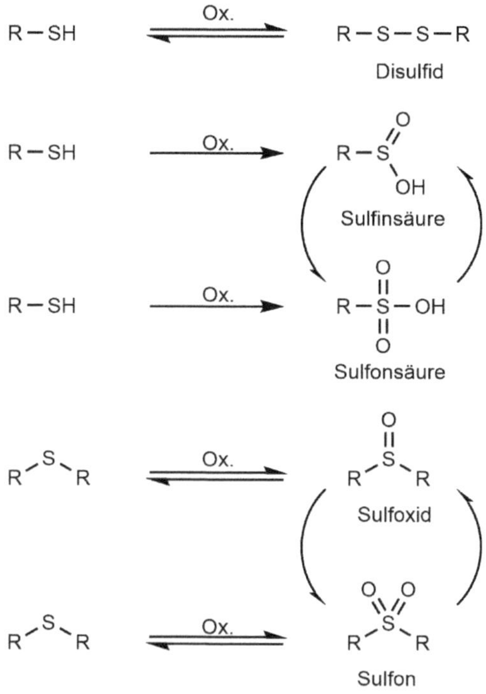

$R-SH \underset{}{\overset{\text{Ox.}}{\rightleftharpoons}} R-S-S-R$ (Disulfid)

$R-SH \xrightarrow{\text{Ox.}} R-S(=O)-OH$ (Sulfinsäure)

$R-SH \xrightarrow{\text{Ox.}} R-S(=O)_2-OH$ (Sulfonsäure)

$R-S-R \overset{\text{Ox.}}{\rightleftharpoons} R-S(=O)-R$ (Sulfoxid)

$R-S-R \overset{\text{Ox.}}{\rightleftharpoons} R-S(=O)_2-R$ (Sulfon)

◘ Abb. 10.7 Oxidation der Thiole und Thioether

■ Abb. 10.8

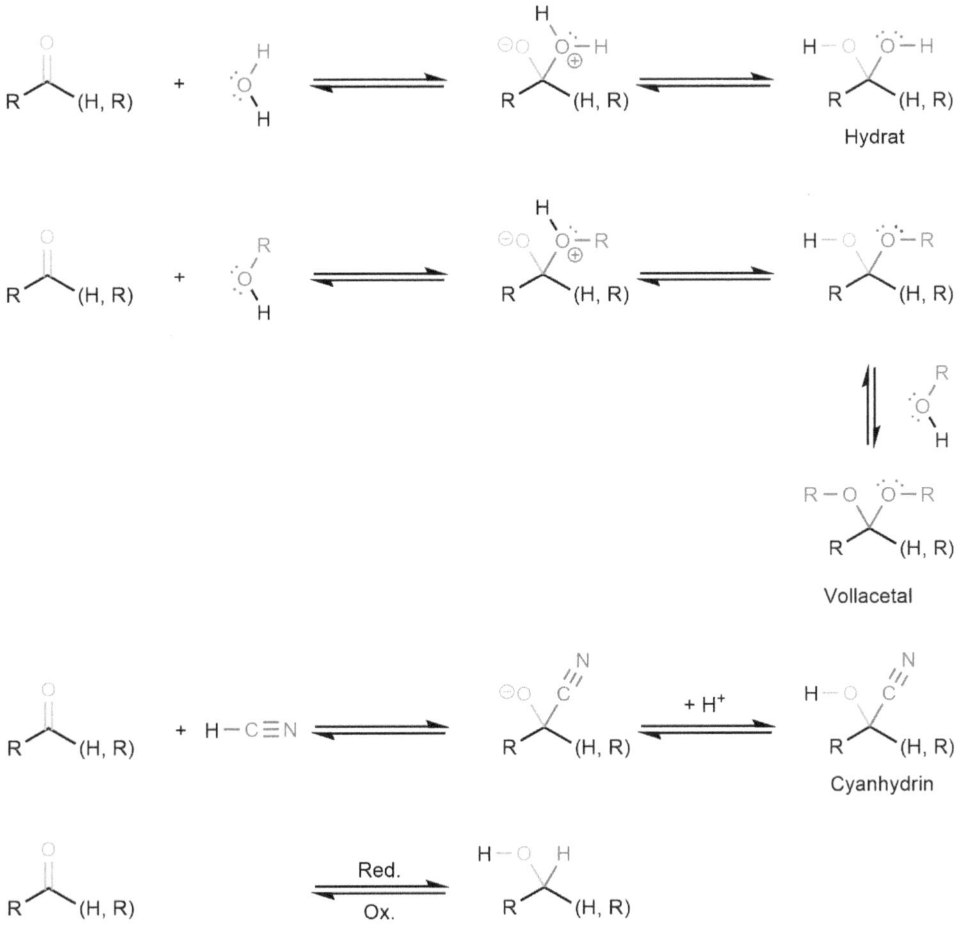

■ **Abb. 10.8** Reaktionen der Carbonylgruppe: Hydratbildung und Co

■ Abb. 10.9

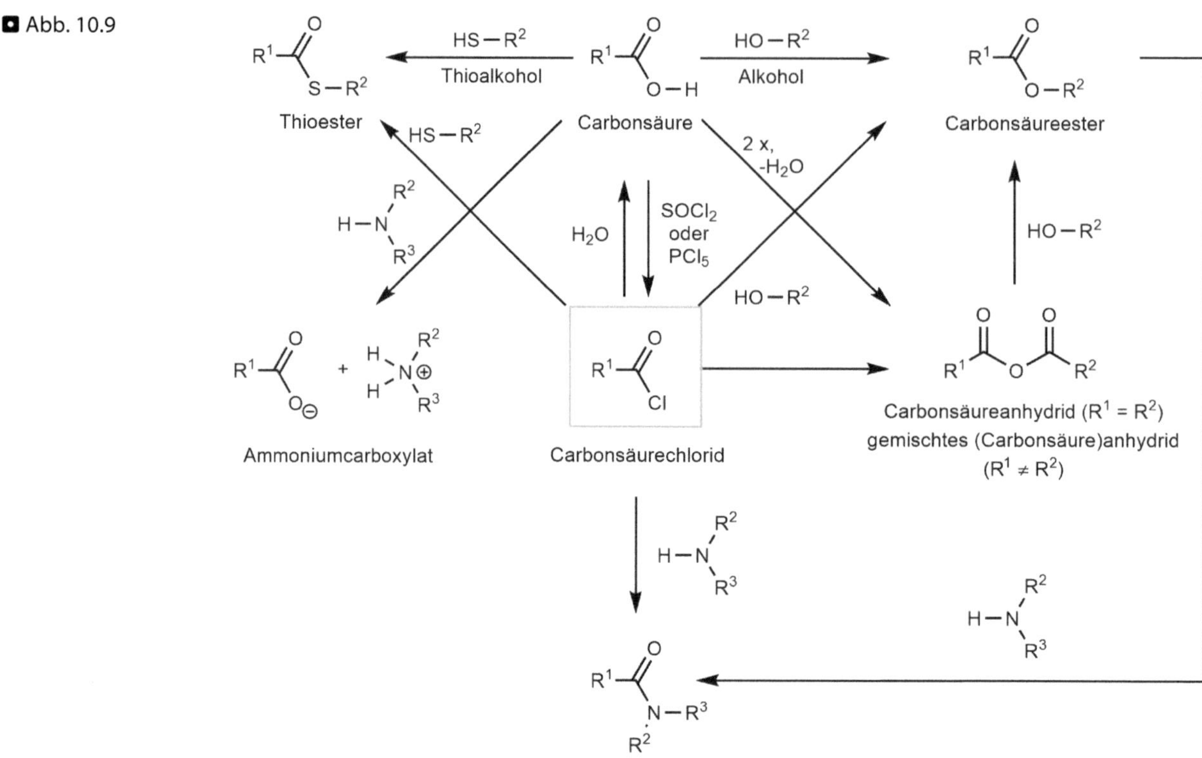

■ **Abb. 10.9** Reaktionen der Carbonsäurederivate

■ Abb. 10.10

■ **Abb. 10.10** Veresterung

■ Abb. 10.11

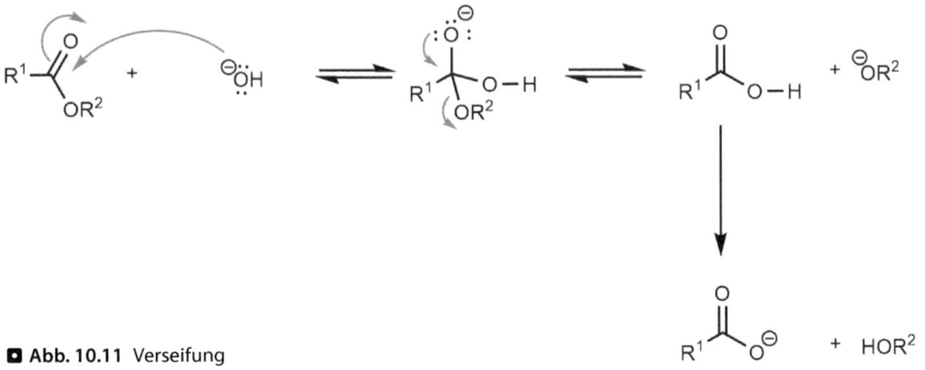

■ **Abb. 10.11** Verseifung

■ Abb. 10.12

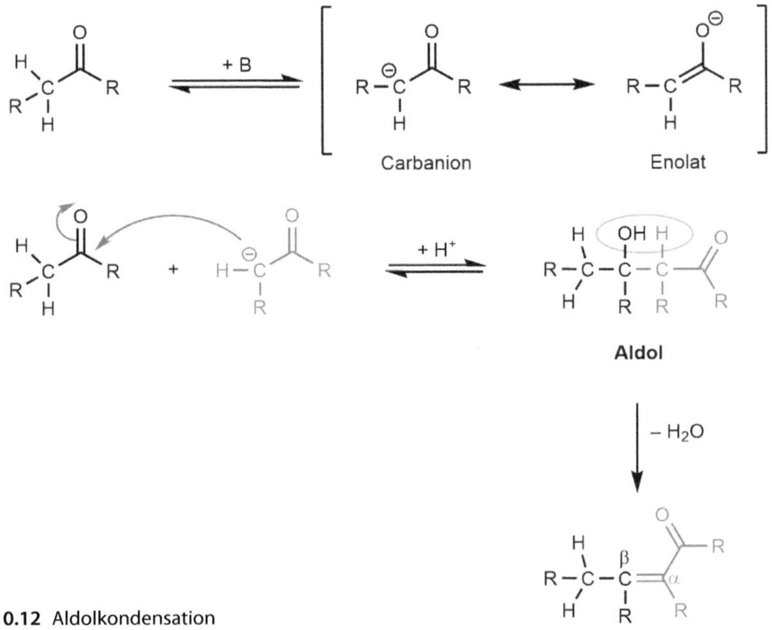

■ **Abb. 10.12** Aldolkondensation

■ Abb. 10.13

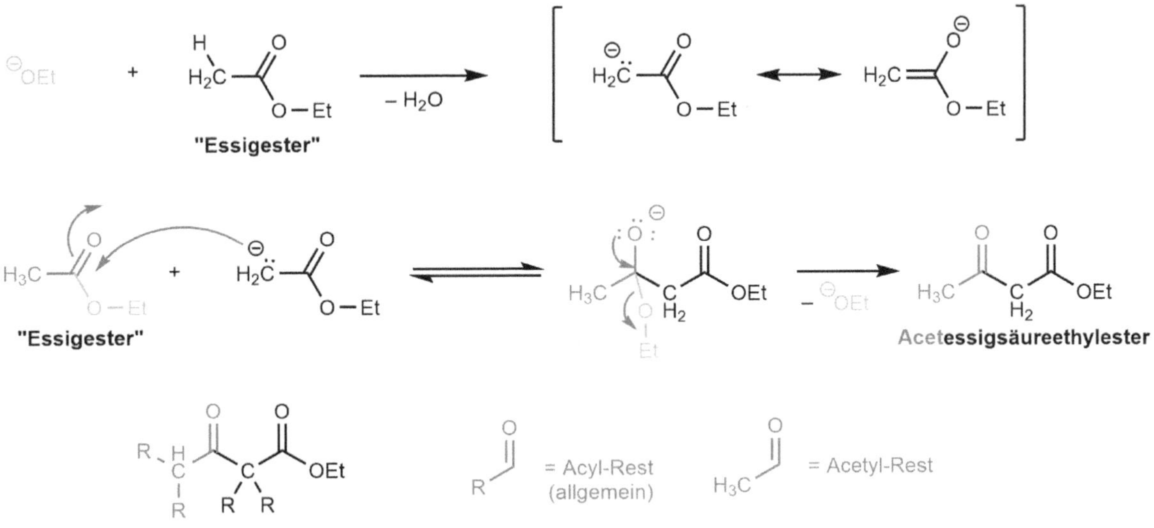

■ **Abb. 10.13** Esterkondensation

10.2 Aufgaben und Lösungen

GK 4.2

■ Aufgabe

Geben Sie für folgende Reaktionen (■ Abb. 10.14) an, um welche Art der Reaktion es sich handelt. Benutzen Sie dafür die entsprechenden Kurzkennzeichnungen (z. B. S_EAr, S_N1, A_E etc.):

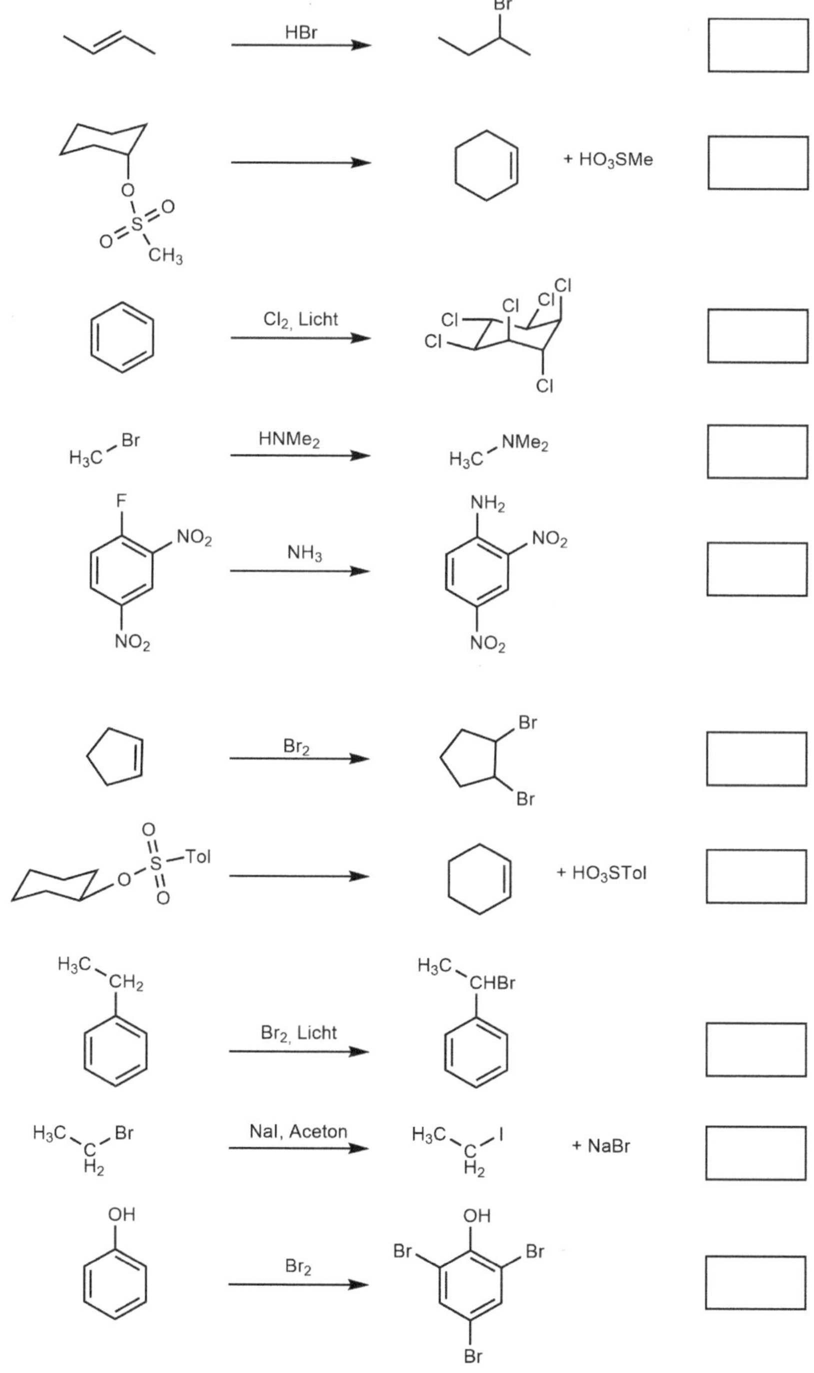

■ **Abb. 10.14**

▪ **Lösungshinweis**

► A_E, E, A_R, S_N, S_NAr, A_E, E, S_R, S_N, S_EAr

▪ **Lösung**

Zur Bestimmung der allgemeinen Reaktionsweise überprüft man als Erstes die Bilanz der Gleichung: Was hat sich von links nach rechts geändert? So sind die Addition (A), Eliminierung (E) und Substitution (S) leicht zu identifizieren. Eventuell kann auch noch eine Umlagerung erfolgen. Hier sind nur 2 Umlagerungen von Bedeutung, die Keto-Enol-Tautomerie (◘ Abb. 10.15) und die Lobry-de-Bruyn-van-Ekenstein-Umlagerung (vgl. Kap. 12, Kohlenhydrate, ◘ Abb. 12.5).

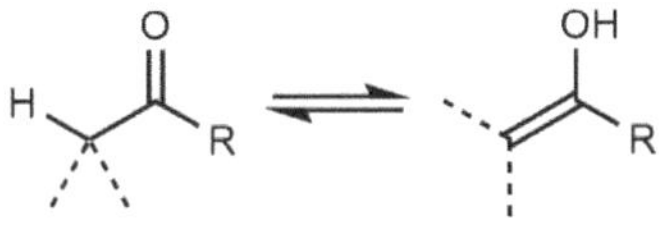

Etwas schwieriger ist das Erkennen des reaktiven Teilchens, das die Reaktion initiiert: Nucleophil (N), Elektrophil (E) oder Radikal (R)?

Nucleophile sind grundsätzlich Teilchen, die einen Elektronenüberschuss haben, entweder in Form eines freien Elektronenpaares oder als Anion (◘ Abb. 10.16).

Typische Nucleophile sind: Halogenide, H_2O, OH^-, H_2S, HS^-, HOR, RO^-, NH_3, H_2NR, HNR_2, NR_3, CN^- und Ähnliches. Carbanionen sind ebenfalls sehr gute Nucleophile, zum Beispiel Enolate (◘ Abb. 10.12).

Die Nucleophilie steigt ja im PSE von rechts nach links und von oben nach unten. So ist Iodid ein besseres Nucleophil als Bromid, H_2S besser als Wasser, Ammoniak besser als Wasser. Anionen sind stärkere Nucleophile als die neutralen Pendants. Wasser ist weniger nucleophil als das Hydroxidion.

Elektrophile sind Teilchen mit Elektronenmangel, Kationen oder Lewis-Säuren. Typische Beispiele wären das Proton H^+, Kohlenstoffkationen aus der Protonierung von Alkenen bzw. Alkylhalogenid mit Lewis-Säure, Stichwort Friedel-Crafts-Reaktionen.

Radikale (R) als Teilchen mit ungepaarten Elektronen kommen bei der radikalischen Substitution an Alkylresten und der radikalischen Addition an Benzol vor.

In den Aufgaben findet sich auch 2-mal eine Addition an eine Doppelbindung (◘ Abb. 10.17), angreifendes Teilchen ist H^+ bzw. Br^+, im 2. Schritt reagiert dann immer die positive Ladung am Kohlenstoff mit dem Nucleophil, hier in beiden Fällen Br^-.

Immer wenn irgendwo »Licht« oder »*h·v*« über dem Reaktionspfeil steht, »riecht« das nach Radikalen. Die 1. Reaktion der ◘ Abb. 10.18 ist eine – nicht gerade sanfte – Addition an Benzol, die 2. eine radikalische Seitenkettenbromierung, eine radikalische Substitution. Der Unterschied zwischen beiden Reaktionen liegt in der Seitenkette begründet:

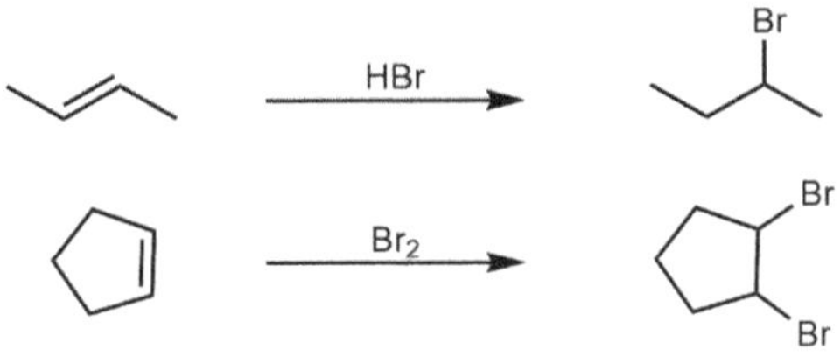

H O R ⇌ OH R

◘ **Abb. 10.15** Keto-Enol-Tautomerie

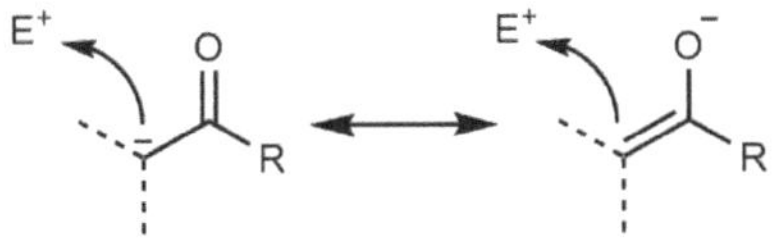

E⁺ O R ⟷ E⁺ O⁻ R

◘ **Abb. 10.16** Enolatmesomerie

HBr, Br

Br_2, Br, Br

◘ **Abb. 10.17** Elektrophile Addition an C–C-Doppelbindungen

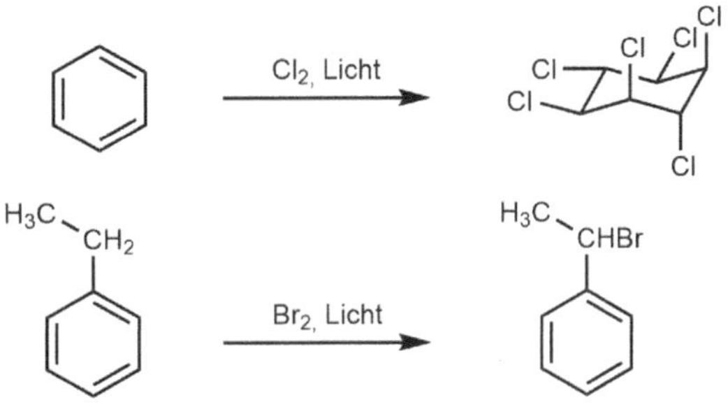

Cl_2, Licht — Cl Cl Cl Cl Cl Cl

H_3C CH_2 — Br_2, Licht — H_3C CHBr

◘ **Abb. 10.18**

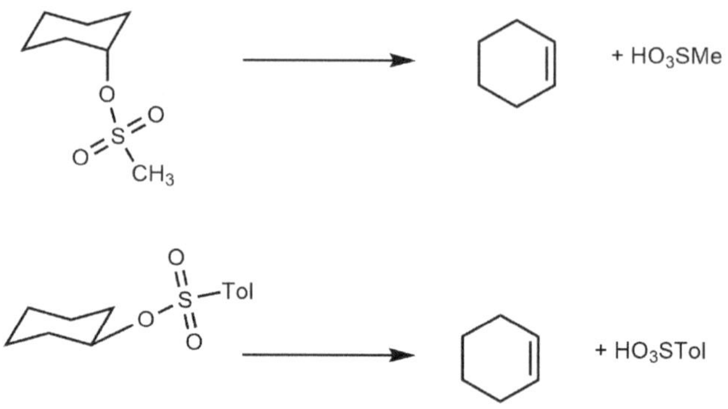

Abb. 10.19 Eliminierung

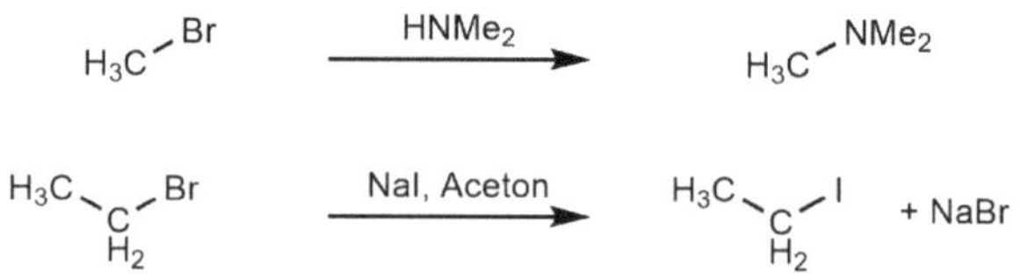

Abb. 10.20 Klassische nucleophile Substitutionsreaktionen

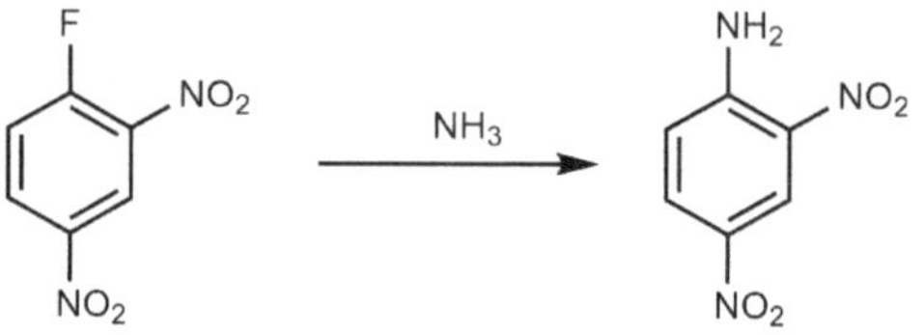

Abb. 10.21 Nucleophile aromatische Substitution (S_NAr)

- Beim Benzol kann nichts anderes passieren: Sind die Temperatur, der Druck etc. ausreichend hoch, wird die Aromatizität aufgebrochen.
- Beim Ethylbenzol gibt es hingegen eine energetisch deutlich günstigere Möglichkeit: radikalische Substitution in der Seitenkette. Das läuft über das stabilste Radikal, in diesem Fall ist das ein Benzylradikal. Der Benzolring direkt daneben sorgt für eine gute mesomere Stabilisierung.

Abb. 10.19 zeigt 2 Eliminierungsreaktionen.

Abb. 10.20 stellt 2 klassische nucleophile Substitutionen dar: Bromid wird in beiden Fällen durch bessere Nucleophile substituiert, S_N. Im Falle von Dimethylamin ($HNMe_2$) als Nucleophil würde im Labor das Produkt Trimethylamin als besseres Nucleophil verglichen mit Dimethylamin nochmals mit Methylbromid reagieren und das NMe_4^+-Kation ergeben. Die 3 Methylgruppen am Stickstoff schieben Elektronen in das freie Elektronenpaar dort und erhöhen so die Nucleophilie.

GK 4.2, 6.4, 6.5

Nucleophile aromatische Substitution (S_NAr) mit Ammoniak als Nucleophil (Abb. 10.21). Das Edukt ist berühmt: Sanger-Reagenz. Diese Reaktion wird zur Endgruppenmarkierung von Peptidketten benutzt. Schlussendlich ist ein Peptid auch nur ein Amin.

Im Gegensatz dazu noch eine elektrophile aromatische Substitution: Da Phenol sehr elektronenreich ist, reagiert es sogar mit Brom, ohne die sonst übliche Lewis-Säure (Abb. 10.22). Noch besser würde es mit dem Phenolat (PhO^-) gehen. Phenol ist eine schwache Säure, pK_S-Wert ca. 10!

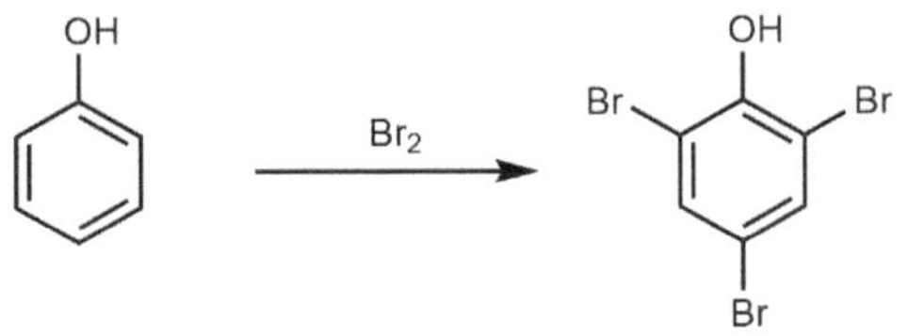

■ Abb. 10.22 Elektrophile aromatische Substitution (S_EAr)

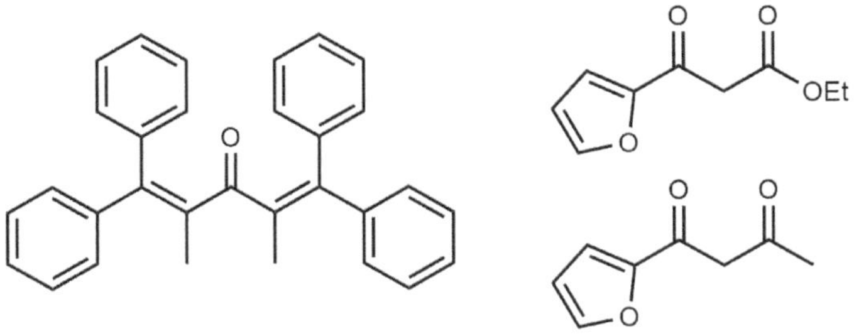

■ Abb. 10.23

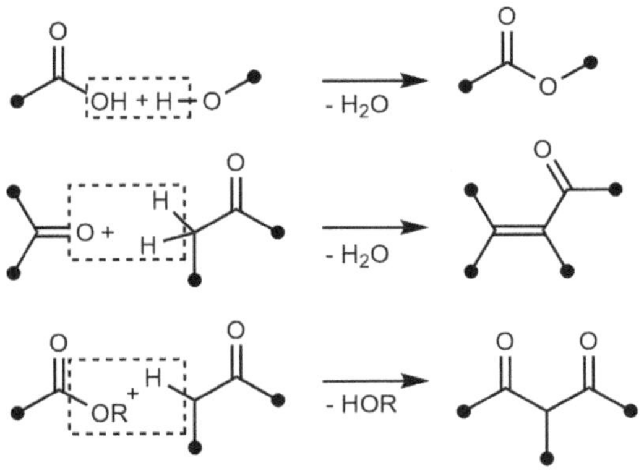

■ Abb. 10.24

■ Aufgabe: Kondensationen

Geben Sie für die in ■ Abb. 10.23 gezeigten Kondensationsprodukte alle organischen Edukte an. Um welche Art an Kondensation handelt es sich jeweils (Name der Kondensationsreaktion).

■ Lösungshinweis

► Aldolkondensation, Veresterung bzw. Esterkondensation

■ Lösung

Im Zyklus »Chemie für Mediziner« gibt es einige wichtige Kondensationsreaktionen, zum Beispiel sind hier die Veresterung, aldol- und esterartige Kondensation zu nennen (■ Abb. 10.24 oben, Mitte und unten).

Das 1. Beispiel (■ Abb. 10.23 links) enthält ein sog. Michael-System (■ Abb. 10.25), Doppelbindung in Konjugation mit einer Carbonylgruppe. Das ist das Produkt einer Aldolkondensation. Der Schnitt, der das Molekül in die beiden Edukthälften trennt, läuft durch die Doppelbindung. Es wird immer in eine Carbonyl- (C=O) und eine Methylenkomponente (CH_2) getrennt.

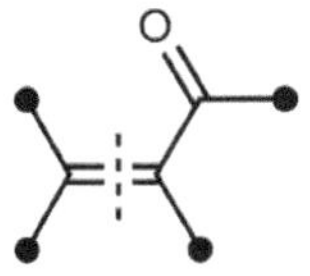

■ Abb. 10.25 Michael-System

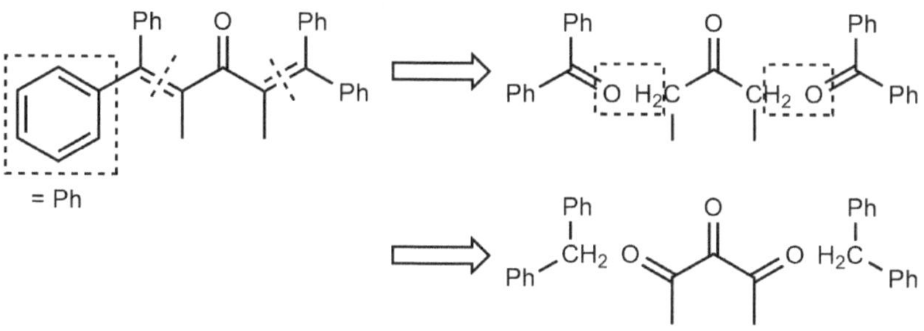

Abb. 10.26

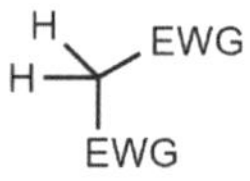

Abb. 10.27 Azide Methylengruppe

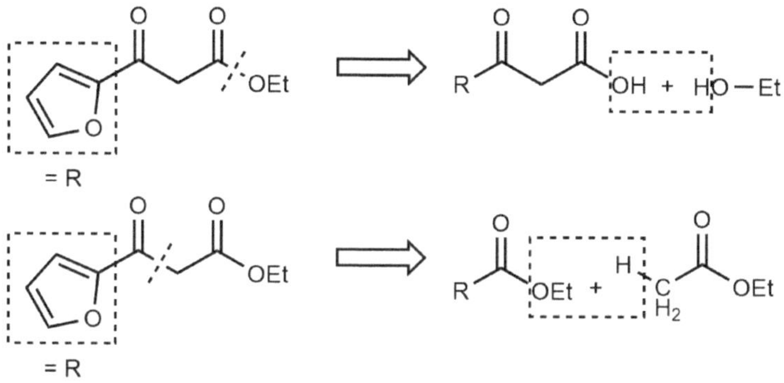

Abb. 10.28 Veresterung und Esterkondensation

Da die Auftrennung unsymmetrisch ist, gibt es immer 2 Möglichkeiten, C=O + H_2C bzw. CH_2 + O=C. Betrachtet man beide möglichen Varianten, ist nur die erste sinnvoll (die obere in **Abb. 10.26**).

Azide Methylengruppe
EWG = »Electron Withdrawing Group«, z. B. C=O, CN, COOR

Damit die Reaktion ablaufen kann, muss die CH_2-Komponente ausreichend azide sein, um deprotoniert werden zu können (**Abb. 10.27**). Eine solche Aktivierung findet sich nur in der 1. Variante, Benzophenon reagiert 2-mal mit 3-Pentanon.

Im 2. Beispiel wären sogar 2 Kondensationen zu erkennen, die einfachere ist die Veresterung (**Abb. 10.28**). Das Molekül beinhaltet aber auch 2 Carbonylgruppen, die zueinander in 1,3-Position stehen (**Abb. 10.29**). Das ist immer ein gutes Indiz, um an eine Esterkondensation oder eine vergleichbare Reaktion zu denken. Dieses Strukturelement hilft auch bei der Lösung des letzten Beispiels dieser Aufgabe (**Abb. 10.23 rechts unten**).

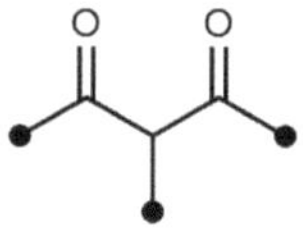

Abb. 10.29 1,3-Carbonylverbindung

Abb. 10.30

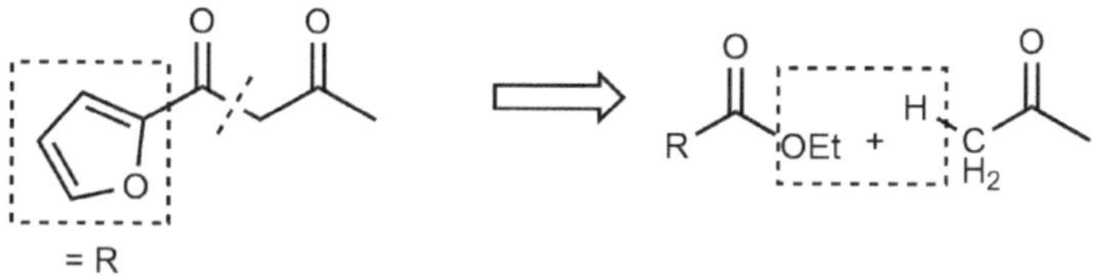

Abb. 10.30 Synthese 1,3-Diketon

■ Aufgabe: Typische Reaktionen

GK 4.2, 6

In 2 unterschiedlichen Reagenzgläsern befindet sich Isopropanol (2-Propanol) bzw. Isopropylamin (2-Aminopropan). Geben Sie einen Satz von 2 chemischen Nachweisreaktionen an, womit beide Chemikalien eindeutig identifiziert werden können.

■ Lösungshinweis

► Ninhydrin und Oxidation

■ Lösung

Eine einfache Aufgabe zu generellen Eigenschaften von Verbindungen. Einfaches pH-Wert-Messen würde schon helfen, da das Amin basisch reagiert, der Alkohol nicht. Als Farbreaktionen könnte man die Oxidierbarkeit von Alkoholen ausnutzen. Für das Amin eignet sich die Ninhydrinreaktion (vgl. Aminosäuren, ◘ Abb. 13.25).

■ Aufgabe: Nucleophile

GK 4.2, 6

Geben Sie an, welche Positionen (Atome) im 2,4-Dinitrochlorbenzol bzw. 3-Ketobutansäurechlorid von einem Nucleophil prinzipiell angegriffen werden können.

■ Lösung (◘ Abb. 10.31)

Einfach suchen, wo ein elektronenziehender Substituent sitzt. Die umgekehrte Aufgabe (Angriff von Elektrophilen) ist ebenso möglich, wird auch genauso gelöst: Aufsuchen von Molekülteilen mit hoher Elektronendichte, elektronenschiebende Substituenten.

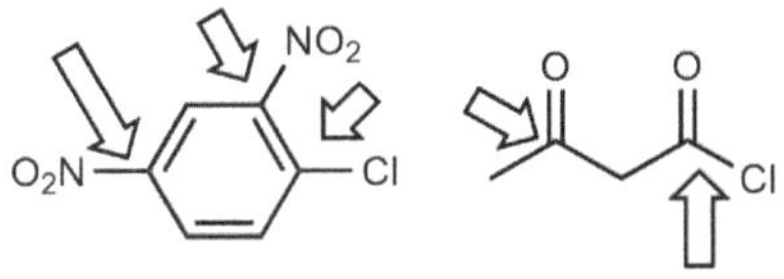

◘ Abb. 10.31

■ Aufgabe: Reaktionen

Ergänzen Sie jeweils fehlende Edukte bzw. Produkte der 9 Reaktionen in ◘ Abb. 10.32.

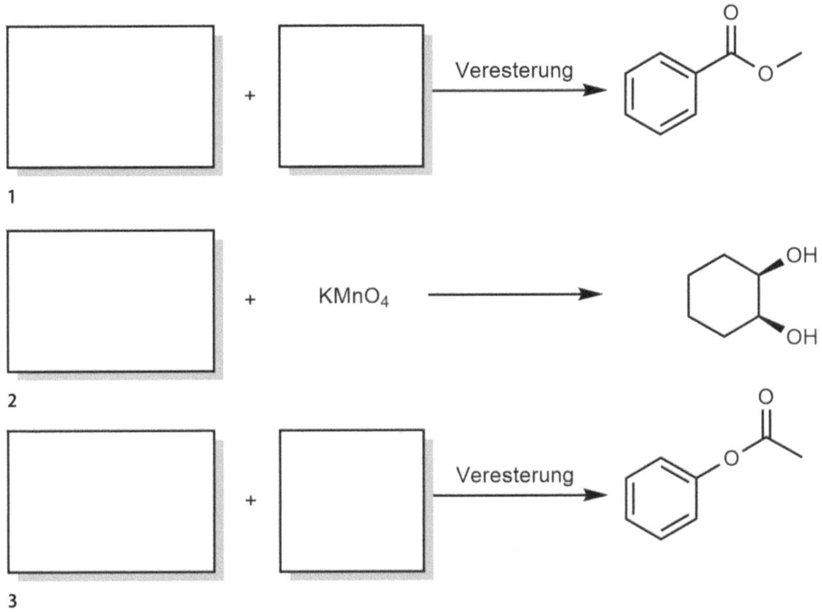

◘ Abb. 10.32

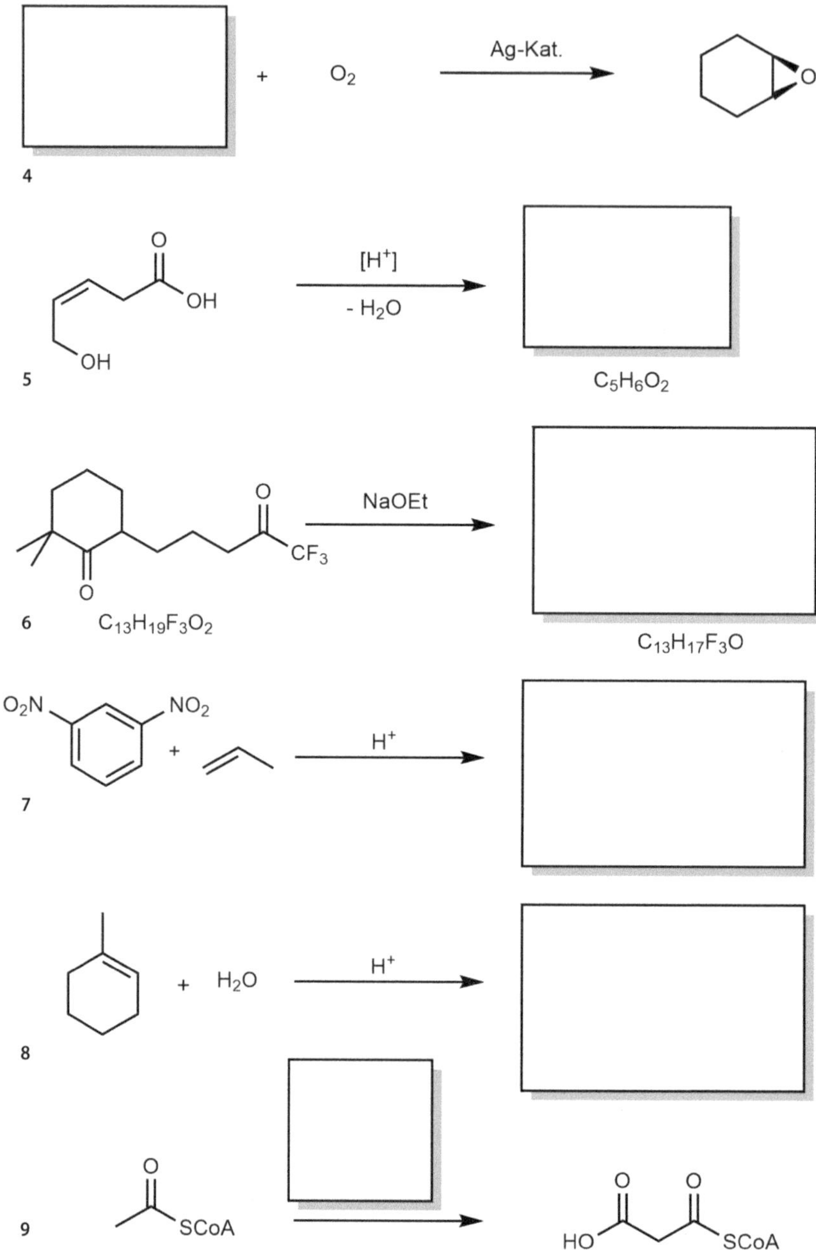

Abb. 10.32 (Fortsetzung)

▪ Lösung (◻ Abb. 10.33)

Die ersten 3 Beispiele sind relativ klar, 2 Veresterungen und eine Baeyer-Probe, eine *cis*-Dihydroxylierung.

Die Reaktion des Cyclohexens mit Sauerstoff und einem Metallkatalysator (Reaktion 4) ist eine Epoxidierung. Das ist das chemische Analogon zu Cytochrom-P450-Epoxidierungen, die zum Beispiel im Stoffwechsel von Aromaten vorkommen.

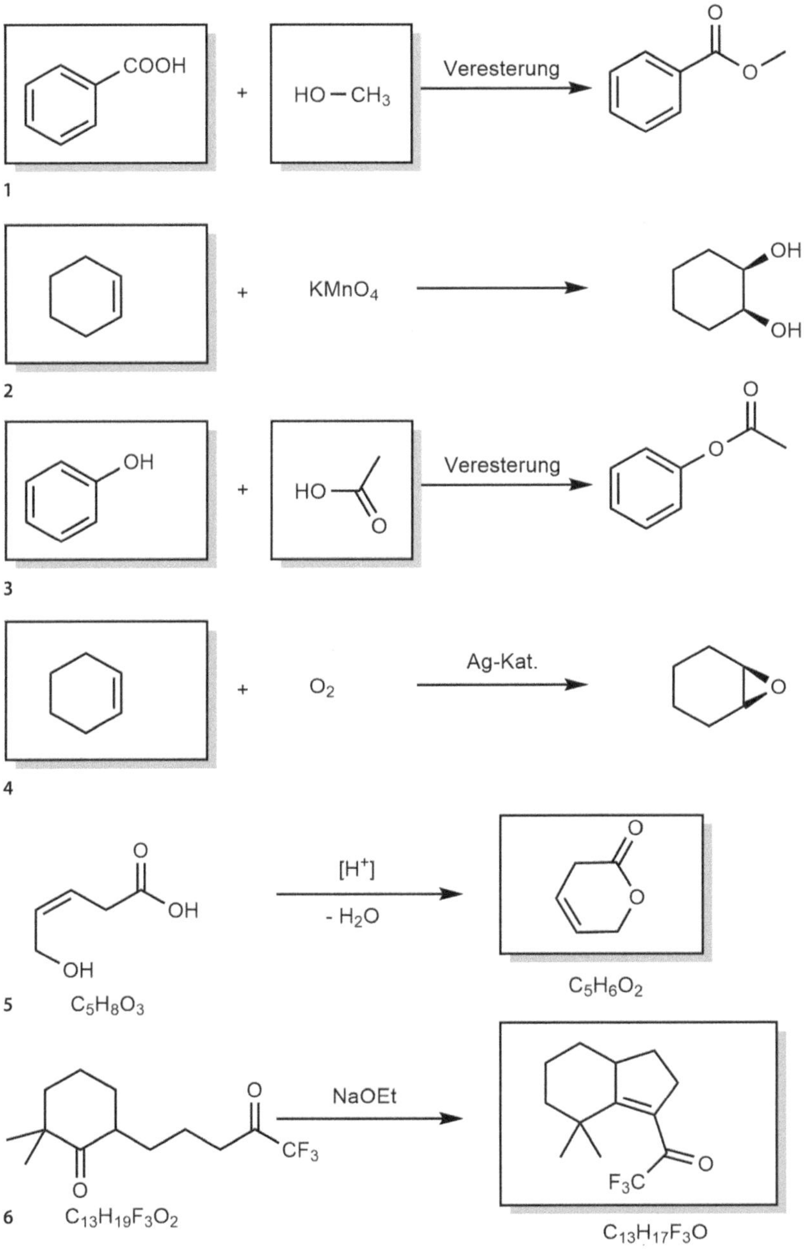

◻ **Abb. 10.33**

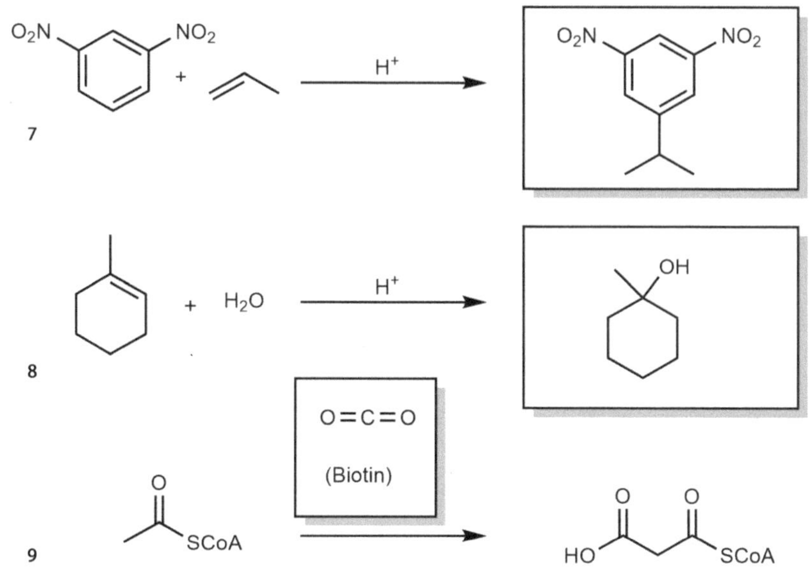

7

H⁺

8

H_2O

H⁺

OH

9

O=C=O

(Biotin)

SCoA

HO SCoA

Abb. 10.33 (Fortsetzung)

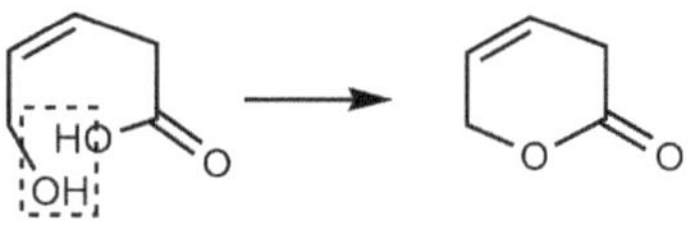

HO OH O O

Abb. 10.34

Merke: Fünfringe und Sechsringe bilden sich bevorzugt

Die darauffolgende Veresterung (Reaktion 5; Abb. 10.34) erkennt man an verschiedenen »Schlüsselreizen«: Katalytische Menge an Protonen [H^+] gefolgt von Wasserabspaltung zeigt, dass es irgendwie eine Kondensation sein muss. Der Vergleich der gegebenen Summenformel unterstützt das, es fehlt nur Wasser im Produkt. Hier zeigt sich zudem, dass das Erkennen organischer Reaktionen auch ein wenig von der Darstellung der Moleküle abhängt. Wie auch im nächsten Beispiel (Reaktion 6).

Vergleich der Summenformeln zeigt: $C_{13}H_{19}F_3O_2$ wird zu $C_{13}H_{17}F_3O$, wieder wird Wasser abgespalten, diesmal unter Basenzusatz. Da keine Carbonsäure vorliegt, fällt die Veresterung weg. Die Carbonylgruppen führen wieder dazu, dass benachbarte CH-Bindungen azide werden. Im Molekül ist aber nur *eine* CH_2-Gruppe in Nachbarschaft zu einer Carbonylgruppe. Jetzt das Molekül so darstellen, dass die reaktiven Teile benachbart stehen (Abb. 10.35). Das ist leicht möglich – die Alkylkette ist ja in sich frei drehbar. Die Kondensation ergibt einen Fünfring. Fünfringe bilden sich sehr gerne! Wenn es offen ist, ob sich ein Fünf- oder Siebenring bildet, dann ist die Wahrscheinlichkeit, dass man den Fünfring erhält, deutlich höher. Ein Beispiel zeigt Abb. 10.36.

Und jetzt eine elektrophile aromatische Substitution (Reaktion 7), zwar nicht die beste, aber trotzdem. Propen reagiert mit Protonen unter Addition an die Doppelbindung; es entsteht das stabilere von 2 möglichen Carbokationen, $H_3C{-}CH^+{-}CH_3$. Das initiiert jetzt die elektrophile Substitution wie üblich.

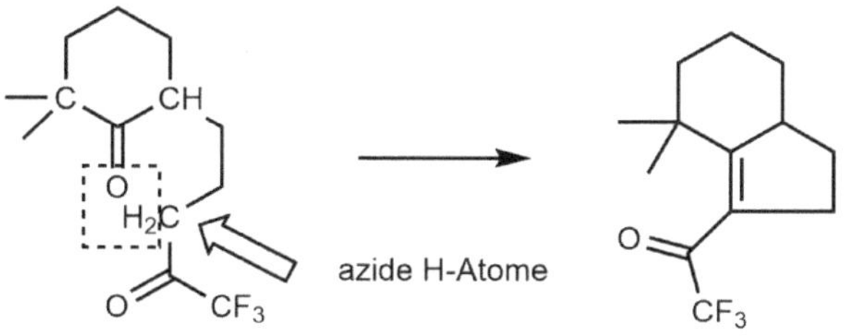

C CH O H_2C O CF_3

azide H-Atome

O CF_3

Abb. 10.35

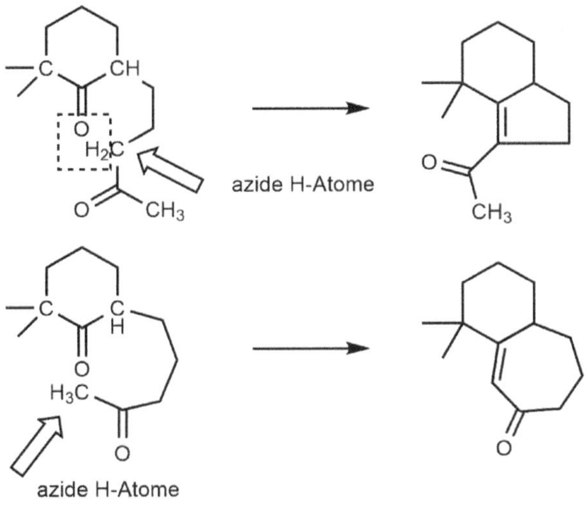

Abb. 10.36

Abb. 10.36 Konkurrenz zwischen Bildung eines Fünfringes (oben) bzw. eines Siebenringes (unten)

Da es am Benzolderivat mehrere H-Atome gibt, die potenziell substituierbar sind, muss man sich die dirigierenden Effekte der bereits vorhandenen Substituenten anschauen. Hier liegen 2 Nitrogruppen vor, 2-mal deaktivierend (was für die Aufgabe jetzt ohne Bedeutung ist), aber auch *meta*-dirigierend. Beide Nitrogruppen dirigieren zur gleichen unsubstituierten Stelle, was das 1,3,5-Substitutionsmuster im Produkt erklärt (Abb. 10.37).

Zweitsubstitution:
- *ortho/para*-dirigierend, aktivierend
- *ortho/para*-dirigierend, deaktivierend
- *meta*-dirigierend, deaktivierend

Substituent	Dirigierender Effekt	Reaktivität
$-O^-$	*ortho/para*	Aktivierend
$-OH$, $-OR$, $-NH_2$, $-NR_2$	*ortho/para*	Aktivierend
Alkyl	*ortho/para*	Aktivierend
–F, –Cl, –Br, –I	*ortho/para*	Deaktivierend
$-COOH$, $-CN$, $-CONH_2$, $-NO_2$	*meta*	Deaktivierend
$-NR_3^+$	*meta*	Deaktivierend

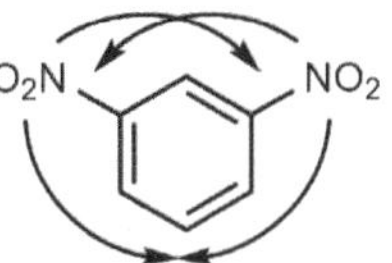

Abb. 10.37

Die vorletzte Reaktion (Reaktion 8) ist eine säurekatalysierte Wasseraddition an eine Doppelbindung. Da das Ausgangsmolekül unsymmetrisch ist, gibt es 2 Möglichkeiten der initialen Protonierung. 2 Carbokationen sind so denkbar (Abb. 10.38), es wird aber nur der Weg durchlaufen, der über das stabilere, tertiäre Kation verläuft.

Regel von Markownikow: »Wer da hat, dem wird gegeben«

Das letzte Beispiel (Reaktion 9) ist ein Ausschnitt aus der Fettsäurebiosynthese. Malonyl-CoA wird aus Acetyl-CoA hergestellt. Das Enzym hierfür ist die Acetyl-CoA-Carboxylase.

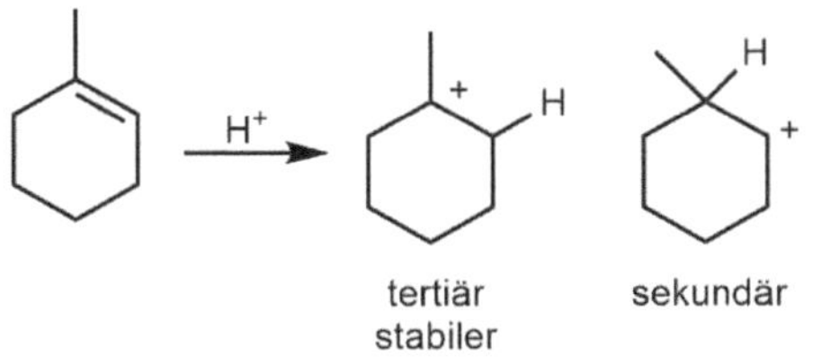

Abb. 10.38

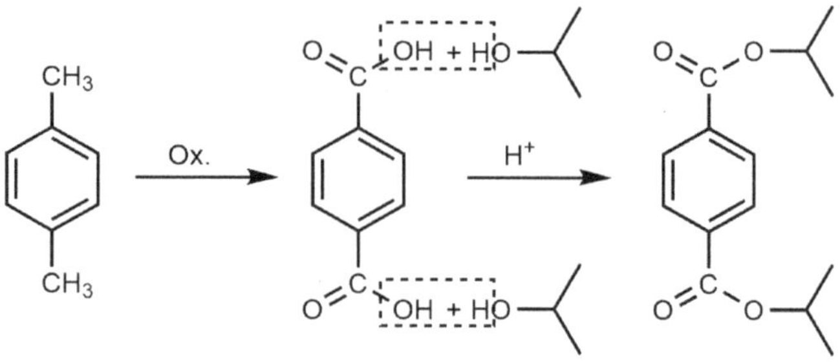

Abb. 10.39

GK 4.2, 6.5

▪ Aufgabe: Oxidation, Kondensation

p-Xylol (= 1,4-Dimethylbenzol) kann durch Oxidation mit Kaliumpermanganat in die Dicarbonsäure Terephthalsäure ($C_8H_6O_4$) überführt werden. Diese dient als wichtiges technisches Edukt für eine Vielzahl von Kunststoffen. Eine Mischung aus Terephthalsäure und 2 Äquivalenten 2-Propanol wird mit wenigen Tropfen Salzsäure versetzt und auf 60–80 °C erhitzt. Formulieren Sie die Konstitutionsformel des Produkts. Um welche Reaktion handelt es sich hier?

▪ Lösungshinweis

► Veresterung

▪ Lösung

Viel Text, wenig Chemie. Der Hinweis mit der Oxidation aus *p*-Xylol ist nur eine Hilfe, falls man die Terephthalsäure nicht kennt. Dann reagiert eine Säure mit einem Alkohol unter H^+-Katalyse, indiziert klar eine Veresterung (▪ Abb. 10.39).

GK 4.2, 6

▪ Aufgabe: Reaktionen

Ergänzen Sie die Produkte der in ▪ Abb. 10.40 dargestellten Reaktionen.

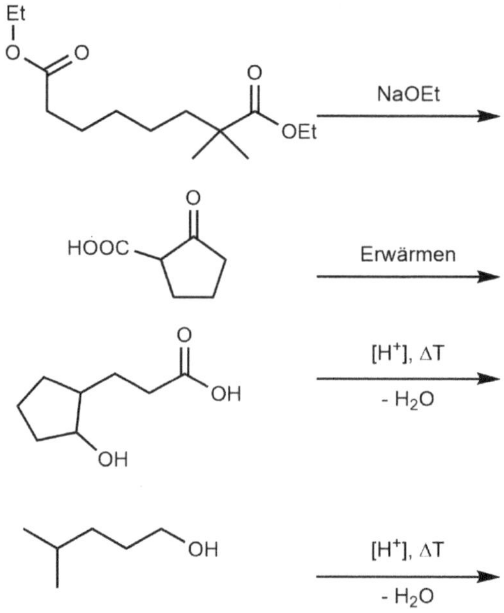

Abb. 10.40

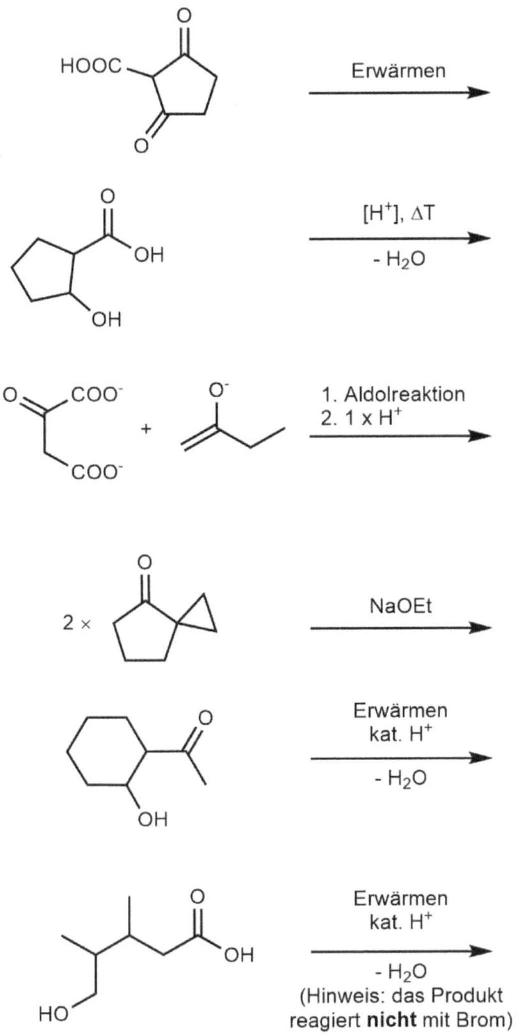

Erwärmen

$[H^+]$, ΔT

$- H_2O$

1. Aldolreaktion
2. 1 x H^+

2 ×

NaOEt

Erwärmen
kat. H^+

$- H_2O$

Erwärmen
kat. H^+

$- H_2O$
(Hinweis: das Produkt reagiert **nicht** mit Brom)

Abb. 10.40 (Fortsetzung)

- **Lösung (Abb. 10.41)**

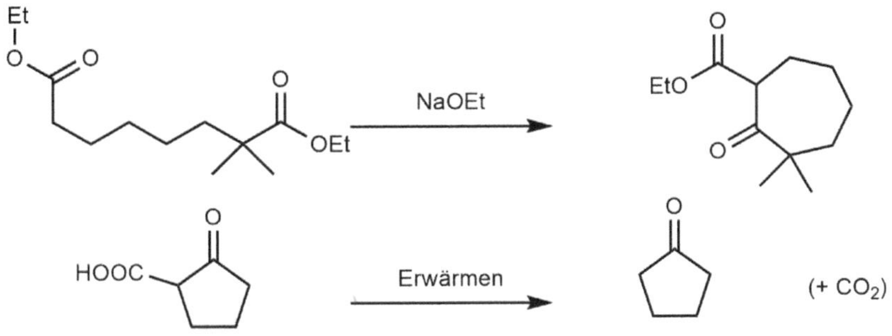

NaOEt

Erwärmen

(+ CO_2)

Abb. 10.41

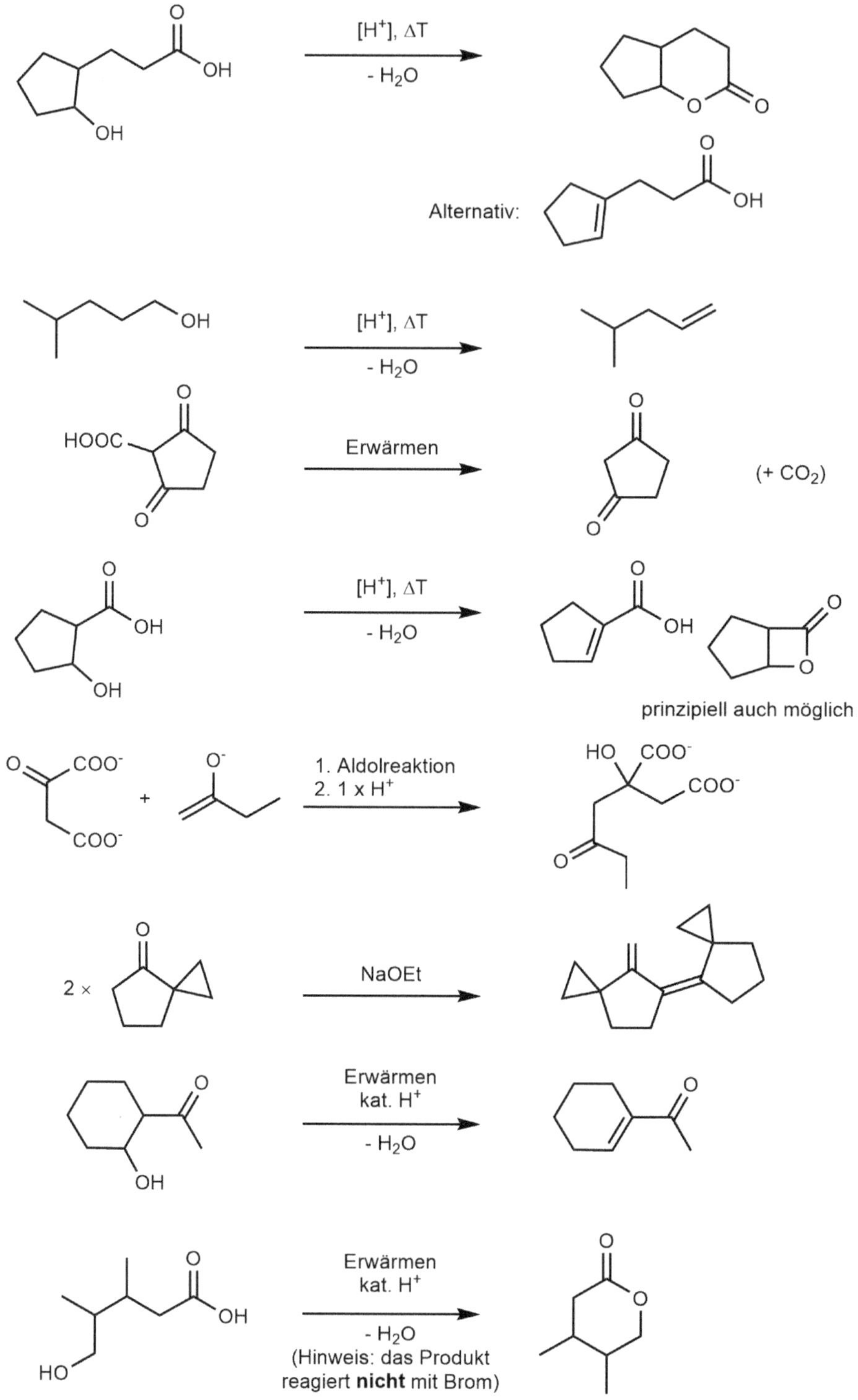

$[H^+]$, ΔT

$- H_2O$

Alternativ:

$[H^+]$, ΔT

$- H_2O$

HOOC

Erwärmen

(+ CO_2)

$[H^+]$, ΔT

$- H_2O$

prinzipiell auch möglich

COO^- O^- COO^-

1. Aldolreaktion
2. 1 x H^+

HO COO^- COO^-

2 ×

NaOEt

Erwärmen
kat. H^+
$- H_2O$

Erwärmen
kat. H^+
$- H_2O$
(Hinweis: das Produkt reagiert **nicht** mit Brom)

Abb. 10.41 (Fortsetzung)

■ Aufgabe: Reaktionen

GK 4.2, 6

Geben Sie jeweils das organische Hauptprodukt der in Abb. 10.42 dargestellten Umsetzungen an.

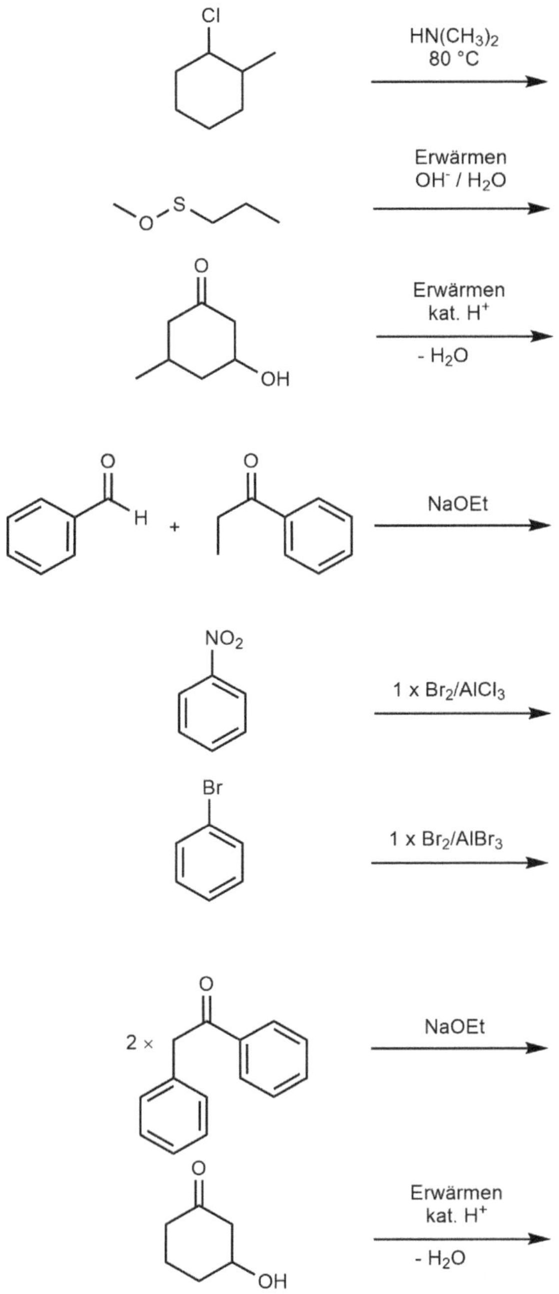

Cl

$HN(CH_3)_2$
80 °C

Erwärmen
OH^- / H_2O

S
O

O

Erwärmen
kat. H^+
$- H_2O$

OH

O
H
+
O

NaOEt

NO_2

1 x $Br_2/AlCl_3$

Br

1 x $Br_2/AlBr_3$

O
2 ×

NaOEt

O

Erwärmen
kat. H^+
$- H_2O$

OH

Abb. 10.42

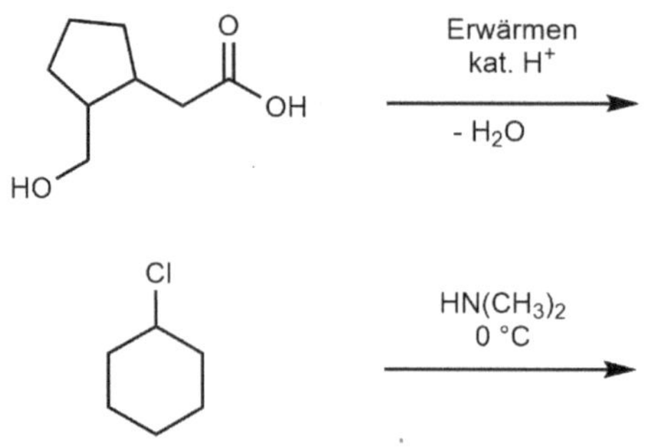

Erwärmen
kat. H^+
- H_2O

$HN(CH_3)_2$
0 °C

Abb. 10.42 (Fortsetzung)

▪ Lösungshinweis (Abb. 10.43)

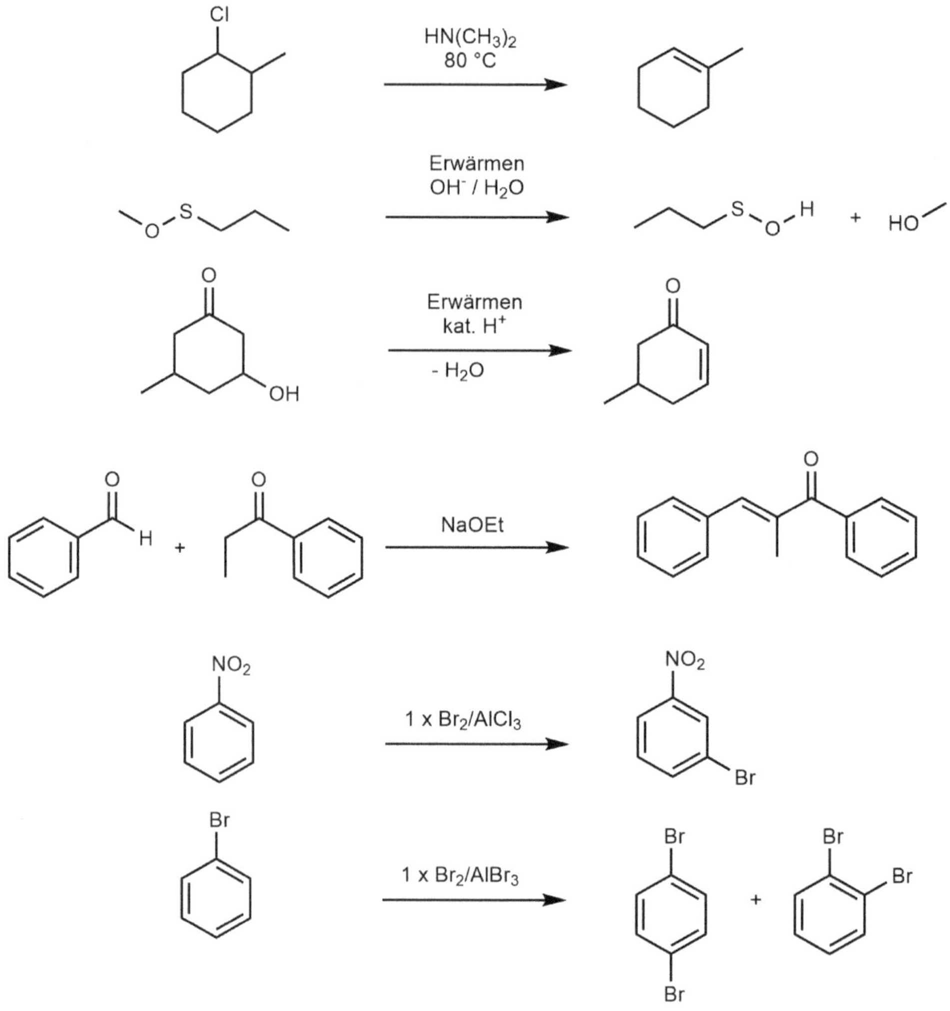

$HN(CH_3)_2$
80 °C

Erwärmen
OH^- / H_2O

Erwärmen
kat. H^+
- H_2O

NaOEt

1 x $Br_2/AlCl_3$

1 x $Br_2/AlBr_3$

Abb. 10.43

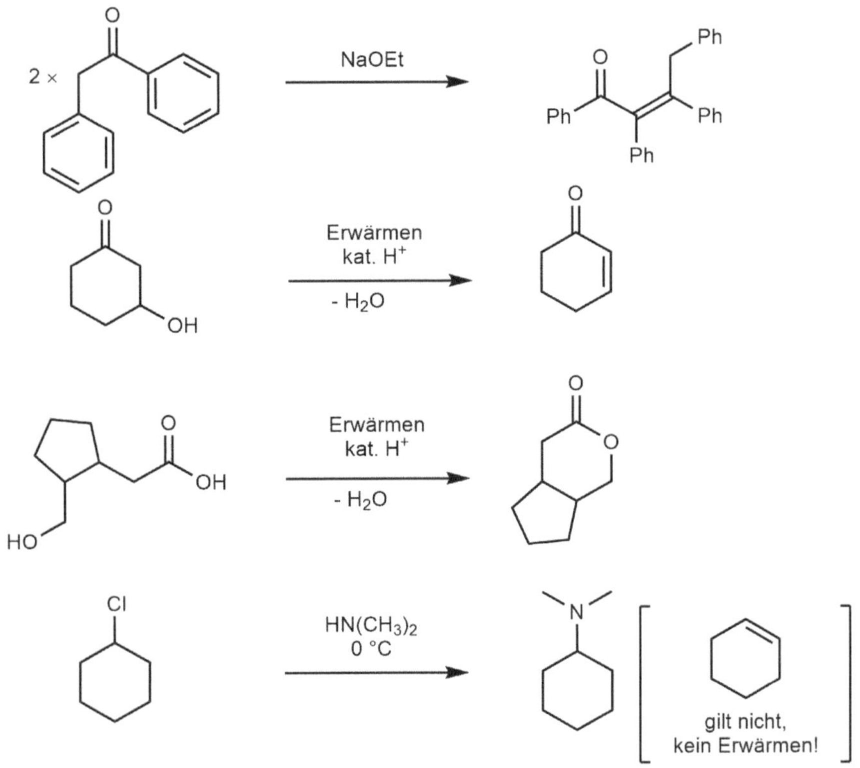

■ **Abb. 10.43** (Fortsetzung)

▪ Lösung

Zuerst die Eliminierungen in Konkurrenz zur Substitution. Grobe Regel: Bei »tiefen« Temperaturen, zum Beispiel Raumtemperatur und darunter, erfolgt eine Substitution, bei höheren Temperaturen die Eliminierung. Das bildet die ersten beiden Reaktionen in ■ Abb. 10.44 ab. Die Eliminierung kann eventuell in 2 Richtungen verlaufen. Bei der Wassereliminierung im 3-Hydroxycyclohexanon und der Variation dieser Aufgabe (die beiden unteren Reaktionen in ■ Abb. 10.44) entsteht jeweils das konjugierte Produkt, da dies energetisch günstiger ist.

Bei den aromatischen Substitutionen muss man den dirigierenden Effekt der Erstsubstituenten in Betracht ziehen (■ Abb. 10.45).

Die Bromierung von Nitrobenzol verläuft langsamer als die vergleichbare Bromierung von Benzol, da der Substituent den Aromaten deaktiviert. Gleiches gilt beim Brombenzol, nur dass der Substituent nach *ortho/para* dirigiert.

Kommen wir zu den Kondensationen bei dieser Frage: Carbonylgruppen neben Methylengruppen »riechen« immer nach einer Aldolreaktion. Auch hier ist es wichtig, die reagierenden Gruppen benachbart zu zeichnen und dann wieder mit Lassochemie die Kondensation zu visualisieren (■ Abb. 10.46).

Zum Schluss noch eine Veresterung (■ Abb. 10.47).

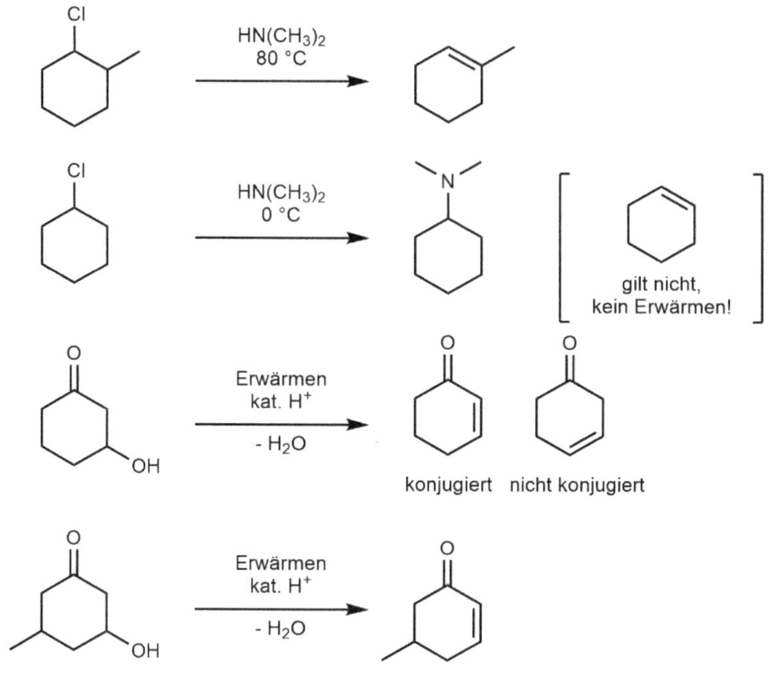

Cl

$HN(CH_3)_2$
80 °C

Cl

$HN(CH_3)_2$
0 °C

N

gilt nicht,
kein Erwärmen!

O

Erwärmen
kat. H^+
$- H_2O$

OH

konjugiert nicht konjugiert

Erwärmen
kat. H^+
$- H_2O$

Abb. 10.44

NO_2

$1 \times Br_2/AlCl_3$

Br

$1 \times Br_2/AlBr_3$

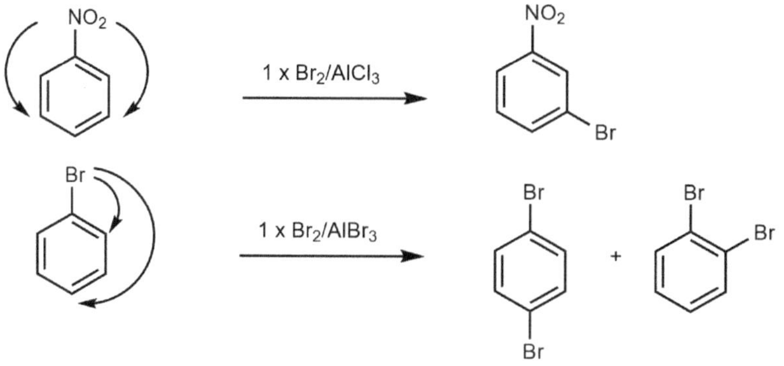

Abb. 10.45 Dirigierende Effekte: Nitro → *meta*, Brom → *ortho/para*

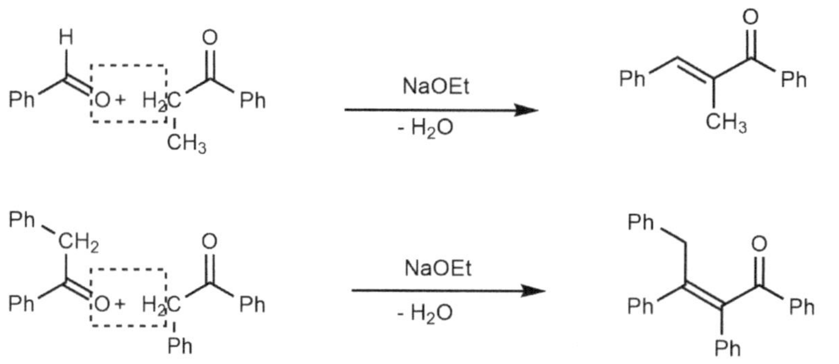

H O

Ph O + H_2C Ph

CH_3

NaOEt
$- H_2O$

Ph Ph
CH_3

Ph
CH_2

Ph O + H_2C Ph

Ph

NaOEt
$- H_2O$

Abb. 10.46

Erwärmen
kat. H^+
- H_2O

■ **Abb. 10.47**

■ **Aufgabe: Reaktionen** GK 4.2, 6

Ergänzen Sie folgende Reaktionssequenzen (■ Abb. 10.48). Geben Sie benötigte Trivialnamen an.

■ **Lösungshinweis**

► Salicylsäure, (*D*)-Threose, (*D*)-Weinsäure

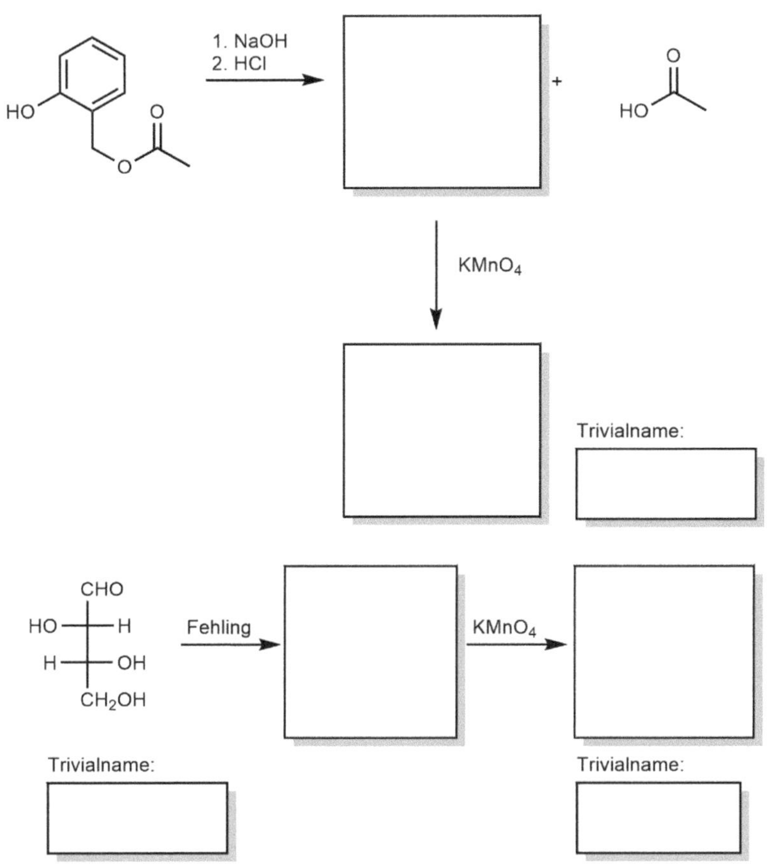

■ **Abb. 10.48**

- **Lösung (Abb. 10.49)**

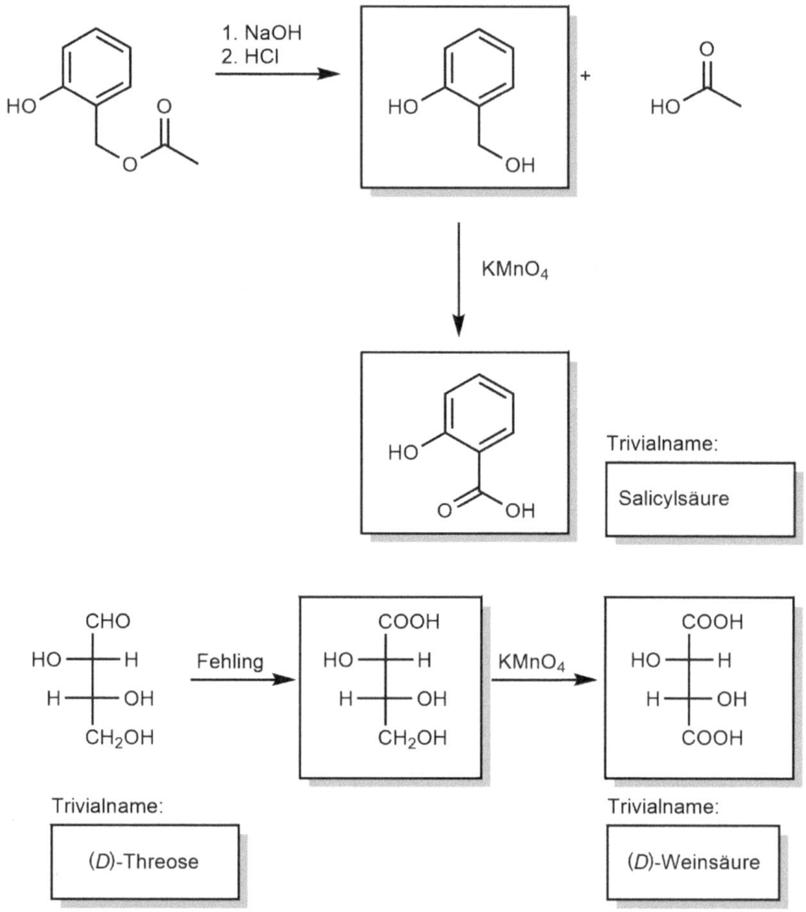

1. NaOH
2. HCl

$KMnO_4$

Trivialname: Salicylsäure

Fehling

$KMnO_4$

Trivialname: (*D*)-Threose

Trivialname: (*D*)-Weinsäure

Abb. 10.49

GK 4.2, 6

- **Aufgabe**

Geben Sie das organische Hauptprodukt folgender 8 Umsetzungen an:

a. 2 Moleküle Acetophenon + Base (Aldolkondensation)
b. 2 Moleküle Propanal + Base (Aldolkondensation)
c. 2 × Acetaldehyd + 1 × Cyclopentanon + 10 %ige NaOH (gekreuzte Aldolkondensation)
d. 1 × Acetophenon + 2 × Propanol (unter Säurekatalyse)
e. 2 × Chloralhydrat $Cl_3C\text{-}CH(OH)_2$ + 1 × Cyclooctanon + 10 %-ige NaOH (Aldolkondensation)
f. 1 Molekül Acetessigester + 1 Äquivalent Brom
g. 1 × Essigsäureethylester + 10 %-ige NaOH-Lösung (= starke Base)
h. 1 × Butansäure + 1 × Methanol (unter Säurekatalyse)

- **Lösungshinweis (Abb. 10.50)**

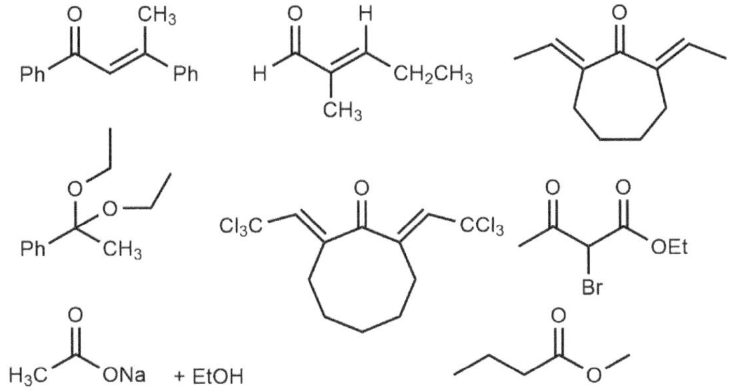

Ph, CH$_3$, O, Ph; O, H, H, CH$_2$CH$_3$, CH$_3$; O; O, O, Ph, CH$_3$; Cl$_3$C, O, CCl$_3$; O, O, OEt, Br; O, H$_3$C, ONa + EtOH; O, O

Abb. 10.50

- **Lösung (Abb. 10.51)**

Die Aufgaben g) und h) sind eine einfache Esterspaltung (Verseifung) und eine säurekatalysierte Veresterung.

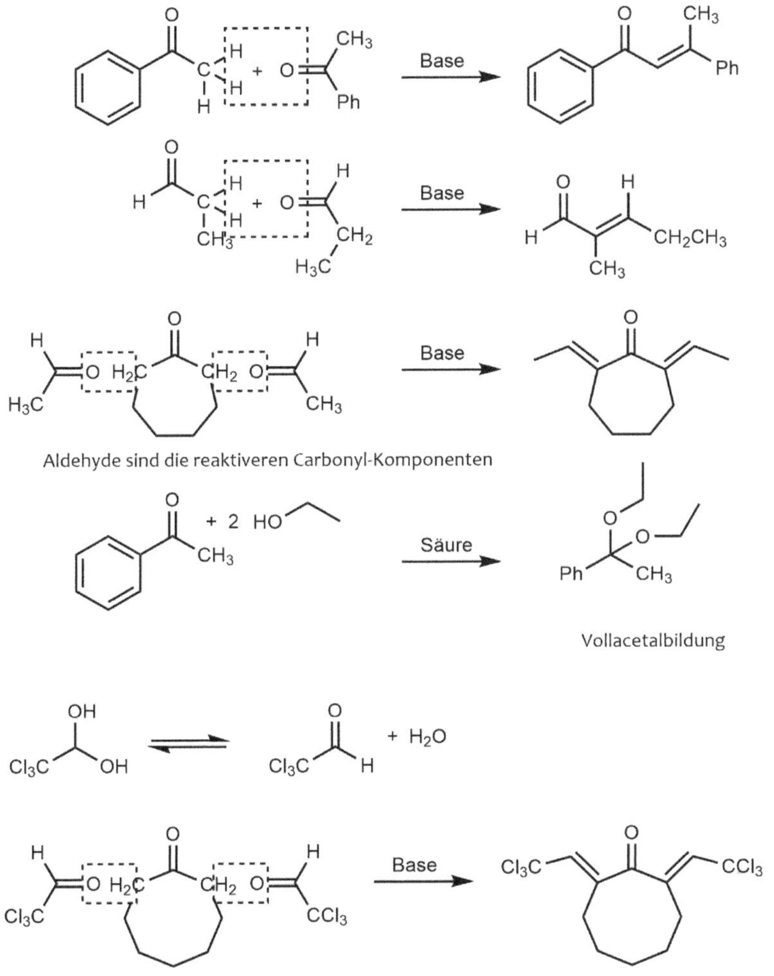

Base; Base; Base; Säure

Aldehyde sind die reaktiveren Carbonyl-Komponenten

Vollacetalbildung

$Cl_3C{-}CH(OH)_2 \rightleftharpoons Cl_3C{-}CHO + H_2O$

Base

Abb. 10.51

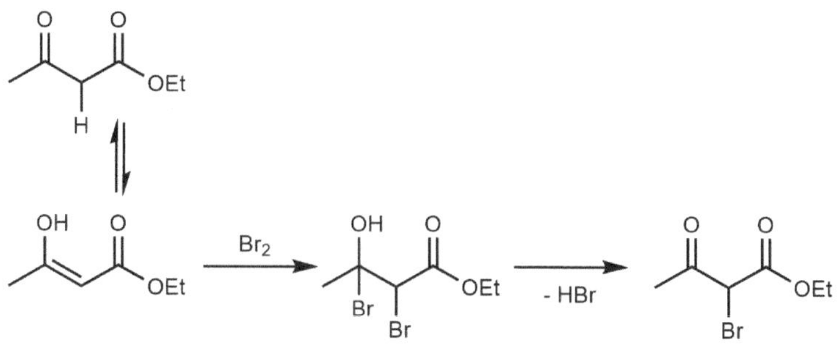

Abb. 10.51 (Fortsetzung)

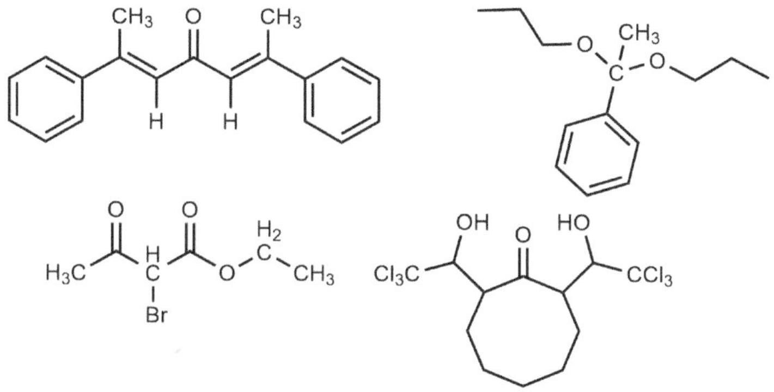

Abb. 10.52

GK 4.2, 6

Aufgabe: Reaktionen

Geben Sie Strukturformeln der organischen Edukte an, welche die in Abb. 10.52 dargestellten 4 Produkte ergeben. Wie heißt die jeweilige Reaktion?

Lösungshinweis

- Aceton + 2 Moleküle Acetophenon + Base – Aldolkondensation
- 1 × Acetophenon + 2 × Propanol – (Voll-)Acetal-Bildung
- 1 Molekül Acetessigester – Bromierung
- 2 × Chloralhydrat $Cl_3C\text{-}CH(OH)_2$ + 1 × Cyclooctanon – Aldoladdition

Lösung

Die ersten 3 Reaktionen ergeben sich aus Umkehrungen der Synthesen, wie sie in vorhergehenden Aufgaben formuliert wurden.

Die 4. und letzte Reaktion (Aldoladdition) ist eine leichte Variation, weil hier aus dem Aldoladdukt noch nicht Wasser eliminiert wurde. Das erste Produkt der Aldolkondensation soll hier Endpunkt der Reaktion sein. Solche Aldole (»Aldehydalkohol«) sind in der Aldolkondensation Zwischenprodukte, die leicht Wasser verlieren, da auf diese Weise wieder Michael-Systeme, konjugiert und damit stabil, gebildet werden (Abb. 10.53, Abb. 10.54).

In der Biochemie kommen sehr viele aldol- oder esterkondensationsartige Reaktionen vor, zum Beispiel im Zitronensäurezyklus.

Produkt Aldoladdition:

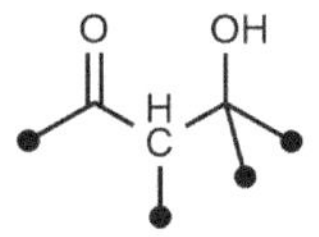

Produkt Aldolkondensation:

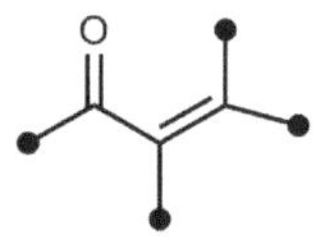

Abb. 10.53

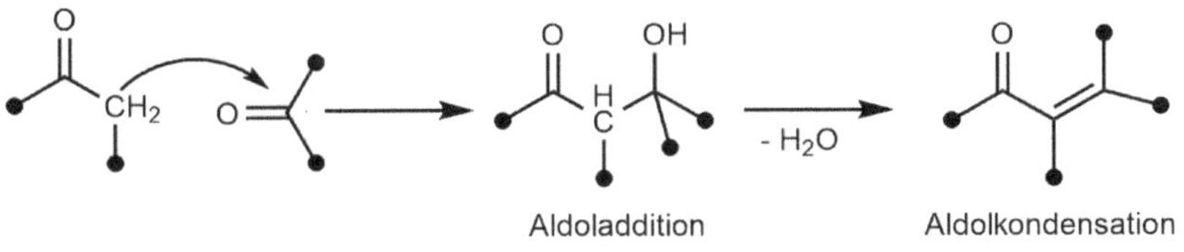

Abb. 10.54

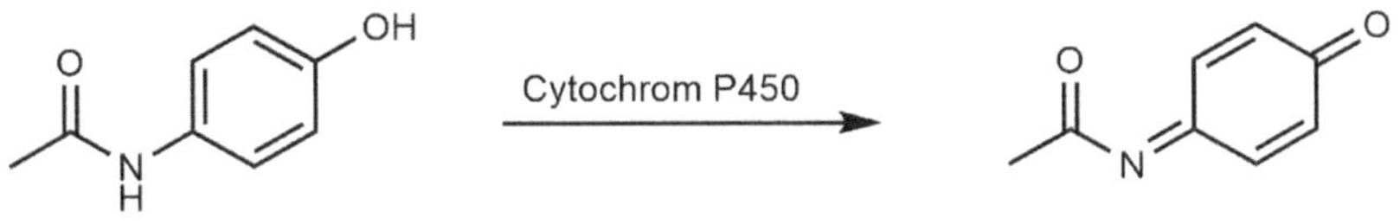

Abb. 10.55

Aufgabe: Eigenschaften, Reaktionen

GK 4.2, 6.5

Paracetamol wird im Körper durch Cytochrom P450 in NAPQI umgewandelt (Abb. 10.55).

Welche der folgenden Aussagen treffen zu? (Es können auch mehrere Aussagen korrekt sein.)

a. Paracetamol entsteht durch Acetylierung von Aminophenol
b. Obige Reaktion ergibt eine nichtaromatische Verbindung.
c. NAPQI beinhaltet ein Imin als Strukturelement
d. Paracetamol beinhaltet ein Aminophenol.
e. Paracetamol ist basischer als NAPQI.
f. Bei dieser Reaktion handelt es sich um eine Reduktion.

Lösungshinweis

► a), b), c), d)

Lösung

Acetylierung: Einbau Acetyl als Rest

Die ersten 4 Aussagen sind korrekt. Acetylierung bedeutet, dass ein Acetylrest ($H_3C{=}O$) in das Molekül eingebaut wird (Abb. 10.56).

Paracetamol ist als Phenol schwach sauer, der pK_S-Wert liegt bei 9,4; NAPQI ist als Imin eher basisch (vgl. Guanidin), damit ist Paracetamol azider als das Oxidationsprodukt.

Die Oxidationszahlen an den reaktiven Positionen zeigen an, dass sich diese erhöhen, dies bedeutet Elektronenabgabe und damit Oxidation. Dies ist es auch, was Cytochrom P450 so üblicherweise macht.

Hier gab es jetzt einmal eine Mehrfachauswahl. Mit dieser Schlussaufgabe wird exemplarisch gezeigt, dass sich fast alle vorangegangenen Fragestellungen auch in Form der üblichen Physikums-MC-Fragen themenübergreifend darstellen lassen.

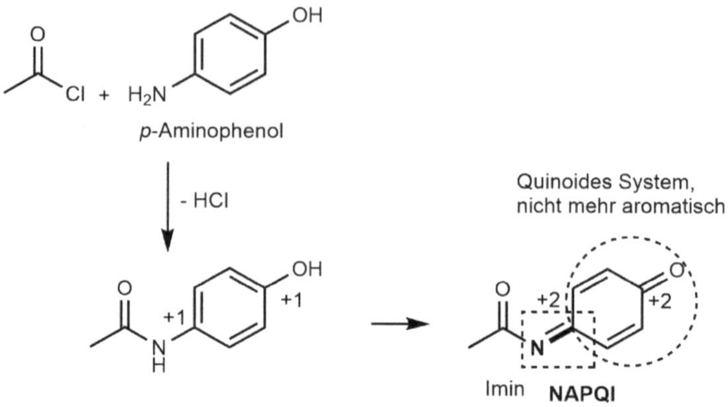

O
Cl + H_2N
OH
p-Aminophenol
- HCl
O
+1
N
H
OH
+1
Quinoides System,
nicht mehr aromatisch
O
+2
N
O
+2
Imin
NAPQI

Abb. 10.56

Fette

J. Schatz, *Übungsbuch Chemie für Mediziner*,
DOI 10.1007/978-3-662-53488-5_11,

Fette sind hydrophobe Verbindungen mit physiologischer Bedeutung. Triacylglycerole (TAG) werden sehr häufig als Synonym dieser gesamten Klasse angesehen, der Begriff der Fette umfasst aber auch Verbindungen wie die Isoprenoide oder Steroide. Strukturell sind Triacylglycerole Ester des Glycerins mit gesättigten und/oder ungesättigten Fettsäuren. Der Anteil an Estergruppen bzw. Doppelbindungen lässt sich quantitativ mit Verseifungs- und Iodzahl beschreiben. Damit können auch Strukturvorschläge ausgehend von Kennzahlen gemacht werden. Grundbaustein der Isoprenoide und Steroide als zweiter wichtiger Klasse innerhalb der Fette ist das Isopren (2-Methyl-1,3-butadien) bzw. Isopentenylpyrophosphat als sein biochemisches Syntheseäquivalent. Daher wird in diesem Kapitel geübt, wie sich einfache Isoprenoide aus einzelnen Isopreneinheiten formal aufbauen. Dies erleichtert das Verständnis biochemischer Synthesewege.

11.1 Zusammenfassung

Fett = hydrophobe Verbindung

Unter den Begriff Fette bzw. Lipide fallen viele verschiedene Verbindungsklassen, die eines gemeinsam haben: Sie sind lipophil/hydrophob. Wichtige Unterklassen sind die Triacylglycerole, Wachse, membranbildende Lipide (Phospho-, Sphingo-, Glyco-, Etherlipide) und Isoprenoide (Steroide, Carotinoide).

TAG

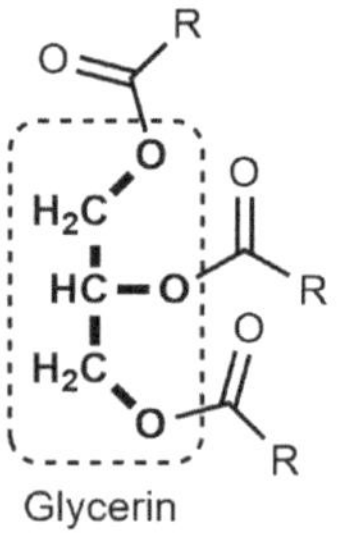

Triacylglycerole (TAG, Triglyceride) sind chemisch einfache Ester des Glycerins (◘ Abb. 11.1); Säurekomponenten sind Fettsäuren, das heißt langkettige gesättigte oder ungesättigte Carbonsäuren. Ungesättigte Fettsäuren enthalten zusätzlich zur Esterfunktion noch eine oder mehrere Doppelbindungen als charakteristische Gruppe. Chemisch können dann dies TAG alle Reaktionen eingehen, die auch ein Ester und/oder eine Doppelbindung eingehen. Wichtigste Reaktion dürfte die Verseifung sein, die Spaltung in die einzelnen Bestandteile.

◘ **Abb. 11.1**

Setzt man NaOH zur Verseifung ein, erhält man die Natriumsalze der Fettsäuren (◘ Abb. 11.2), die amphiphile Eigenschaft haben und als Seifen (»Kernseife«) verwendet werden können. Benutzt man KOH zur Verseifung ergeben sich sog. »Schmierseifen«.

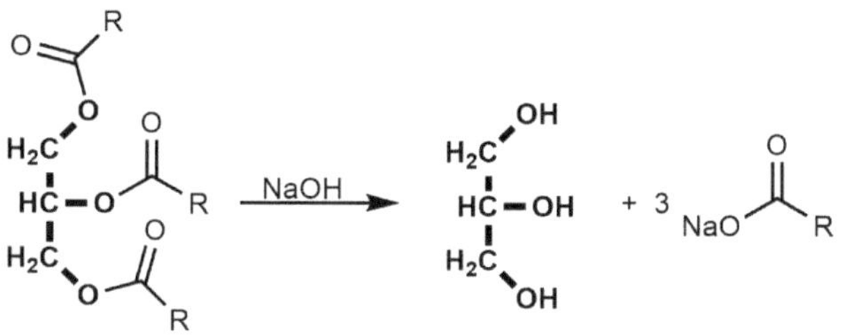

◘ **Abb. 11.2**

Wachse

Wachse bestehen entweder aus höheren Kohlenwasserstoffen – auch nichts Neues – und/oder aus Estern, gebildet aus Fettsäuren und langkettigen Alkoholen, den Fettalkoholen (◘ Abb. 11.3).

Die membranbildenden Lipide sind spezielle Derivate des Glycerins und verwandter Moleküle, die wie Fettsäuren amphiphilen Charakter haben. Membranen und Vesikel können daher aus diesen Bausteinen aufgebaut werden.

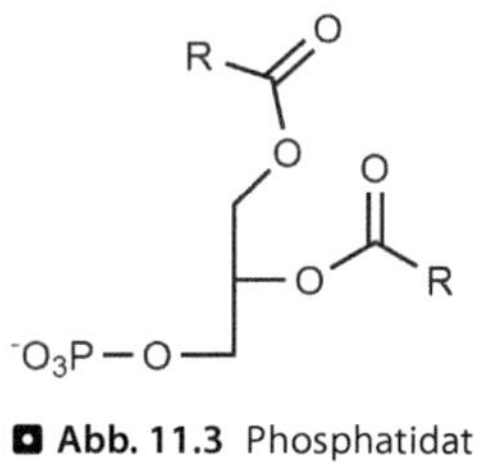

◘ **Abb. 11.3** Phosphatidat als Grundgerüst membranbildender Lipide

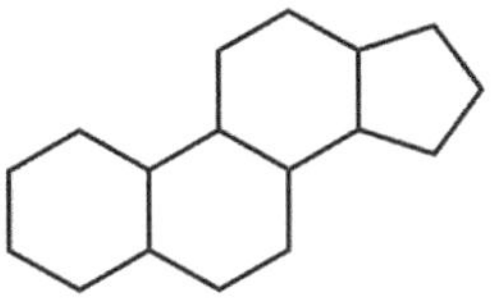

Beispiele Isoprenoide (Terpene)

Isopren

Ocimen Myrcen

Abb. 11.4 Steroidgrundgerüst

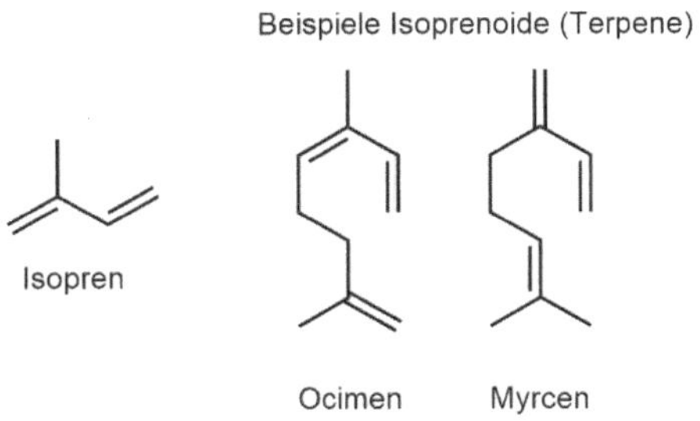

Abb. 11.5

Isoprenoide sind Naturstoffe, die aus Isoprenbausteinen aufgebaut werden (Abb. 11.5). Isopren ist der Trivialname für 2-Methyl-1,3-butadien, einen C_5-Körper, der zum Beispiel auch Bestandteil der Steroide ist (Abb. 11.4).

11.2 Aufgaben und Lösungen

Aufgabe: Verseifung

GK 3.4, 6.5, 11.2

In einer Hydrolyse wird 0,1 mol eines Triglycerids mit 0,3 mol NaOH vollständig verseift. Welchen pH-Wert zeigt die entstehende Lösung bei einem vorgegebenen Gesamtvolumen von 1 L. Typische pK_S-Werte von Fettsäuren liegen bei 5.

Lösungshinweis

► 9,2

Lösung

Bruttoreaktionsgleichung

Welche Produkte haben Einfluss auf den pH?

Wenn 0,1 mol eines TAG mit 0,3 mol NaOH umgesetzt wird, erhält man stöchiometrisch eine Lösung, die 0,3 mol Natriumsalz einer Fettsäure und 0,1 mol Glycerin beinhaltet. Der 3-wertige Alkohol hat keinen Einfluss auf den pH-Wert, kann vernachlässigt werden.

Näherung schwache Base

Relevant sind dann nur die 0,3 mol Natriumsalz der Fettsäure. Das ist die korrespondierende Base zu den relativ schwach aziden Fettsäuren, der pK_B-Wert liegt bei ca. 9. Damit ist die Aufgabe zu lösen:

$$\mathrm{pH} = 14 - \frac{1}{2} \cdot (\mathrm{p}K_\mathrm{B} - \log c(\mathrm{Base})) = 14 - \frac{1}{2} \cdot (9 - \log 0{,}3) = 9{,}2$$

Diese Aufgabe kann als Beispielrechnung für den pH-Wert einer einfachen Seife gelten. Die Seifenlösung besteht ja auch nur aus dem Salz der Fettsäure und man landet bei pH-Werten um 9. Daher auch die Wechselwirkung von Seifenlaugen mit dem Säureschutzmantel der Haut.

$C_{15}H_{31}$, O, H_2C, HC, O, O, H_2C, O, O

■ **Abb. 11.6**

GK 11.2.2

▪ Aufgabe: Iod- und Verseifungszahl

Die Iodzahl gibt an, wieviel Gramm Iod 100 g eines Fettes bzw. Öls addieren können, ist damit ein Maß, wie viel Doppelbindungen in dem Fett bzw. Öl enthalten sind.

Die Verseifungszahl gibt die Masse Kaliumhydroxid in mg an, die zur Hydrolyse von 1 g Fett benötigt wird, spiegelt damit die Anzahl der Esterbindungen wider.

Berechnen Sie Iod- und Verseifungszahl für folgende Verbindung [$M(C_{44}H_{76}O_6) = 701{,}09$ g mol^{-1}] (■ Abb. 11.6).

$$M(\mathrm{I}) = 126{,}9;\ M(\mathrm{K}) = 39;\ M(\mathrm{O}) = 16;\ M(\mathrm{H}) = 1\ \mathrm{g\ mol^{-1}}$$

▪ Lösungshinweis

► 145, 240

▪ Lösung

Anzahl der funktionellen Gruppen

Da es sich hier um eine Reinverbindung handelt (anders als in natürlichen Fetten, die Mischungen aus verschiedenen Bestandteilen sind), sind 3 Ester- und 4 Doppelbindungen enthalten. Achtung, hier könnte eine Falle eingebaut sein: Einer der Reste ist nur als Summenformel angegeben, $C_{15}H_{31}$. Ein gesättigter Kohlenwasserstoff hat die allgemeine Formel C_nH_{2n+2}, bei einem Rest wird ein H-Atom durch den weiteren Molekülteil ersetzt, deshalb hat dann ein gesättigter Alkylrest die allgemeine Formel C_nH_{2n+1}. Das passt zu obiger Summenformel. Stünde hier stattdessen zum Beispiel $C_{15}H_{27}$, wären noch 2 Doppelbindungen versteckt.

Iodzahl (IZ): Stoffmenge des Fettes → *n*(Iod) → *m*(Iod) → IZ

$$n = \frac{m}{M} = \frac{100\,\mathrm{g}}{701{,}09\,\frac{\mathrm{g}}{\mathrm{mol}}} = 0{,}143\,\mathrm{mol}$$

Diese 0,143 mol des Fettes addieren 4 × 0,143 mol Iod, daraus lässt sich jetzt die Iodzahl direkt berechnen:

$$IZ = \frac{1}{\mathrm{g}} \cdot m(\mathrm{Iod}) = 4 \cdot 0{,}143\,\frac{\mathrm{mol}}{\mathrm{g}} \cdot 253{,}8\,\frac{\mathrm{g}}{\mathrm{mol}} = 145$$

(1/g in der Formel kommt daher, dass die Iodzahl ja bezogen auf 100 g des Fettes ist, folglich eine dimensionslose Größe.)

Je größer die Iodzahl, desto mehr Doppelbindungen, die mit Luftsauerstoff reagieren und so zu Vernetzungen innerhalb des Fettes sorgen. Diesen Vorgang nennt man »Trocknung«. Je höher die IZ, desto besser trocknet ein Öl. Das wird zum Beispiel im Leinölfirnis ausgenutzt.

Typische Iodzahlen:

10	Nichttrocknend	Gesättigte Öle, Bienenwachs, Kokosfett
10–20	Nichttrocknend	Palmkernöl
20–50	Nichttrocknend	Butter
50–100	Nichttrocknend	Olivenöl
100–130	Halbtrocknend	Sonnenblumenöl, Rapsöl
130–170	Halbtrocknend	Sojaöl, Erdnussöl, Distelöl
> 170	Trocknend	Leinöl

Für die Verseifungszahl kann ein identischer Weg beschritten werden, unter Berücksichtigung der Tatsache, dass man sich jetzt auf 1 g Fett bezieht.

Verseifungszahl: Stoffmenge des Fettes → $n(\text{KOH}) \to m(\text{KOH}) \to \text{VZ}$

$$n = \frac{m}{M} = \frac{1\,\text{g}}{701{,}09\,\frac{\text{g}}{\text{mol}}} = 1{,}43\,\text{mmol}$$

$$VZ = \frac{1}{\text{g}} \cdot m(\text{KOH}) = 3 \cdot 1{,}43\,\frac{\text{mmol}}{\text{mg}} \cdot 56\,\frac{\text{mg}}{\text{mmol}} = 240$$

Mit dieser Verseifungszahl ist man ebenfalls am oberen Rand der Skala, jede Nicht-Ester-Beimengung führt zu niedrigeren Werten.

■ **Aufgabe: IZ und VZ** GK 11.2.2

Bienenwachs ist gekennzeichnet durch IZ ~ 10, VZ ~ 90, Sonnenblumenöl durch IZ = 130, VZ = 189. Was können Sie aus diesen Kennzahlen bezüglich der Zusammensetzung beider Fette ableiten?

■ **Lösung**

Bienenwachs: Viele gesättigte Anteile, einige Estergruppen. Der gesättigte Anteil erklärt auch, dass Bienenwachs bei Raumtemperatur fest ist.

Sonnenblumenöl: Viel Ester, hoch ungesättigt, das heißt großer Anteil TAG mit ungesättigten Fettsäuren.

■ **Aufgabe: TAG-Struktur** GK 11.2.2

Ein TAG mit unbekannter Zusammensetzung ist optisch aktiv. Nach Verseifung erhält man 2 unterschiedliche gesättigte Fettsäuren im Stoffmengenverhältnis 2:1. Welche allgemeine Struktur muss das Fett haben?

■ **Lösungshinweis (◘ Abb. 11.7)**

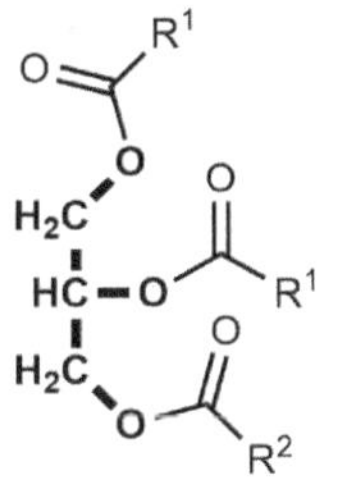

◘ **Abb. 11.7**

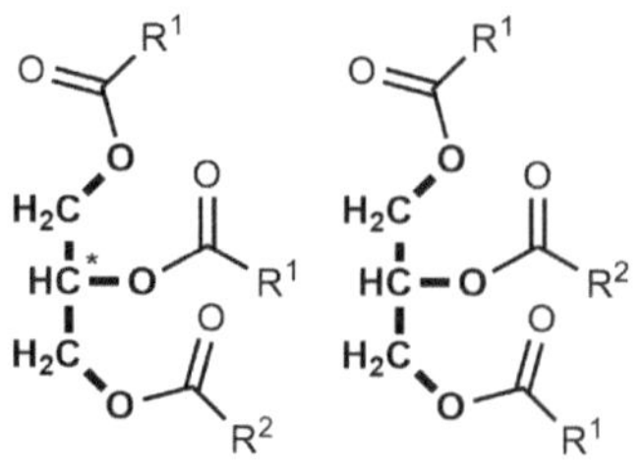

■ **Abb. 11.8**

■ **Lösung**

Prinzipiell lassen sich mit 2 unterschiedlichen Fettsäuren im Verhältnis 2:1 zwei Strukturen verwirklichen (■ Abb. 11.8).

Entscheidend ist der Hinweis auf die optische Aktivität, denn nur Struktur **A** enthält ein chirales C-Atom, Struktur **B** ist symmetrisch und damit achiral.

GK 11.2.2

■ **Aufgabe: TAG-Struktur**

Ein chirales TAG enthält 57 Kohlenstoffatome, addiert 2 Äquivalente Iod und ergibt bei vollständiger Hydrolyse 3 unterschiedliche Moleküle. Schlagen Sie eine Strukturformel für das TAG vor.

■ **Lösungshinweis**

► z. B. ■ Abb. 11.9

■ **Lösung**

2 Äquivalente Iod weisen auf 2 Doppelbindungen hin, 3 Moleküle bei der Hydrolyse bedeuten 2 unterschiedliche Fettsäuren, da ja bei der Verseifung auch noch Glycerin entsteht! In den 57 Kohlenstoffatomen stecken die 3 des Glycerins drin, damit bleiben 54 oder 3 × 18 C-Atome für die Fettsäuren, da typische Fettsäuren meist C16- oder C18-Carbonsäuren sind. Eine genauere Differenzierung lässt die Aufgabe hier nicht zu, ebenso bei der Konfiguration der Doppelbindungen.

Die A-A-B-Anordnung im Ester ergibt sich wieder aus dem Hinweis »chiral«.

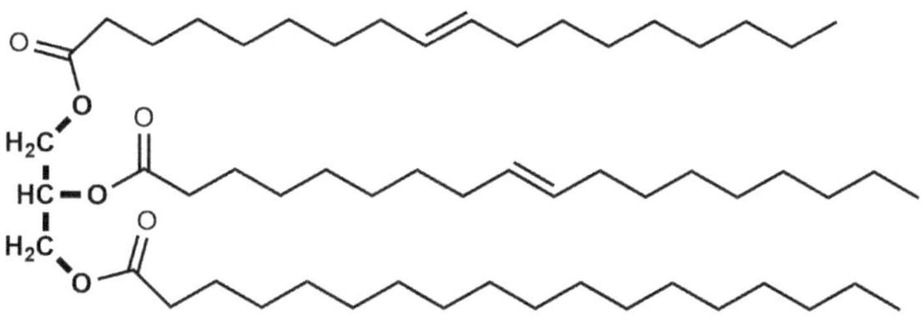

■ **Abb. 11.9**

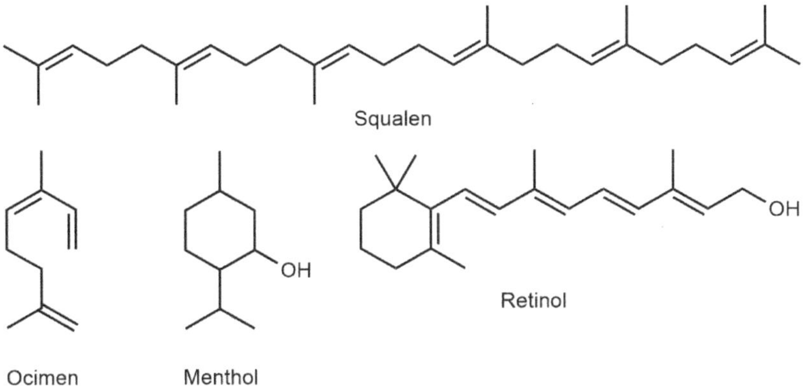

■ Abb. 11.10

■ Aufgabe: Isoprenoide

GK 11.2.1

Markieren Sie in den Strukturen von ■ Abb. 11.10 jeweils die Isoprenuntereinheiten.

■ Lösungshinweis (■ Abb. 11.11)

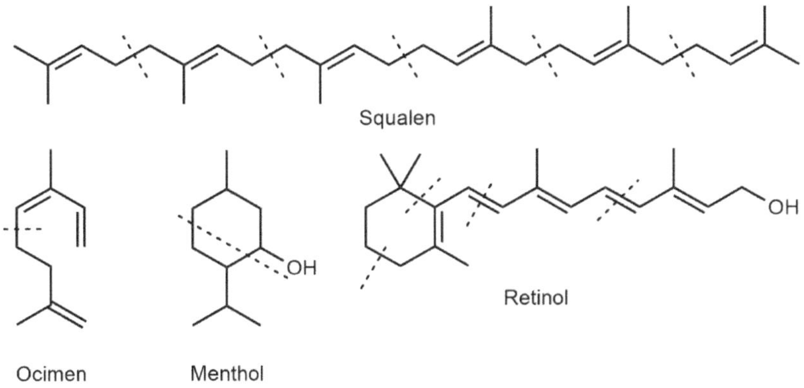

■ Abb. 11.11

■ Lösung

Durch den Einbau in komplexere Strukturen liegen die Doppelbindungen im Isopren selbstverständlich an anderer Stelle, das ergibt sich aus der Biosynthese (→ Biochemie). Wie beim Beispiel des Menthols können weitere Funktionalitäten hinzukommen.

Beim Erkennen der Isoprenuntereinheiten ist zu berücksichtigen, dass jede von ihnen aus 5 C-Atomen besteht, 4 bilden eine Kette bzw. einen Ring, 1 C-Atom stellt oft eine Abzweigung dar. Wichtige Grundgerüste sind in ■ Abb. 11.12 zusammengestellt.

Da über die Zyklisierung von Squalen das Steroidgrundgerüst in Form des Lanosterols aufgebaut wird (■ Abb. 11.13), gehören die Steroide ebenfalls zu den isoprenoiden Verbindungen. Da aber im Laufe dieser Reaktion Molekülteile (Methylgruppen) wandern, ist es dann mit dem Erkennen der einzelnen Isoprenuntereinheiten schwieriger.

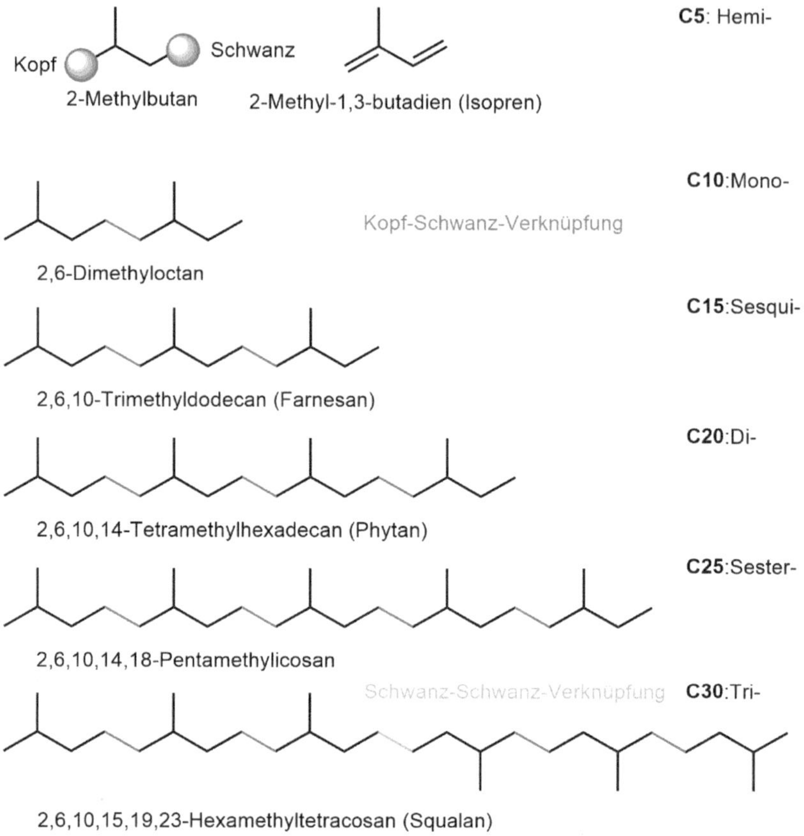

Abb. 11.12 Stammkohlenwasserstoffe der Terpene

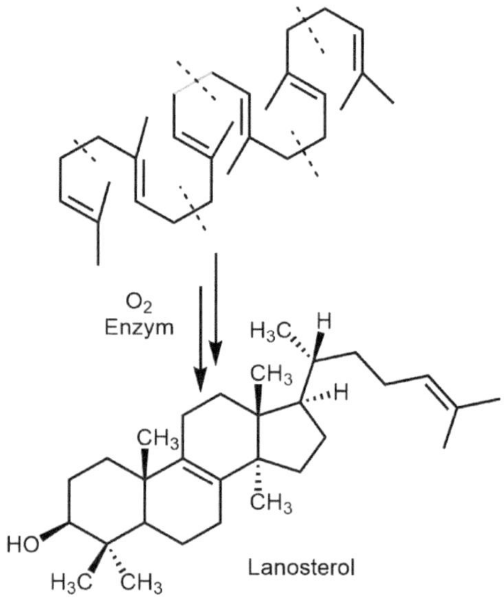

Abb. 11.13 Squalenzyklisierung: Steroide

Kohlenhydrate

J. Schatz, *Übungsbuch Chemie für Mediziner*,
DOI 10.1007/978-3-662-53488-5_12,

Kohlenhydrate sind chemisch betrachtet Polyhydroxyaldehyde bzw. -ketone. Die biochemische Bedeutung dieser Verbindungen ist offensichtlich, aber nicht Thema des Übungskapitels, da hier oft reines Faktenwissen gefragt ist. Doch können chemische Eigenschaften von Zuckern wie ihr reduzierender oder nichtreduzierender Charakter leicht aus ihrer Struktur abgeleitet werden. Dies hat auch direkten Einfluss auf praktikumstypische Fragestellungen über Nachweisreaktionen von Zuckern und deren Redoxeigenschaften. Deshalb werden diese klassischen Nachweise (Fehling-, Tollens-, Seliwanow-Probe) ebenfalls vertieft.

12.1 Zusammenfassung

Aldosen, Ketosen
Triose, Tetrose, Pentose, Hexose
Aldohexose, Hexulose

Einfache Kohlenhydrate sind Polyhydroxyaldehyde bzw. -ketone und können nach den funktionellen Gruppen in Aldosen und Ketosen eingeteilt werden. Zusätzlich kann nach Anzahl der C-Atome unterschieden werden. Beide Einteilungen sind kombinierbar, was zum Beispiel zur Aldohexose (Aldose, 6 C-Atome) oder Hexulose (Ketose, 6 C-Atome) führt.

Bis auf Dihydroxyaceton, die einfachste Ketose, sind alle Kohlenhydrate chiral und werden üblicherweise anhand der Fischer-Projektion in (*D*)- und (*L*)-Isomere, Enantiomere, unterschieden, hier dargestellt anhand von Glucose (◘ Abb. 12.1). In der Natur kommen nur (*D*)-Zucker vor.

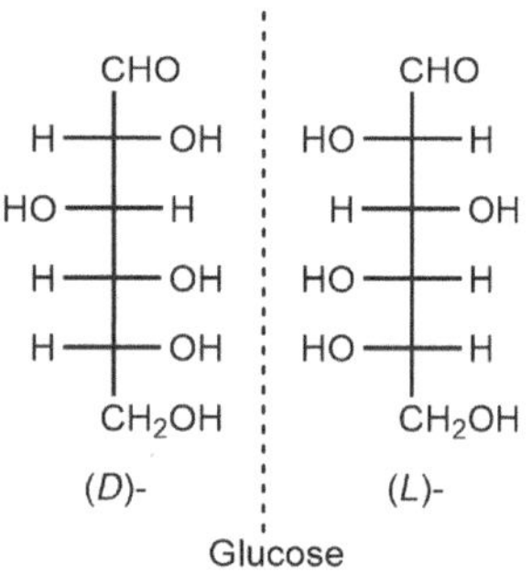

◘ **Abb. 12.1** (*D*)- und (*L*)-Isomere der Glucose in Fischer-Projektion

Regeln für die Fischer-Projektion:

- Kette von C-Atomen von oben nach unten zeichnen, das am stärksten oxidierte Atom nach oben.
- *Horizontale* Linien zeigen aus der Projektionsebene hinaus *auf den Betrachter zu.*
- *Vertikale* Linien laufen hinter die Projektionsebene, *vom Betrachter weg.*
- Drehungen:
  - Um 180° (360° etc.) → gleiches Molekül
  - Um 90° (270° etc.) → zugehöriges Enantiomer
- Vertauschungen von je 2 Substituenten:
  - Ungeradzahlige Anzahl → Enantiomer
  - Geradzahlige Anzahl → gleiches Molekül
- Am weitesten von oben entferntes Chiralitätszentrum (alle anderen sind irrelevant):
  - Steht rechts → (*D*)-Isomer
  - Steht links → (*L*)-Isomer

Die Oxidation von Aldosen führt je nach Oxidationsmittel (OxM) zu unterschiedlichen Produkten (◘ Abb. 12.2). Bekannteste Oxidationsreaktionen sind wohl die Tollens- und Fehling-Probe, die Aldosen zu »on-Säuren« umsetzen. So entsteht z. B. aus Glucose Gluconsäure. Reduktion führt zu Zuckeralkoholen (z. B. Sorbitol).

Wichtigste chemische Reaktion ist die Halb- bzw. Vollacetalbildung (◘ Abb. 12.3). Die Halbacetalbildung führt zur typischen Ringstruktur der Zucker (Pyranosen = Sechsring, Furanosen = Fünfring). Durch die Ringbildung ergeben sich die anomere α- und β-Form, die durch Mutarotation im Gleichgewicht miteinander stehen. Weitere Reaktion mit Hydroxylgruppen ergibt Vollacetale, was der glykosidischen Bindung entspricht. So werden dann Oligo- und Polysaccharide aufgebaut. Strukturell extrem vielfältig, unterschiedlichste biochemische Bedeutung, chemisch sind alles Acetale.

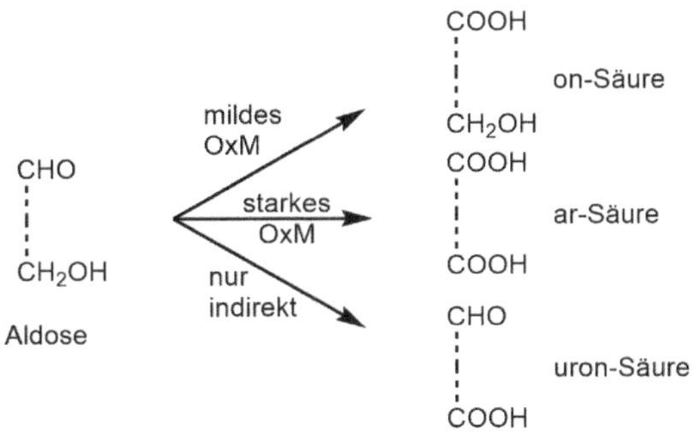

Abb. 12.2

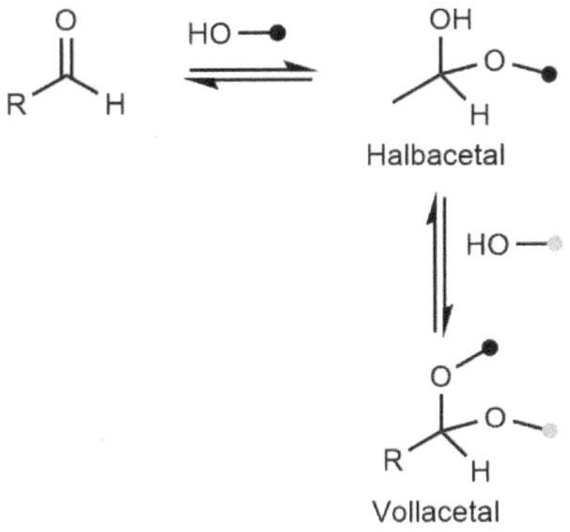

Abb. 12.3

12.2 Aufgaben und Lösungen

- **Aufgabe: Reduzierende Zucker**

GK 3.5.2, 10.1

Formulieren Sie anhand der Redox-Teilgleichungen vollständige stöchiometrische Redoxgleichungen für die Tollens- und Fehling-Probe von (*L*)-Glycerinaldehyd.

- **Lösungshinweis**

▶ $2\ Ag^+ + RCHO + 3\ OH^- \rightleftharpoons 2\ Ag + RCOO^- + 2\ H_2O$
▶ $2\ Cu^{2+} + RCHO + 5\ OH^- \rightleftharpoons Cu_2O + RCOO^- + 3\ H_2O$

- **Lösung (Abb. 12.4)**

Standardaufgabe, die mit allen möglichen (*D*/*L*)-Zuckern abgefragt werden kann. Für organische Redoxreaktionen gilt, dass sehr oft eine geradzahlige Anzahl von Elektronen übertragen wird. Dies zu wissen hilft ab und zu.

Tollens

$Ag(NH_3)_2^+ + e^- + 2\ H_2O \rightleftharpoons Ag + 2\ NH_4^+ + 2\ OH^- \mid \times 2$

$C_3H_6O_3 + 2\ Ag(NH_3)_2^+ + 3\ OH^- + 2\ H_2O \rightleftharpoons C_3H_5O_4^- + 2\ Ag + 4\ NH_4^+ + 4\ OH^-$

$C_3H_6O_3 + 2\ Ag(NH_3)_2^+ + 2\ H_2O \rightleftharpoons C_3H_5O_4^- + 2\ Ag + 4\ NH_4^+ + OH^-$

$C_3H_6O_3 + 2\ AgNO_3 + 4\ NH_3 + 2\ H_2O \rightleftharpoons NH_4C_3H_5O_4 + 2\ Ag + 2\ NH_4NO_3 + NH_4OH$

Fehling

$2\ [Cu(C_4H_3O_6)_2]^{2-} + 2\ e^- + 2\ OH^- \rightleftharpoons Cu_2O + H_2O + 4\ C_4H_3O_6^{2-}$ (Tartrat)

$C_3H_6O_3 + 5\ OH^- + 2\ [Cu(C_4H_3O_6)_2]^{2-} \rightleftharpoons C_3H_5O_4^- + 3\ H_2O + Cu_2O + 4\ C_4H_3O_6^{2-}$

$C_3H_6O_3 + 5\ NaOH + 2\ Na_2[Cu(C_4H_3O_6)_2] \rightleftharpoons NaC_3H_5O_4 + 3\ H_2O + Cu_2O + 4\ Na_2C_4H_3O_6$

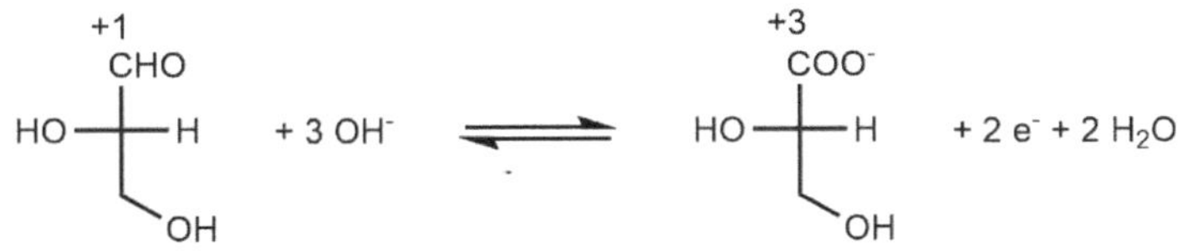

Abb. 12.4 Oxidation im alkalischen Medium

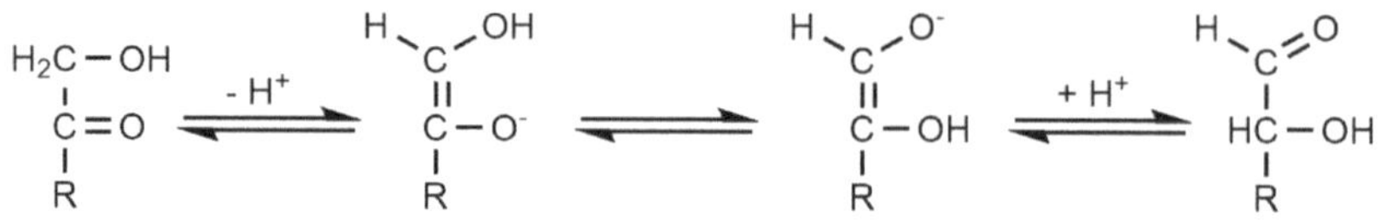

Abb. 12.5

GK 3.5.2, 4.2, 10.1

- **Aufgabe: Struktur und reduzierende Zucker**

Glucose und Fructose sind isomere Hexosen. Erläutern Sie unter Verwendung von Strukturformeln (Reaktionsgleichung), warum (*D*)-Fructose ebenfalls einen positiven Nachweis geben kann.

- **Lösungshinweis**

► Lobry-de-Bruyn-van-Ekenstein-Umlagerung

- **Lösung (Abb. 12.5)**

Durch basenkatalysierte Umlagerung stehen Ketosen und Aldosen miteinander im chemischen Gleichgewicht. Dies gilt zum Beispiel für Glucose, Fructose und Mannose. Da sowohl Fehling als auch Tollens im alkalischen Medium stattfinden, wird immer auch diese Umlagerung mitbegünstigt.

GK 10.2.1

- **Aufgabe: Reduzierende Zucker**

Bei welchen der 9 organischen Verbindungen in Abb. 12.6 verläuft der Fehling- bzw. Tollens-Nachweis positiv?

- **Lösungshinweis**

► 1, 3, 7, 9

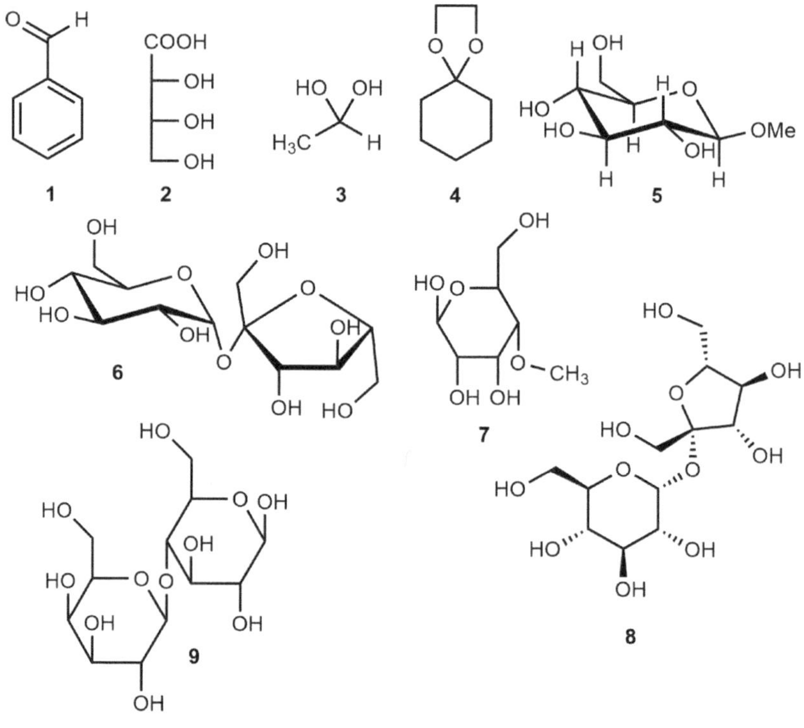

Abb. 12.6

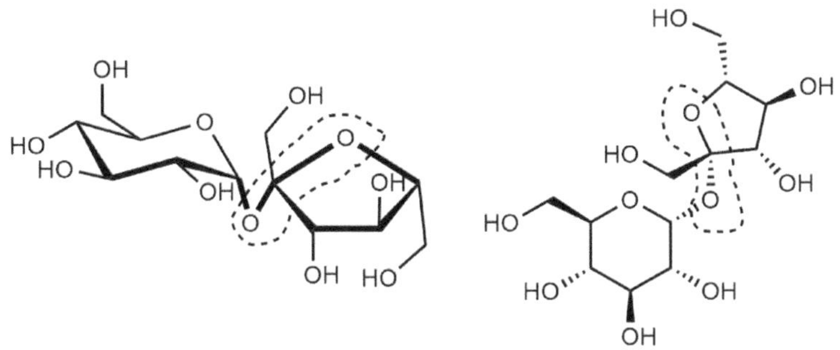

▪ Abb. 12.7 Strukturelement nichtreduzierender Oligosaccharide

▪ Lösung

Grundsätzlich zeigen Aldehyde als leicht oxidierbare funktionelle Gruppe positive Fehling-/Tollens-Proben. Daher sind alle Verbindungen, die eine solche Aldehydfunktion beinhalten oder die damit im Gleichgewicht stehen, reduzierend.

Bei Oligosacchariden ist das genauso: Wenn die beiden anomeren C-Atome der einzelnen Bausteine die glykosidische Bindung eingehen, ist der Zucker nichtreduzierend (▪ Abb. 12.7). Hier handelt es sich um stabile Vollacetale.

Reduzierende Zucker zeigen auch das Phänomen der Mutarotation, da diese durch die offenkettige Aldehydform vermittelt ist.

Damit ist die Aufgabe leicht zu lösen:

- **Verbindung 1:** Benzaldehyd, als Aldehyd reduzierend.
- **Verbindung 2:** Kein Aldehyd enthalten, nichtreduzierend.
- **Verbindung 3:** Hydrat, im Gleichgewicht mit Acetaldehyd und daher reduzierend (▪ Abb. 12.8).
- **Verbindungen 4 und 5:** Vollacetale, nichtreduzierend.
- Die **Verbindungen 6 und 8** sind identisch: Saccharose (▪ Abb. 12.9). Die beiden anomeren Kohlenstoffatome sind in die glykosidische Bindung eingebaut: nichtreduzierend.
- **Verbindung 7:** Halbacetal und damit reduzierend.
- **Verbindung 9:** Lactose, β(1→4) verknüpft, damit ist ein anomeres C-Atom (C1) mit einem nichtanomeren Atom (C4) verknüpft. Der rechte Teil des Moleküls in ▪ Abb. 12.6 ist ein Halbacetal und damit wieder reduzierend.

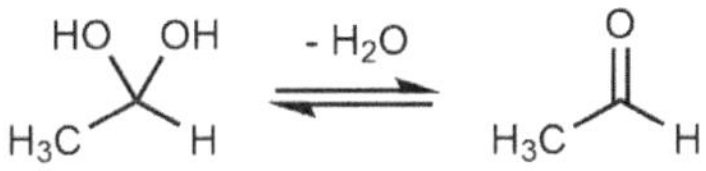

Reduzierend:
- Aldehyde
- Hydrate
- Halbacetale

Nichtreduzierend:
- Vollacetale

▪ Abb. 12.8

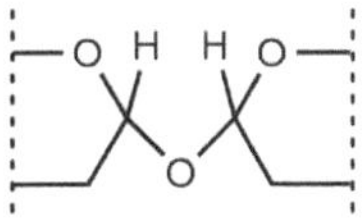

▪ Abb. 12.9

Aus der systematischen Nomenklatur der Oligosaccharide lässt sich ableiten, da folgende Verknüpfungen nichtreduzierende Eigenschaften anzeigen:

- αβ(1→1) verknüpfte Pyranosen (2 × Sechsringe)
- αβ(2→2) verknüpfte Furanosen (2 × Fünfringe)
- αβ(1→2) verknüpfte Pyranose und eine Furanose (1 × Sechsring + 1 × Fünfring)

▪ Aufgabe: Reaktion von Zucker

GK 3.5.2, 4.2, 10.1

Der Zucker (*D*)-Erythrose [(2*R*,3*R*)-2,3,4-Trihydroxybutanal] wird mit Kaliumpermanganat in schwefelsaurer Lösung zu einer Dicarbonsäure oxidiert. Geben Sie die Konstitutionsformel (Fischer-Projektion) für den Zucker und für die Dicarbonsäure an.

Stellen Sie eine vollständige Redoxgleichung für die Reaktion der (*D*)-Erythrose mit Kaliumpermanganat in saurer Lösung auf.

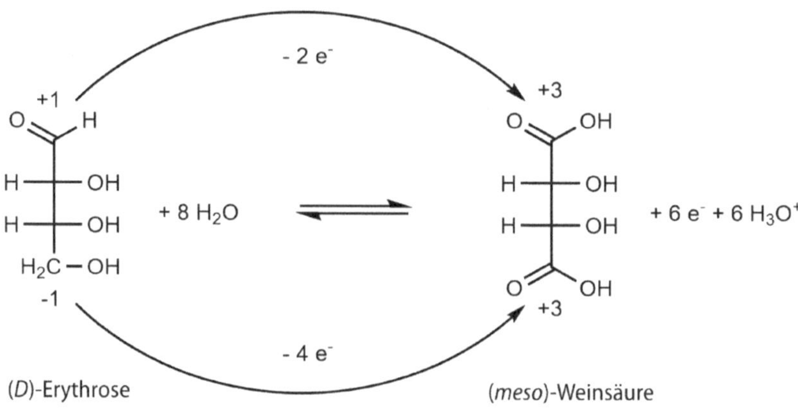

Abb. 12.10 Oxidation von (*D*)-Erythrose

▪ Lösungshinweis

► Weinsäure

► $5\ C_4H_8O_4 + 6\ KMnO_4 + 9\ H_2SO_4 \rightleftharpoons 5\ C_4H_8O_6 + 6\ MnSO_4 + 14\ H_2O + 3\ K_2SO_4$

▪ Lösung

Starkes OxM: ar-Säure

Kaliumpermanganat ist ein starkes Oxidationsmittel, es oxidiert beide Enden des Zuckers (Abb. 12.10).

Reduktion

$MnO_4^- + 5\ e^- + 8\ H_3O^+ \rightleftharpoons Mn^{2+} + 12\ H_2O$

Gesamtgleichung

Oxidation × 5 + Reduktion × 6

$5\ C_4H_8O_4 + 40\ H_2O + 6\ MnO_4^- + 48\ H_3O^+ \rightleftharpoons 5\ C_4H_6O_6 + 30\ H_3O^+ + 6\ Mn^{2+} + 72\ H_2O$

Kürzen

$5\ C_4H_8O_4 + 6\ MnO_4^- + 18\ H_3O^+ \rightleftharpoons 5\ C_4H_6O_6 + 6\ Mn^{2+} + 32\ H_2O$

$18\ H_3O^+$ in schwefelsaurer Lösung: $9\ H_2SO_4 + 18\ H_2O$

$5\ C_4H_8O_4 + 6\ MnO_4^- + 9\ H_2SO_4 + 18\ H_2O \rightleftharpoons 5\ C_4H_6O_6 + 6\ Mn^{2+} + 32\ H_2O + 9\ SO_4^{2-}$

$5\ C_4H_8O_4 + 6\ MnO_4^- + 9\ H_2SO_4 \rightleftharpoons 5\ C_4H_6O_6 + 6\ Mn^{2+} + 14\ H_2O + 9\ SO_4^{2-}$

Gegenionen ergänzen

$5\ C_4H_8O_4 + 6\ KMnO_4 + 9\ H_2SO_4 \rightleftharpoons 5\ C_4H_6O_6 + 6\ MnSO_4 + 14\ H_2O + 3\ K_2SO_4$

GK 5.2, 10.1.2

▪ Aufgabe: Konformation von Zuckern

Ordnen Sie folgende Zuckermoleküle **A–E** (Abb. 12.11) nach steigender relativer Energie.

▪ Lösungshinweis

► B < A < C < D < E

▪ Lösung

e günstiger als a

Diese Frage ließe sich auch MC-artig stellen in der Form: »Welches Molekül zeigt die stabilste/instabilste Konformation«. Hier als Reihung.

Die Stabilität an 6-gliedrigen Ringen hängt von der Positionierung der Substituenten ab. Zwei generelle Möglichkeiten, axial (a) oder äquatorial (e = equatorial). Damit kann man einfach mal abzählen, wo die Substituenten stehen:

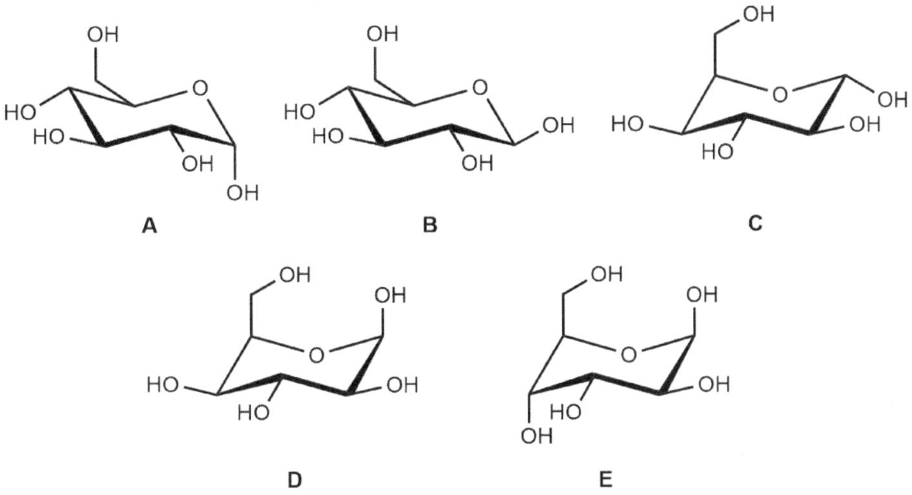

■ Abb. 12.11

Verbindung	Anzahl Substituenten in	
	a-Stellung	e-Stellung
A	1	4
B	0	5
C	1	4
D	2	3
E	3	2

Damit ist Verbindung **B** ganz klarer Gewinner. Eine kleine Differenzierung ist noch bei Verbindung **A** und Verbindung **C** nötig, beide Male nur ein axialer Substituent. Jetzt kommt die Art des Substituenten zum Zuge: In Verbindung **A** ist am anomeren Kohlenstoffatom eine OH-Gruppe axial, in Verbindung **C** an C5 die CH_2OH-Gruppe. Letztere ist viel größer und damit energetisch noch ungünstiger als die kleine OH-Gruppe. (Den anomeren Effekt auf die Konformation vernachlässigen wir einfach.)

Je größer ein Substituent, desto lieber in der e-Position.

Werden funktionelle Gruppen sehr groß, wie zum Beispiel im Fall der *tert*-Butylgruppe, finden sie sich immer, wenn es möglich ist, in der e-Position. Das nennt man »Konformationsanker«. Der energetische Unterschied der beiden denkbaren Positionen am Sechsring liefert auch 2 Konformationen zum Beispiel bei der β-(*D*)-Glucose (■ Abb. 12.12).

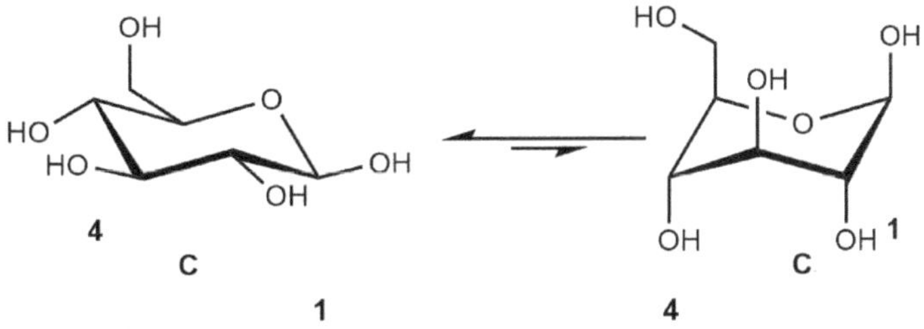

■ **Abb. 12.12** β-(*D*)-Glucose: $^4C_1$-Konformation günstiger als $^1C_4$

GK 10.2

- **Aufgabe: Bindungstyp**

Bestimmen Sie bei den folgenden Disacchariden **1–6** (◘ Abb. 12.13) den Bindungstyp in der glykosidischen Bindung.

- **Lösungshinweis**

► β(1→4), β(1→6), α(1→4), α(1→6), α(1→2), αα'(1→1)

- **Lösung**

1 Cellobiose: β(1→4)
2 Gentiobiose: β(1→6)
3 Maltose: α(1→4)
4 Isomaltulose: α(1→6)
5 Saccharose: α(1→2)
6 Trehalose: αα'(1→1)

Die Nummerierung ist relativ einfach erkennbar, ab und zu kann es mit α und β problematisch sein, vor allem wenn die Moleküle gedreht dargestellt sind (◘ Abb. 12.14). Hierbei hilft die folgende Brücke: Bei β ist in Pyranosen die Hydroxymethylgruppe (C6) und die OH-Gruppe des anomeren Kohlenstoffatoms *cis* zueinander konfiguriert, α ist *trans*.

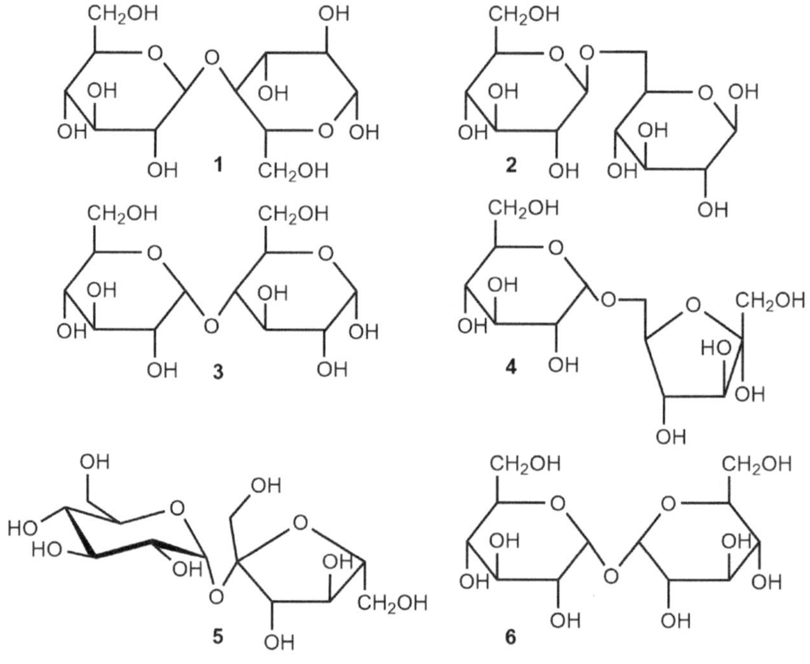

◘ **Abb. 12.13**

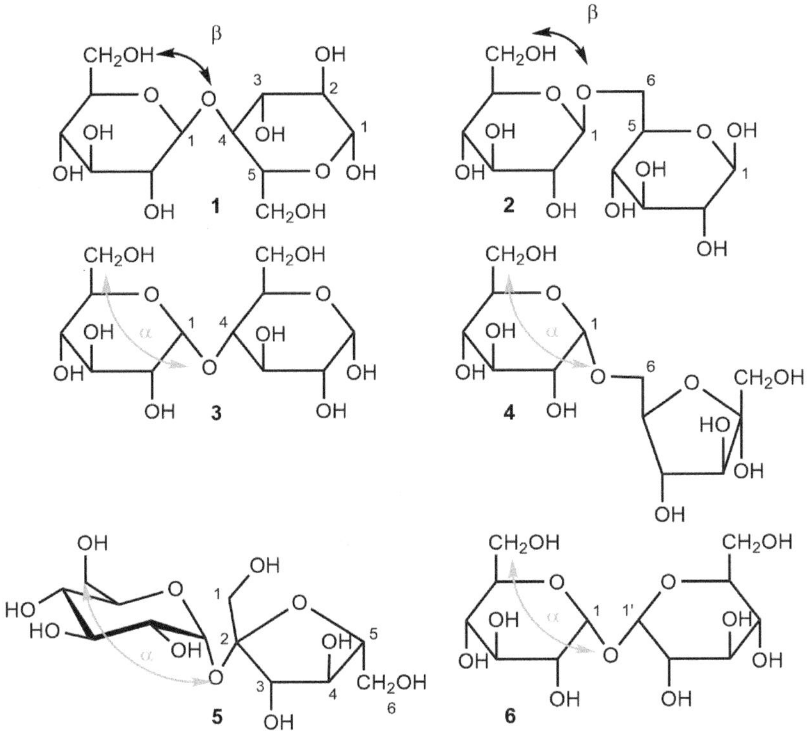

β
CH2OH
OH
O
O
1
2
3
4
5
OH
OH
OH
OH
OH
1
CH2OH
β
CH2OH
O
O
6
5
1
OH
OH
OH
OH
2
OH
OH
OH
CH2OH
CH2OH
O
O
1
4
α
OH
OH
OH
OH
3
OH
OH
CH2OH
O
α
1
6
O
O
CH2OH
OH
OH
HO
4
OH
OH
OH
OH
HO
HO
O
1
OH
α
OH
O
2
O
OH
5
3
4
CH2OH
6
5
OH
CH2OH
CH2OH
O
O
α
1
1'
O
OH
OH
OH
OH
OH
OH
6

Abb. 12.14

Aminosäuren

J. Schatz, *Übungsbuch Chemie für Mediziner*,
DOI 10.1007/978-3-662-53488-5_13,

Aminosäuren sind organische Verbindungen, die sowohl saure Carboxygruppen als auch basische Aminogruppen enthalten. Als amphotere Verbindungen zeichnen sich die meistens betrachteten α-Aminosäuren durch ihren isoelektrischen Punkt (IP) aus, der für alle proteinogenen Aminosäuren exemplarisch berechnet wird. Damit ist dieses Thema in Zusammenhang mit Kapitel 4 zu den Säuren/Basen zu sehen. Fragestellungen zur Bedeutung des isoelektrischen Punkts in der Gelelektrophorese und zu praktikumsrelevanten Themen wie Titrationen und Aminosäurenachweisen mittels Ninhydrin, Biuret oder Dansylchlorid sind ebenfalls enthalten. Schlussendlich bauen Aminosäuren Proteine auf. Hier stehen wieder strukturell-chemisch Fragestellungen (Peptidbindung, Sequenzbestimmung mittels Massenspektrometrie) im Fokus.

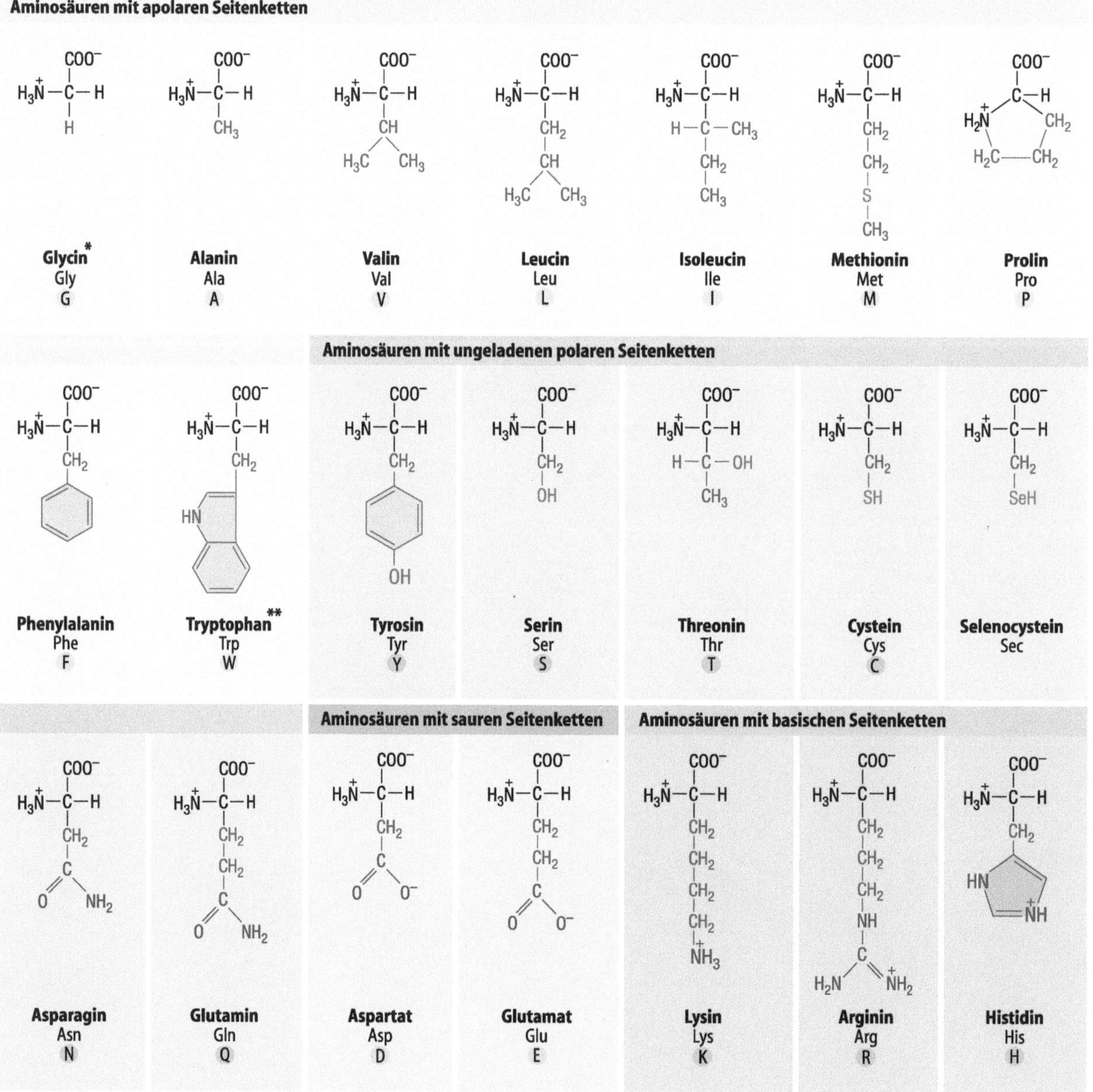

Abb. 13.1 Proteinogene Aminosäuren (aus Heinrich et al. in: Löffler/Petrides [Hrsg.]: Biochemie und Pathobiochemie, 2014)

13.1 Zusammenfassung

Unter Aminosäuren versteht man allgemein Verbindungen, die mindestens 1 Carbonsäure und 1 Aminogruppe im Molekül beinhalten. Meistens fasst man den Begriff enger, das heißt, man versteht darunter α-Aminosäuren (■ Abb. 13.2). Die wichtigsten α-Aminosäuren sind die 21 proteinogenen Aminosäure, die unsere Proteine aufbauen (■ Abb. 13.1).

Aminosäuren sind amphotere Verbindungen. Der pH-Wert, an dem die Aminosäure als Ganzes nach außen hin elektrisch neutral ist, nennt man den isoelektrischen Punkt (*IP*), eine wichtige Stoffkonstante der Aminosäuren. Dieser pH-Wert ist berechenbar.

Der Nachweis freier Aminosäuren gelingt mit Ninhydrin, über die Biuret-Probe oder durch Markierung mit Dansylchlorid. Aromatische Aminosäuren (Phenylalanin, Tyrosin, Tryptophan) können anhand der Xanthoproteinreaktion erkannt werden.

Aminosäuren bauen über eine Kondensationsreaktion Proteine auf. Zentraler, verknüpfender Baustein ist die Peptidbindung. Diese ist aufgrund der Amidresonanz planar und starr (■ Abb. 13.3).

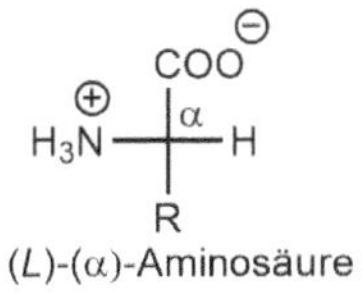

(*L*)-(α)-Aminosäure

■ **Abb. 13.2**

$$IP = \frac{pK_{S1} + pK_{S2}}{2}$$

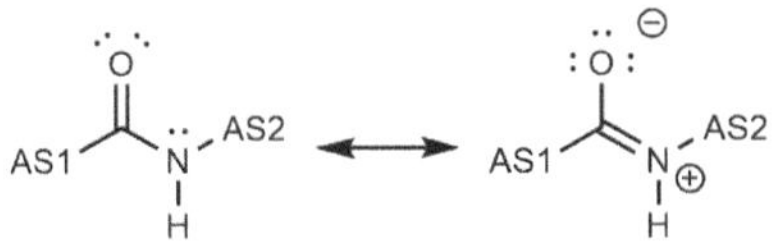

AS1 AS2 ⟷ AS1 AS2

■ **Abb. 13.3**

13.2 Aufgaben und Lösungen

■ Aufgabe: Isoelektrischer Punkt

GK 9.1.2

Glyphosat ist ein kommerziell erhältliches Breitbandherbizid, ein Unkrautvernichtungsmittel aus der Gruppe der Phosphonate (■ Abb. 13.4).

Für Glyphosat wurden durch Titration folgende pK_S-Werte bestimmt:

0,78	2,29	5,96	10,98

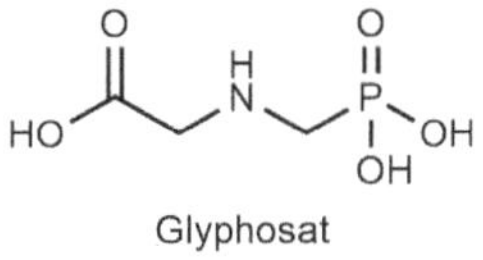

Glyphosat

■ **Abb. 13.4**

Ordnen Sie diese pK_S-Werte den funktionellen Gruppen zu und berechnen Sie den isoelektrischen Punkt des Glyphosats.

■ Lösungshinweis

► 1,54

■ Lösung

Zur systematischen Bestimmung des isoelektrischen Punktes identifiziert man erst einmal die potenziell aziden funktionellen Gruppen. Dazu formuliert man die maximal protonierte Form des Moleküls, so wie es bei sehr kleinem pH-Wert in Lösung vorliegen würde. Bei Glyphosat haben wir 3 funktionelle Gruppen, eine Carboxygruppe, ein sekundäres Amin (R_2NH) und ein Phosphonat, das als Derivat der Phosphonsäure 2-wertig ist.

Die Zuordnung der pK_S-Werte erfordert jetzt etwas chemisches Gefühl. Phosphonat ist 2-wertig und ein Derivat der Phosphonsäure (H_3PO_3, veraltet: »phosphorige Säure«), die ist der Phosphorsäure (H_3PO_4), die wir schon öfter gesehen haben, vergleichbar. Bei der Phosphorsäure ist die 1. Dissoziation leicht, starke Säure, die 2. Dissoziationsstufe liegt bei ca. 7, wie wir aus den Diskussionen um den Phosphatpuffer wissen (► Abschn. 4.2.2). Überträgt man das auf die Phosphonatgruppe, liegt die 1. Dissoziationsstufe vermutlich bei 0,78, stark sauer, die 2. ungefähr im neutralen Bereich. Da passt 5,96 am besten (■ Abb. 13.5).

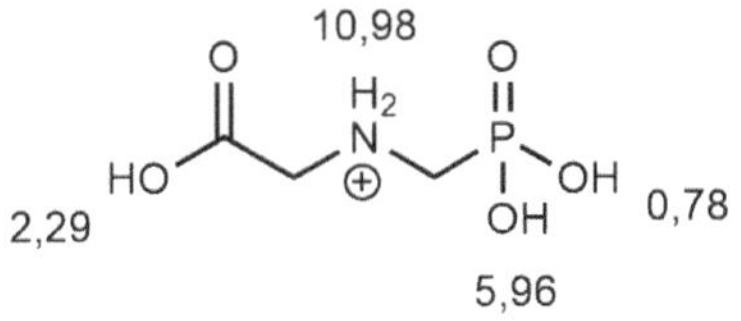

H_3PO_4: pK_{S1} = 2,2, pK_{S2} = 7,2
H_3PO_3: pK_{S1} = 2,0, pK_{S2} = 6,6
RCOOH: pK_S ~ 4
R_2NH: pK_B ~ 3

10,98; 2,29; 0,78; 5,96

■ **Abb. 13.5**

-H⁺ $pK_S = 0{,}78$ -H⁺ $pK_S = 2{,}29$ -H⁺ $pK_S = 5{,}96$ -H⁺ $pK_S = 10{,}98$

Abb. 13.6

Der pK_S-Wert einfacher Carbonsäuren liegt etwa bei 4–5, wie wir von der Essigsäure her wissen (▶ Abschn. 4.2.2). Das macht den pK_S-Wert von 2,29 für die Carboxygruppe plausibel. Damit bleibt 10,98 für die Ammoniumgruppe, auch plausibel, Amine sind Basen mit einem pK_B-Wert von ca. 3.

Kommen wir zum isoelektrischen Punkt. Dazu stellen wir uns alle möglichen Ionisierungsstufen des Glyphosats mit steigendem pH zusammen (Abb. 13.6).

Die Struktur, die insgesamt ungeladen ist, liegt damit zwischen den Gleichgewichten, die über die pK_S-Werte 0,78 und 2,29 gekennzeichnet sind, damit ist IP der Mittelwert aus diesen beiden, 1,54.

Dieser Weg führt auch bei den Aminosäuren zum Ziel, wie die folgende Aufgabe zeigen wird.

GK 9.1.2

Aufgabe: Isoelektrischer Punkt

Berechnen Sie für alle proteinogenen Aminosäuren den isoelektrischen Punkt.

Lösungshinweis

Aminosäuren	pK_{S2}	pK_{S1} (–COOH)	IP exp.	pK_{S1} ($-NH_3^+$)	pK_{S2} ($-NH_3^+$)
Alanin	–	2,3	6,1	9,9	–
Arginin	–	2,81	11,76	9,09	13,2
Asparagin	–	2,02	5,41	8,80	–
Asparaginsäure	3,65	1,88	2,85	9,60	–
Cystein	8,33	1,71	5,05	10,78	–
Glutamin	–	2,17	5,65	9,13	–
Glutaminsäure	4,25	2,19	3,22	9,67	–
Glycin	–	2,21	5,97	9,15	–
Histidin	–	1,78	7,47	8,97	5,97
Isoleucin	–	2,32	5,94	9,76	–
Leucin	–	2,4	5,98	9,6	–

Aminosäuren	pK_{S2}	pK_{S1} (–COOH)	IP exp.	pK_{S1} (–NH_3^+)	pK_{S2} (–NH_3^+)
Lysin	–	2,20	9,59	8,90	10,28
Methionin	–	2,28	5,74	9,21	–
Phenylalanin	–	2,58	5,84	9,24	–
Prolin	–	1,99	6,3	10,60	–
Serin	–	2,21	5,68	9,15	–
Threonin	–	2,10	5,60	9,12	–
Tryptophan	–	2,15	5,64	9,12	–
Tyrosin	10,07	2,20	5,66	9,11	–
Valin	–	2,30	5,96	9,60	–

▪ Lösung

Zur Lösung der Aufgabe kann man die Aminosäuren in Gruppen einteilen. Einfach sind die Aminosäuren, die nur durch 2 pK_S-Werte gekennzeichnet sind: Mittelwert daraus berechnen und fertig.

AS	pK_{S1} (-COOH)	pK_{S1} (-NH_3^+)	IP berechnet
Alanin	2,3	9,9	6,10
Asparagin	2,02	8,80	5,41
Glutamin	2,17	9,13	5,65
Glycin	2,21	9,15	5,68
Isoleucin	2,32	9,76	6,04
Leucin	2,4	9,6	6,00
Methionin	2,28	9,21	5,75
Phenylalanin	2,58	9,24	5,91
Prolin	1,99	10,60	6,30
Serin	2,21	9,15	5,68
Threonin	2,10	9,12	5,61
Tryptophan	2,15	9,12	5,64
Valin	2,30	9,60	5,95

Damit sind schon 13 Aminosäuren »erledigt«. Die restlichen haben zusätzlich ionisierbare Gruppen, das kann man jetzt in Analogie zur Diskussion der vorhergehenden Aufgabe angehen:

Erst die Strukturen in vollständig protonierter Form zusammenstellen (◘ Abb. 13.7).

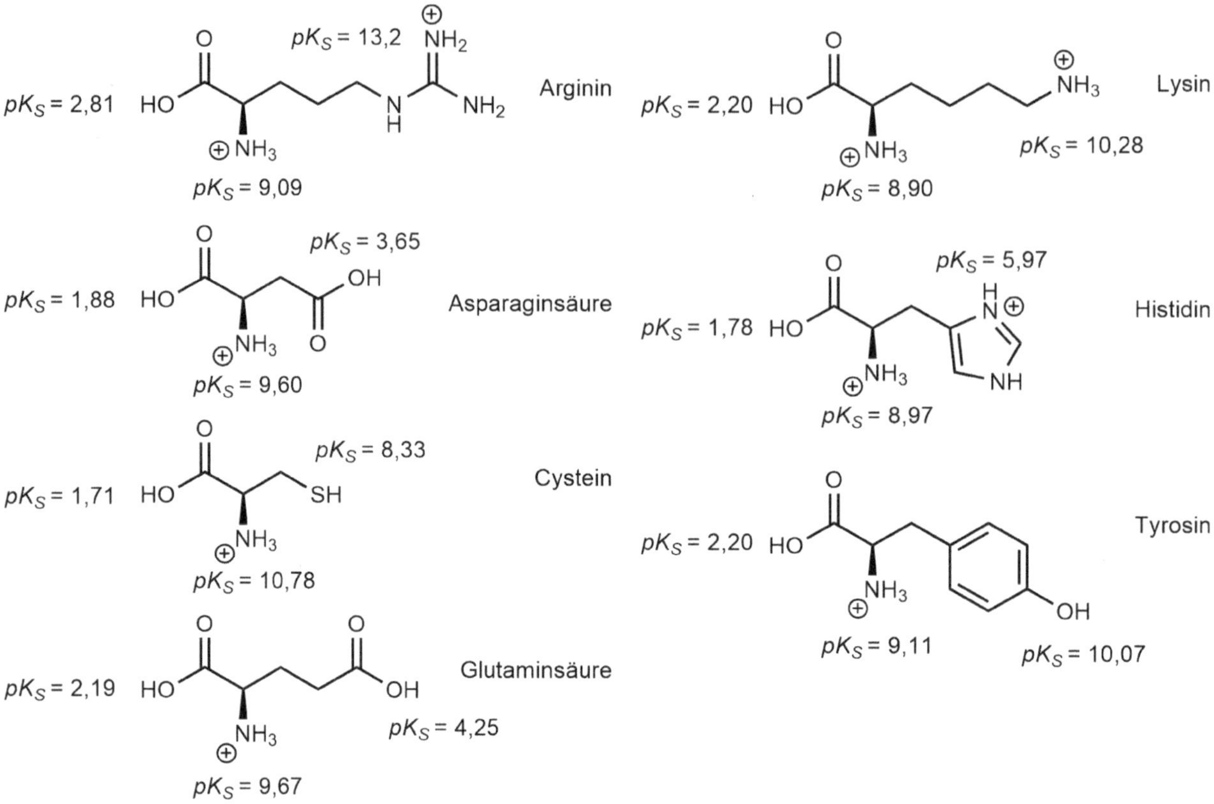

Arginin: $pK_S = 2{,}81$ (COOH); $pK_S = 9{,}09$ (NH_3^+); $pK_S = 13{,}2$ (NH_2^+)

Lysin: $pK_S = 2{,}20$; $pK_S = 8{,}90$; $pK_S = 10{,}28$

Asparaginsäure: $pK_S = 1{,}88$; $pK_S = 9{,}60$; $pK_S = 3{,}65$

Histidin: $pK_S = 1{,}78$; $pK_S = 8{,}97$; $pK_S = 5{,}97$

Cystein: $pK_S = 1{,}71$; $pK_S = 10{,}78$; $pK_S = 8{,}33$

Tyrosin: $pK_S = 2{,}20$; $pK_S = 9{,}11$; $pK_S = 10{,}07$

Glutaminsäure: $pK_S = 2{,}19$; $pK_S = 9{,}67$; $pK_S = 4{,}25$

Abb. 13.7

Abb. 13.8

$$IP = \frac{9{,}09 + 13{,}2}{2} = 11{,}15$$

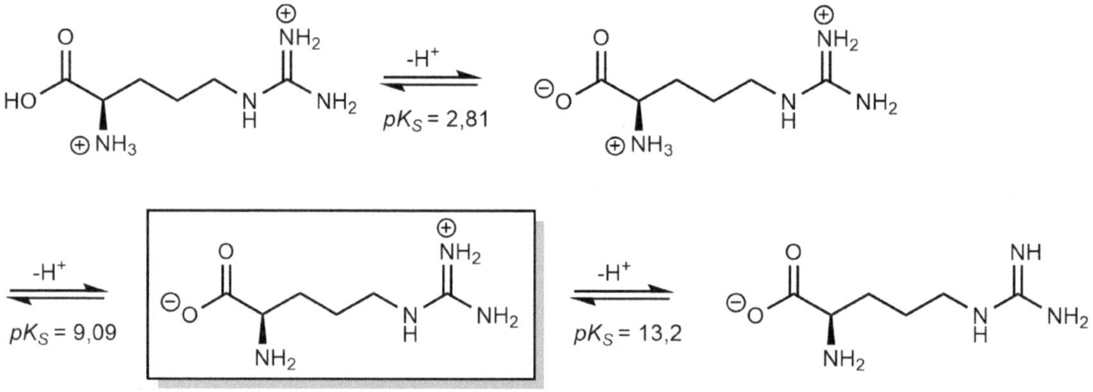

$-H^+$, $pK_S = 2{,}81$; $-H^+$, $pK_S = 9{,}09$; $-H^+$, $pK_S = 13{,}2$

Abb. 13.8 Arginin

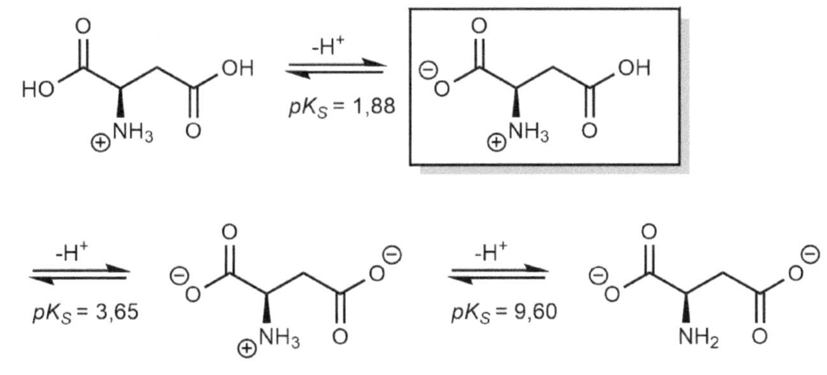

$$IP = \frac{1{,}88 + 3{,}65}{2} = 2{,}77$$

■ Abb. 13.9 Asparaginsäure

■ Abb. 13.10

$$IP = \frac{1{,}71 + 8{,}33}{2} = 5{,}02$$

Prinzip begriffen! Deshalb jetzt nur noch die entscheidenden Strukturen.

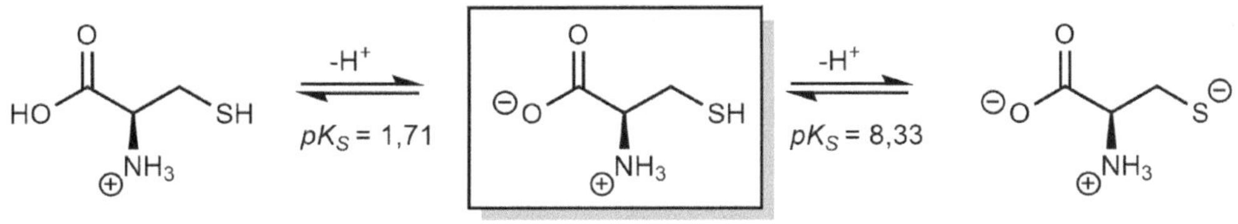

■ Abb. 13.10 Cystein

■ Abb. 13.11

$$IP = \frac{2{,}19 + 4{,}25}{2} = 3{,}22$$

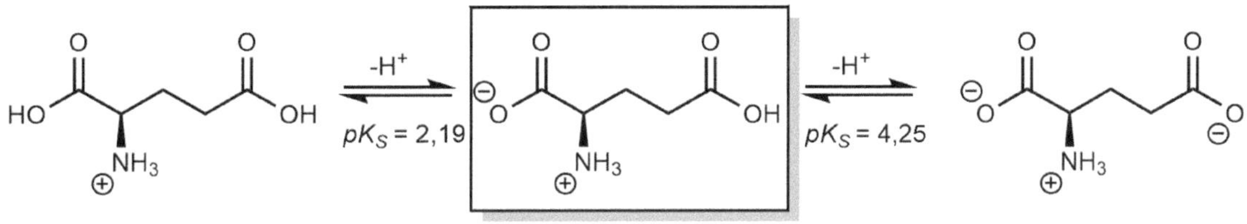

■ Abb. 13.11 Glutaminsäure

■ Abb. 13.12

$$IP = \frac{8{,}90 + 10{,}28}{2} = 9{,}59$$

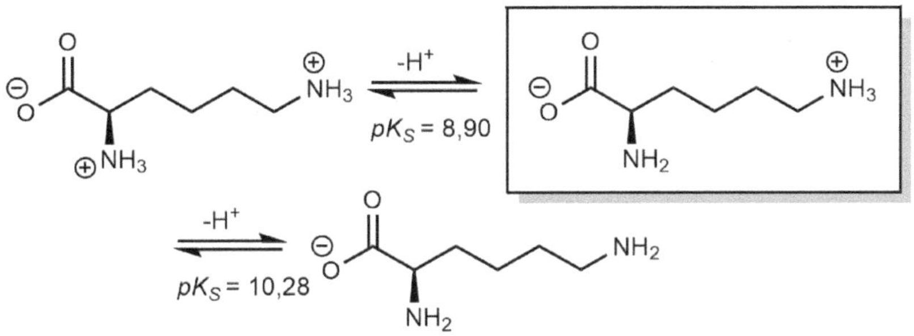

■ Abb. 13.12 Lysin

■ Abb. 13.13

$$IP = \frac{5{,}97 + 8{,}97}{2} = 7{,}47$$

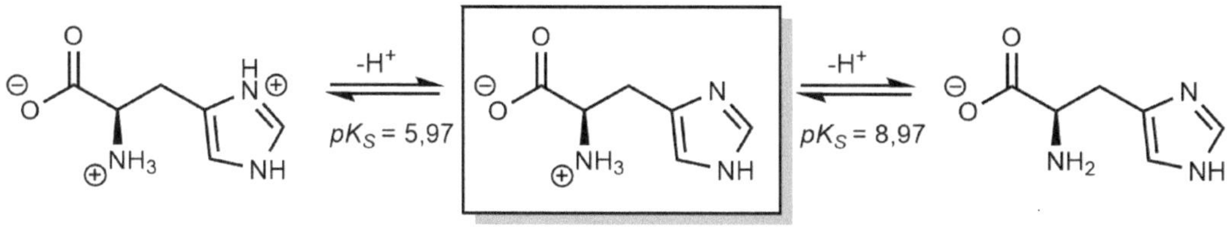

■ **Abb. 13.13** Histidin

■ Abb. 13.14

$$IP = \frac{2{,}20 + 9{,}11}{2} = 5{,}66$$

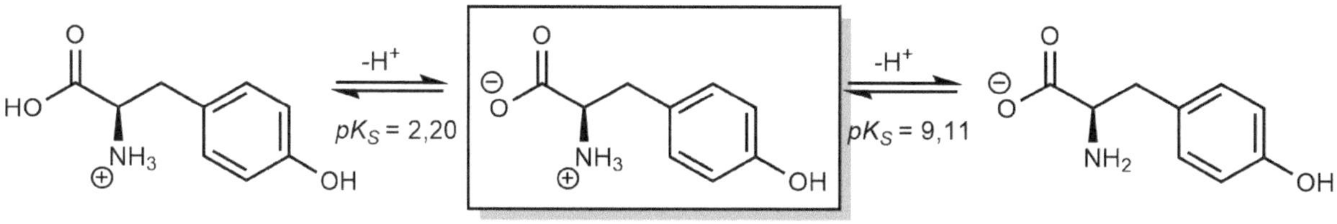

■ **Abb. 13.14** Tyrosin

GK 9.1.2

■ **Aufgabe: pH-Wert**

Lysin besitzt die pK_S-Werte: $pK_{S1} = 2{,}2$; $pK_{S2} = 8{,}9$; $pK_{S3} = 10{,}28$

Zu 200 mL einer 1-molaren Lysinlösung am isoelektrischen Punkt werden 0,1 mol HCl-Lösung gegeben. Welcher pH-Wert stellt sich ein?

■ **Lösungshinweis**

► 8,90

Struktur am *IP*: Puffer!
■ Abb. 13.15
Betrachtung der Stoffmengen

■ **Lösung**

Den isoelektrischen Punkt haben wir weiter oben identifiziert, $IP = 9{,}59$.

Stoffmengen vor der Reaktion:

$$n(A) = c \cdot V = 1\frac{\text{mol}}{\text{L}} \cdot 200\,\text{mL} = 0{,}2\,\text{mol}$$

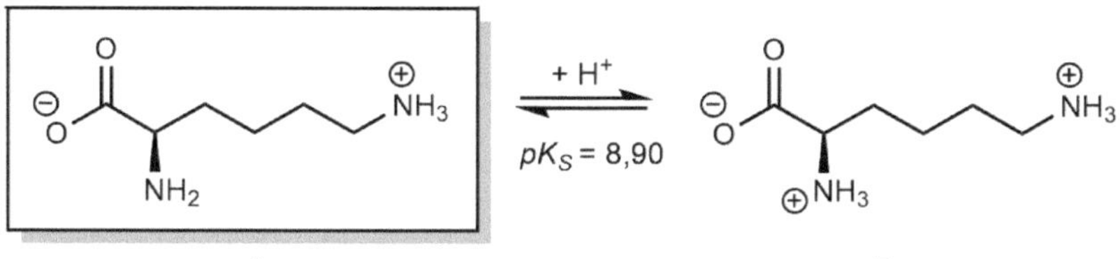

■ **Abb. 13.15** Lysin: Zwitterion (A) und protonierte Form (B)

Durch die Reaktion mit HCl werden 0,1 mol der Ionisierungsstufe **A** zu **B** protoniert. In dem so entstandenen Gleichgewicht haben wir dann $n(\mathbf{A}) = 0{,}1$ mol und $n(\mathbf{B}) = 0{,}1$ mol. Aminosäuren sind Ampholyte, also Puffersubstanzen. Die Reaktion ist mit dem pK_S-Wert 8,90 verbunden, die Stoffmengen von Pufferbase und Puffersäure sind gleich, damit ist $pH = pK_S = 8{,}90$.

$$pH = pK_S + \log \frac{c(\text{Base})}{c(\text{Säure})}$$

- **Aufgabe: Elektrophorese**

GK 9.2.5

In einer elektrophoretischen Trennung sollen die 3 Aminosäuren Cystein, Asparaginsäure und Arginin bei pH 5 getrennt werden. Sagen Sie vorher, ob die Aminosäuren wandern und, wenn ja, zu welchen Pol. Die IP-Werte können der Tabelle weiter oben entnommen werden.

- **Lösungshinweis**

► Cystein wandert nicht; Arginin → Kathode; Asparaginsäure → Anode.

- **Lösung**

Das ist eine generelle Frage, die in den unterschiedlichsten Kombinationen und bei diversen pH-Werten gestellt werden kann. Hier nur zur Illustration, der Lösungsweg ist immer vergleichbar.

Es helfen wieder die Strukturen unterschiedlicher Ionisierungsgrade der Aminosäuren in Abhängigkeit vom pH (◘ Abb. 13.16, ◘ Abb. 13.17, ◘ Abb. 13.18).

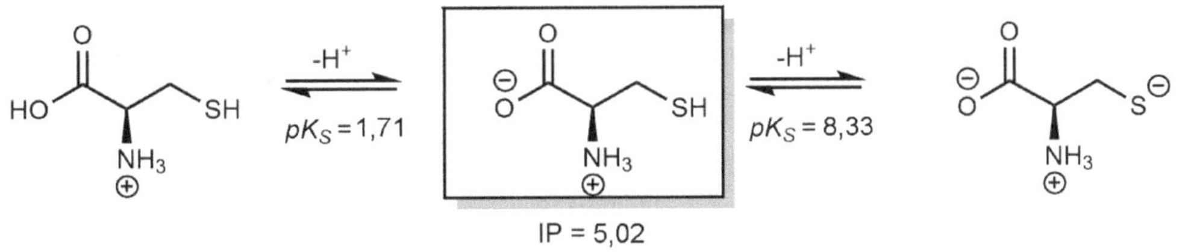

-H⁺ $pK_S = 1{,}71$ -H⁺ $pK_S = 8{,}33$ IP = 5,02

◘ **Abb. 13.16** Glycin

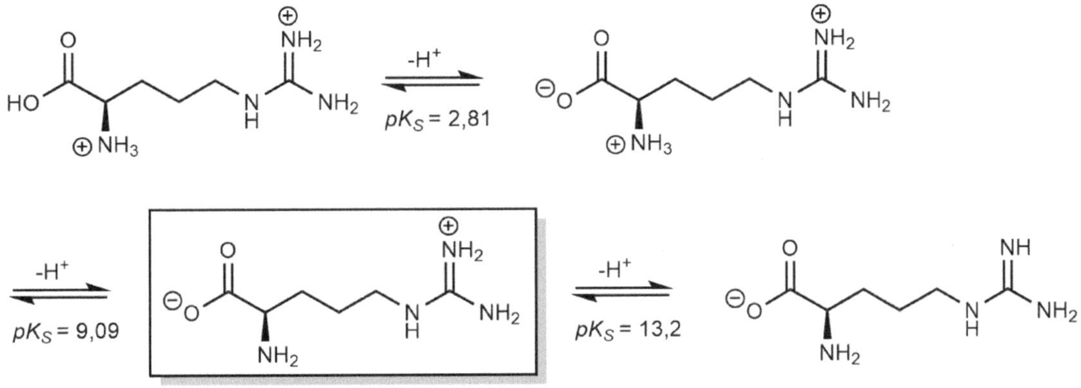

-H⁺ $pK_S = 2{,}81$ -H⁺ $pK_S = 9{,}09$ -H⁺ $pK_S = 13{,}2$

◘ **Abb. 13.17** Arginin

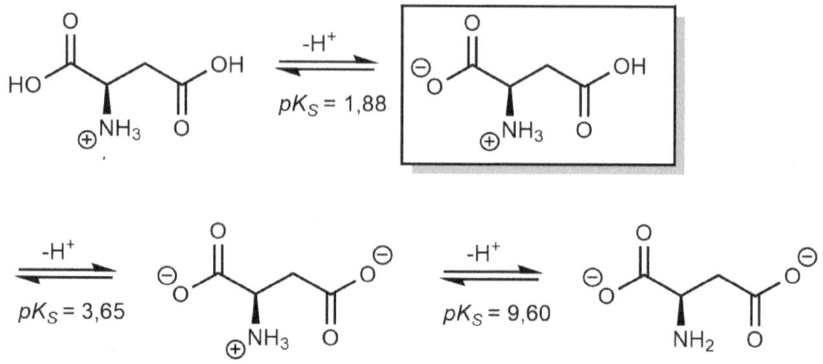

-H+ pK_S = 1,88

-H+ pK_S = 3,65

-H+ pK_S = 9,60

Abb. 13.18 Asparaginsäure

Bei pH 5 liegt Cystein (vorwiegend) als Zwitterion vor, wandert praktisch gar nicht, da in Summe ungeladen. Arginin ist ein Kation, geht zur Kathode, Asparagin als Anion wandert zur Anode.

GK 9.1.2

Aufgabe: Titration

Skizzieren Sie das Diagramm der Titration von 10 mL einer 1-molaren Histidindihydrochloridlösung mit 1-molarer Natronlauge. Berechnen Sie für die Skizze entscheidende Punkte der Titrationskurve.

Lösungshinweis

► Anfangspunkt: V = 0 mL, pH = 0,89; (5, 1,78); (10, 3,88); (15, 5,97); (20, 7,47); (25, 8,97); (30, 11,18); (∞, 14)

Lösung (Abb. 13.19)

Hardcore-pH-Wert-Berechnung. Am Anfangspunkt liegt eine schwache Säure mit dem pK_S-Wert 1,78 vor.

Anfangspunkt (AP): V(NaOH) = 0
Näherung schwache Säure

$$\mathrm{pH} = \frac{1}{2}(\mathrm{p}K_\mathrm{S} - \log c(\text{Säure})) = 0{,}89$$

(Diese Näherung ist eigentlich nicht zulässig, der pK_S-Wert liegt in einem Bereich, wo eine exakte Berechnung über eine binomische Formel notwendig wäre. Sie ergibt einen pH-Wert von 0,92, was zeigt, dass die Näherung dennoch durchaus brauchbar ist.)

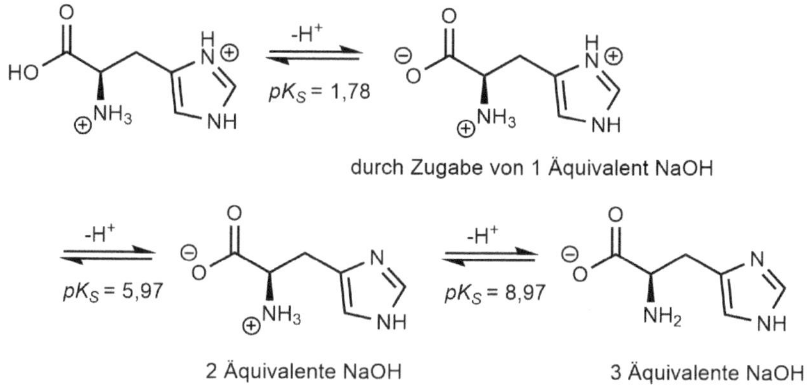

-H+ pK_S = 1,78

durch Zugabe von 1 Äquivalent NaOH

-H+ pK_S = 5,97

-H+ pK_S = 8,97

2 Äquivalente NaOH

3 Äquivalente NaOH

Abb. 13.19

Es liegt eine 1-molare Lösung vor und wird mit einer 1-molaren Lösung titriert. Das machts einfacher, da pro Neutralisationsschritt jeweils 10 mL NaOH-Lösung zugegeben werden. Die HÄP liegen dann bei 5, 15 und 25 mL Basenzugabe.

Die jeweiligen Äquivalenzpunkte liegen bei 10, 20 und 30 mL. Die ersten 2 Äquivalenzpunkte ergeben als Struktur am Äquivalenzpunkt ein Ampholyt.

Halbäquivalenzpunkte (HÄP): pH = pK_S
V(NaOH) = 5 mL, pH = 1,78
V(NaOH) = 15 mL, pH = 5,97
V(NaOH) = 25 mL, pH = 8,97
Äquivalenzpunkte (ÄP): Näherung Ampholyt bzw. schwache Base

$$\text{pH}(\text{ÄP1}) = \frac{5{,}97 + 1{,}78}{2} = 3{,}88$$

$$\text{pH}(\text{ÄP2}) = \frac{8{,}97 + 5{,}97}{2} = 7{,}47$$

Der letzte Äquivalenzpunkt ergibt eine schwache Base, der pK_B-Wert ergibt sich aus den pK_S-*Wert.*

$$\text{pH}(\text{ÄP3}) = 14 - 1/2\left[\text{p}K_b - \log c(\text{Base})\right] = 14 - 1/2\left[5{,}03 - \log c(\text{Base})\right]$$

Aufpassen muss man wieder bei der Konzentration wegen der Verdünnung. Insgesamt wurden 30 mL zugegeben, das gesamte Volumen beträgt nicht mehr 10 mL sondern 40 mL → c = 0,25 mol L^{-1}

$$\text{pH}(\text{ÄP3}) = 14 - 1/2\,[5{,}03 - \log 0{,}25] = 11{,}18$$

Der Endpunkt (EP) ist leicht, pH = 14.

▫ Abb. 13.20 zeigt die Skizze der Titration mit den berechneten Punkten.

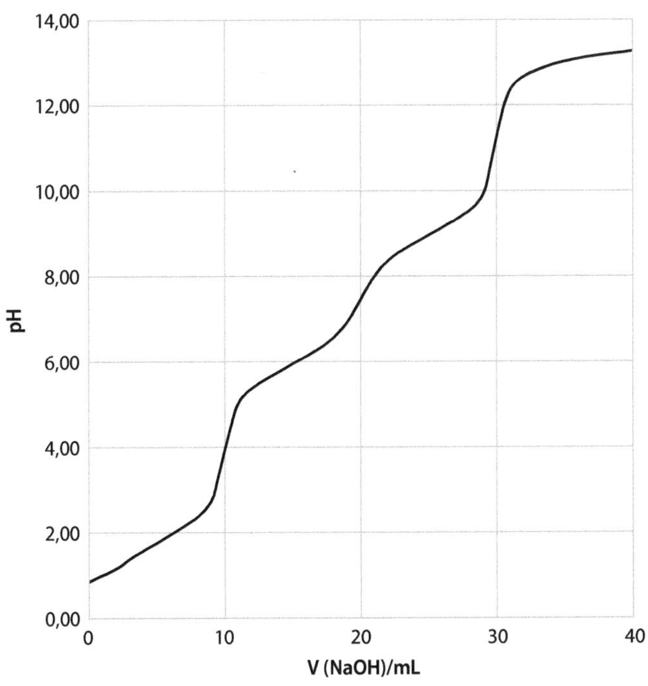

▫ **Abb. 13.20**

GK 9.1.2

■ Aufgabe: Titration

Folgendes Diagramm (◘ Abb. 13.21) beschreibt die Titration einer Aminosäure mit $Ca(OH)_2$-Lösung. Um welche Aminosäure handelt es sich?

■ Lösungshinweis

► Alanin

■ Lösung

Die Lösung geht über die pK_S- und die IP-Werte. Diese können dem Diagramm entnommen werden, entscheidend ist hier die Kurvenform, der Rest ist hier irrelevant (◘ Abb. 13.22).

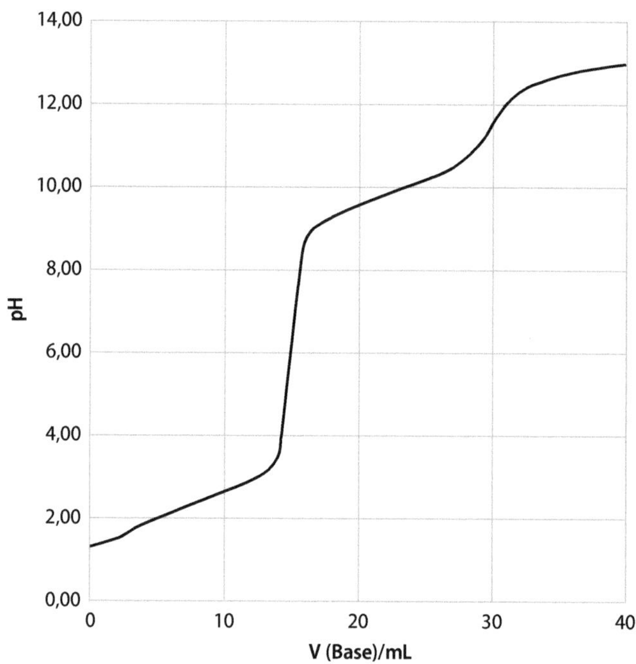

◘ **Abb. 13.21** Titrationskurve einer Aminosäure mit $Ca(OH)_2$-Lösung

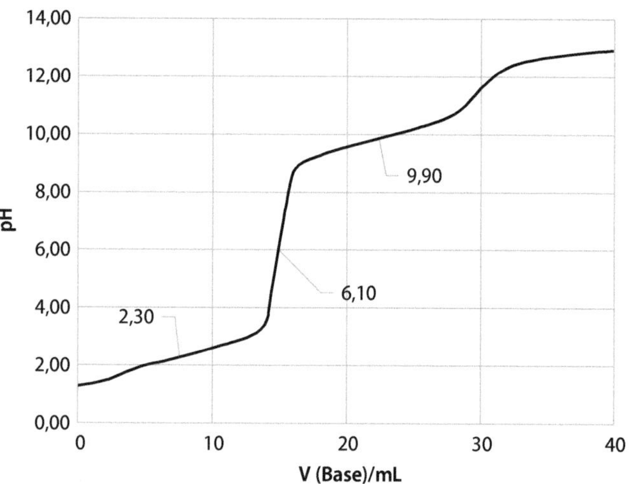

◘ **Abb. 13.22** Titrationskurve mit Lösungen

Die Aminosäure hat 2 pK_S-Werte, 2,3 und 9,9, die IP liegt bei 6,1. Das kann man jetzt in der Tabelle weiter oben nachschlagen und findet einen Treffer bei Alanin.

▪ Aufgabe: Nachweisreaktionen

GK 9.1.3

In verschiedenen Reagenzgläsern befinden sich wässrige Lösungen folgender Moleküle: Glucose, Ethylamin und Tyrosin.

Wie können Sie durch einfache Nachweisreaktionen (Farbreaktionen) feststellen, in welchem Reagenzglas welcher Stoff gelöst ist? Geben Sie Reaktionsgleichungen für die jeweiligen positiven Nachweise an.

▪ Lösungshinweis

► Fehling oder Tollens, Ninhydrin, Xanthoprotein und Biuret

▪ Lösung

Name → Struktur

Für die Lösung benötigen wir als Erstes wieder die Strukturformeln, um die Funktionalitäten erkennen zu können (▫ Abb. 13.23).

pH-Wert?

Einen ersten Hinweis könnte man über den pH-Wert der Lösungen erhalten. Glucose hat keinen Einfluss auf den pH-Wert, man erwartet eine neutrale Lösung. Ethylamin ist basisch, pH > 7, Tyrosin als saure Aminosäure ergäbe pH < 7.

In der Aufgabenstellung sind aber Farbreaktionen erwähnt, was jetzt die Frage nach selektiven Nachweisreaktionen von funktionellen Gruppen aufwirft.

Glucose: Fehling oder Tollens

Glucose ist eine Aldose, damit oxidierbar, das trifft nicht für Ethylamin und die Aminosäure Tyrosin zu. Daher wird Glucose – welche Überraschung! – durch einen positiven Fehling- bzw. Tollens-Nachweis identifiziert, vgl. Reaktionsgleichungen in ► Abschn. 12.2.

Tyrosin ist eine Aminosäure, damit scheint der Weg über klassische Aminosäurenachweise gangbar. Aber nicht ganz so einfach. Ninhydrin weist neben Aminosäuren auch Ammoniak und primäre Amine nach, weshalb Ethylamin ebenfalls einen positiven Ninhydrinnachweis ergibt (▫ Abb. 13.24).

Die Reaktion eines primären Amins oder einer Aminosäure ist in ▫ Abb. 13.25 detaillierter dargestellt. Zentrales Intermediat ist ein Imin, das unabhängig davon erreicht wird, ob man mit einer Aminosäure oder einem primären Amin startet. Der Farbstoff, den man als Endprodukt erhält, enthält schlussendlich nur 1 Stickstoffatom aus der Aminosäure bzw. dem primären Amin.

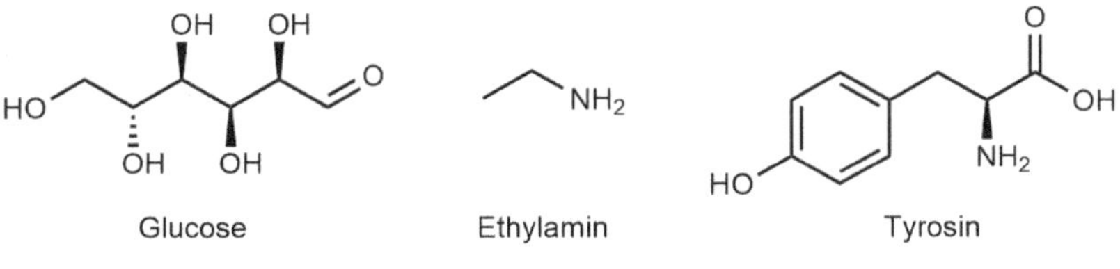

Glucose   Ethylamin   Tyrosin

▫ Abb. 13.23

Ninhydrin

H_2N-R

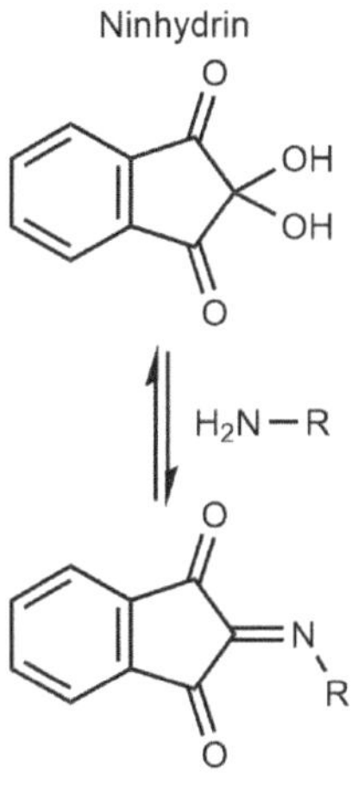

▫ Abb. 13.24

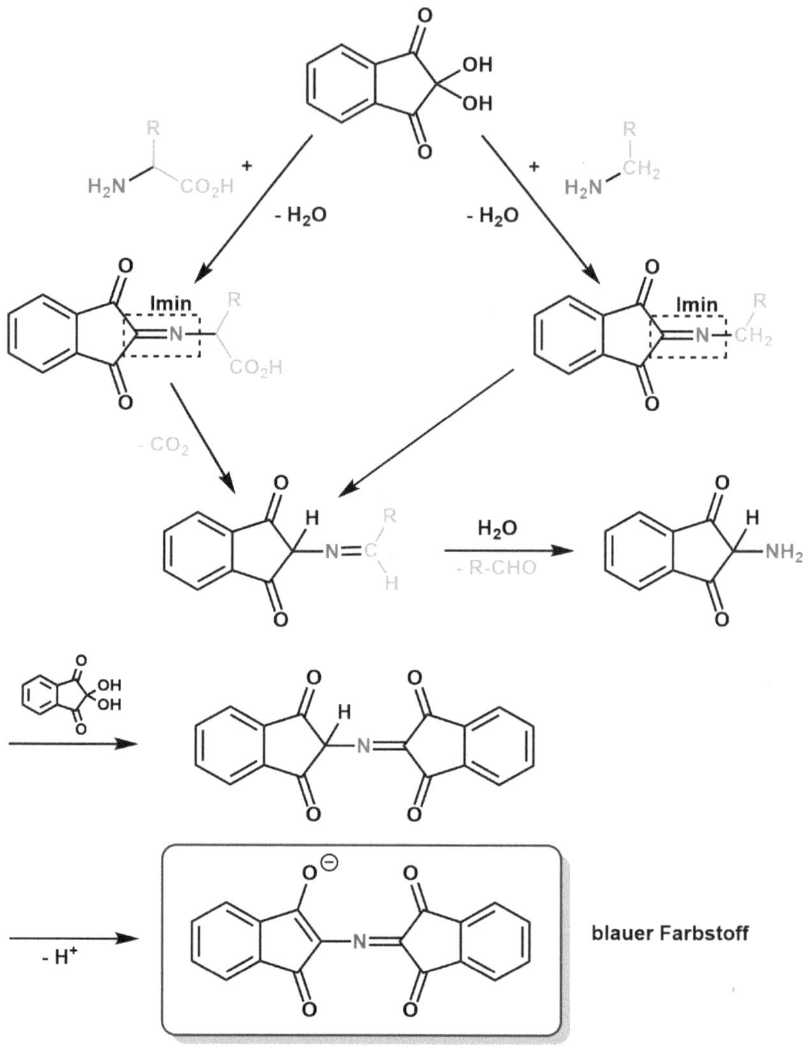

Abb. 13.25 Mechanismus des Ninhydrinnachweises von Aminosäuren (links) und primären Aminen (rechts)

Dansylchlorid

Biuret-Probe:
- Aminosäuren dunkelblau
- Protein violett

Auch die Reaktion mit Dansylchlorid weist im Prinzip nur ein primäres Amin nach (Abb. 13.26).

Die Biuret-Probe ist ein Proteinnachweis mittels Kupfer(II)ionen, der aber auch mit freien Aminosäuren positiv ist (Abb. 13.27).

Ethylamin wird hier anders reagieren, aber eventuell ist der Farbunterschied nicht sicher zu detektieren, Kupferkomplexe sind meist ziemlich blau...

Deshalb zur Sicherheit noch ein Nachweis über die Xanthoproteinreaktion, einer Nitrierung von reaktiven Aromaten, hier am Beispiel des Tyrosins (Abb. 13.28).

Diese Aufgabe lässt sich – wie wir jetzt gleich sehen werden – auch auf umgekehrte Weise stellen:

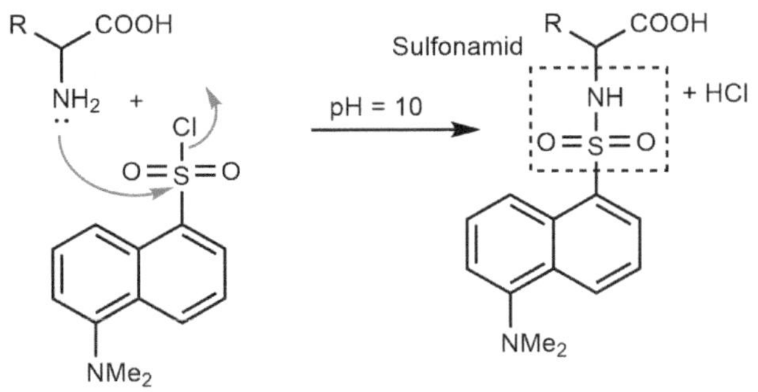

Abb. 13.26

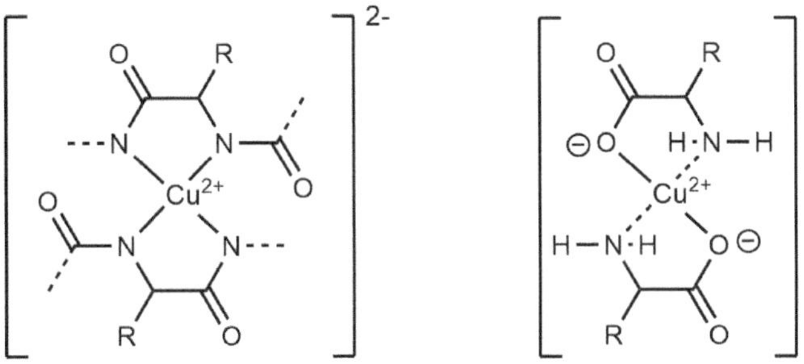

Abb. 13.27

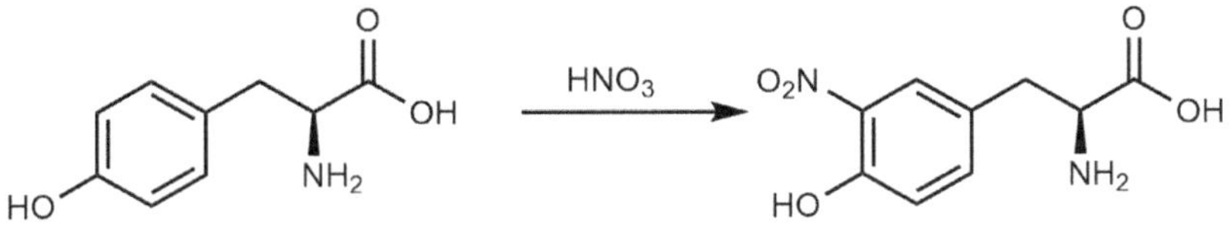

Abb. 13.28 Xanthoproteinnachweis: positiv → Gelbfärbung

▪ Aufgabe: Nachweisreaktionen

GK 9, 10

In verschiedenen Reagenzgläsern (»Rggl«) befinden sich wässrige Lösungen folgender Moleküle: Glucose, Ethylamin und Tyrosin.

Durchgeführte Nachweisreaktionen haben für die unterschiedlichen Gefäße folgendes Ergebnis geliefert:

Nachweis	Rggl 1	Rggl 2	Rggl 3
Biuret	?	?	?
Dansylchlorid	+	–	+
Fehling	–	+	–
Ninhydrin	+	–	+
Tollens	–	+	–
Xanthoprotein	+	–	–

Welcher Stoff befindet sich in welchem Gefäß?

▪ Lösungshinweis

► Rggl 1: Tyrosin, Rggl 2: Glucose, Rggl 3: Ethylamin

▪ Lösung

Vergleiche vorhergehende Aufgabe.

Das können wir in einem verwandten Beispiel weiter vertiefen:

▪ Aufgabe: Nachweisreaktionen

In 5 Gefäßen befinden sich wässrige Lösungen folgender Stoffe: Phenylalanin, Alanin, Fructose, Glucose und Phenol.

Durchgeführte Nachweisreaktionen haben für die Gefäße folgendes Ergebnis erbracht (Fragezeichen steht für positive, aber langsame Reaktion):

Nachweis	A	B	C	D	E
Biuret	–	–	+	–	+
Dansylchlorid	+	–	+	–	+
Fehling	–	+	–	?	–
Ninhydrin	–	–	+	–	+
Seliwanow	–	–	–	+	–
Tollens	–	+	–	?	–
Xanthoprotein	+	–	+	–	–

Welcher Stoff befindet sich in welchem Gefäß?

▪ Lösungshinweis

A	B	C	D	E
Phenol	Glucose	Phenylalanin	Fructose	Alanin

▪ Lösung

Wieder helfen Strukturen (◘ Abb. 13.29):

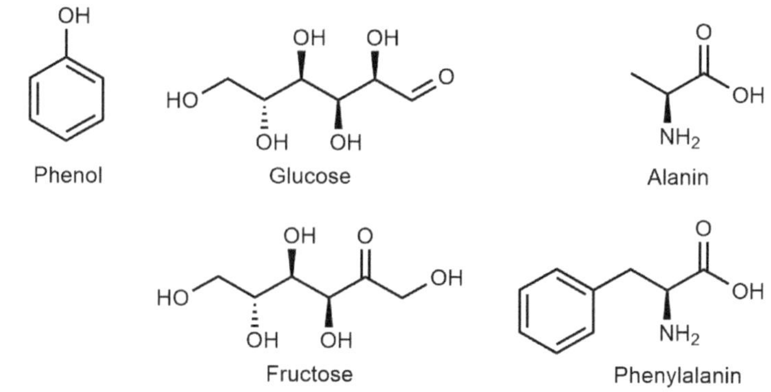

◘ **Abb. 13.29**

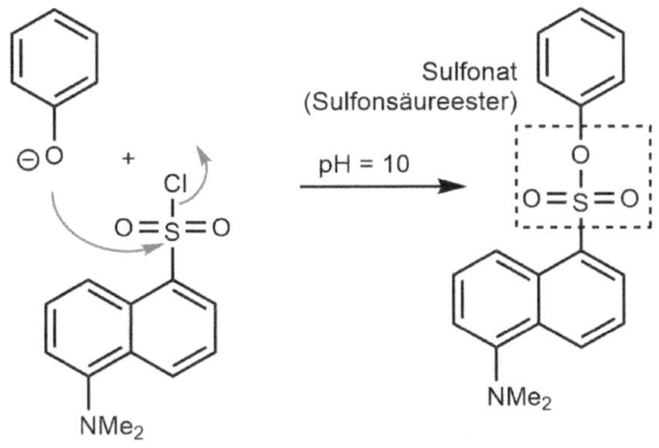

■ Abb. 13.30

Nachweis von Aminosäuren, deshalb positiv für Alanin und Phenylalanin. Damit sind die Aminosäuren schon identifiziert.

Biuret und Ninhydrin

Fehling und Tollens identifizieren reduzierende Stoffe, also Zucker, aber auch andere Verbindungsklassen, wie z. B. einfache Aldehyde. Letzteres hier aber kein Problem. Die Seliwanow-Probe, die Reaktion mit Resorcin, erlaubt die Unterscheidung von Glucose und Fructose.

Fehling, Tollens, Seliwanow
Seliwanow: Fructosenachweis

Interessant ist Dansylchlorid, denn dieser Nachweis funktioniert auch mit Phenol, da hier in erster Linie nucleophile Stellen »abgetastet« werden (■ Abb. 13.30).

Dansylchlorid

Die Nitrierung in der Xanthoproteinreaktion ist ein Indiz für reaktionsfähige Aromaten, dazu gehört auch Phenol, ein positiver Nachweis ist zu erwarten.

Xanthoprotein

■ Aufgabe: Peptidbindung und Dipeptid

GK 9.2.2

Zeichnen Sie die Formel eines Dipeptids, das nur aus (*D*)-Phenylalanin aufgebaut wird.

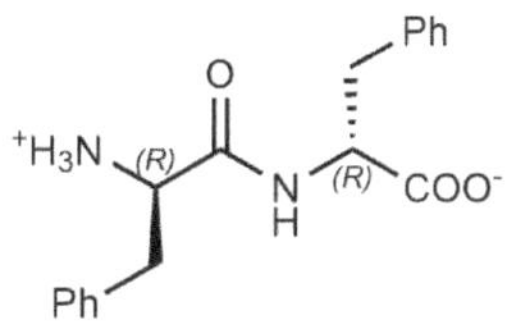

■ Lösungshinweis (■ Abb. 13.31)

■ Abb. 13.31

■ Lösung

Als Erstes braucht man (*D*)-Phenylalanin (■ Abb. 13.32), 2 solche Moleküle sollen das Dipeptid bilden.

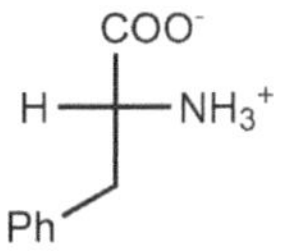

(*D*)-Phenylalanin

■ Abb. 13.32

Das folgende Verfahren klappt für jede Frage dieses Typs, unabhängig von den Aminosäuren.

Am einfachsten bleibt man jetzt in der Fischer-Projektion, da hier die stereochemischen Gegebenheiten leicht dargestellt werden können.

Organische Chemie wird leicht, wenn man die Strukturen richtig schreibt! Die beiden Aminosäuren, die die Peptidbindung eingehen sollen, werden nebeneinander geschrieben, und zwar so, dass die Carboxygruppe der einen neben der Aminogruppe der anderen zu liegen kommt. Ob man in der Zwitterionschreibweise bleibt, ist Geschmackssache, aber bitte daran denken: In Lösung liegen Aminosäuren immer dissoziiert vor. In der gewählten Schreibweise ist die Kondensation aber besser erkennbar (■ Abb. 13.33).

Aminogruppe von AS1
+ Carboxygruppe von AS2
→ Kondensation unter Wasserabspaltung

Jetzt wird durch Wasserabspaltung eine neue Bindung zwischen den Aminosäuren ausgebildet, ein Amid entsteht.

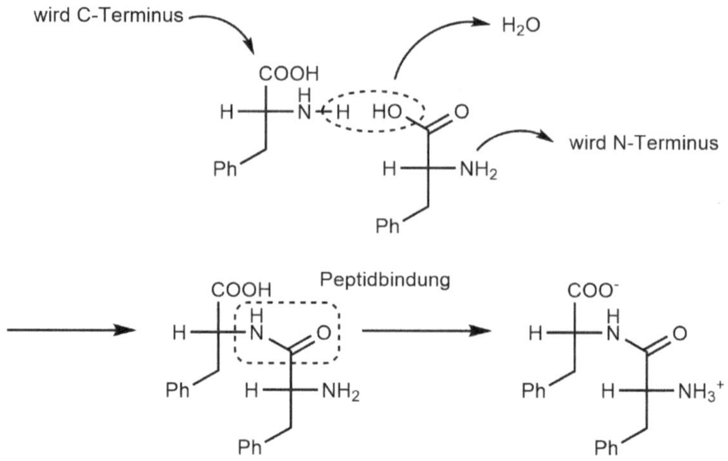

■ **Abb. 13.33**

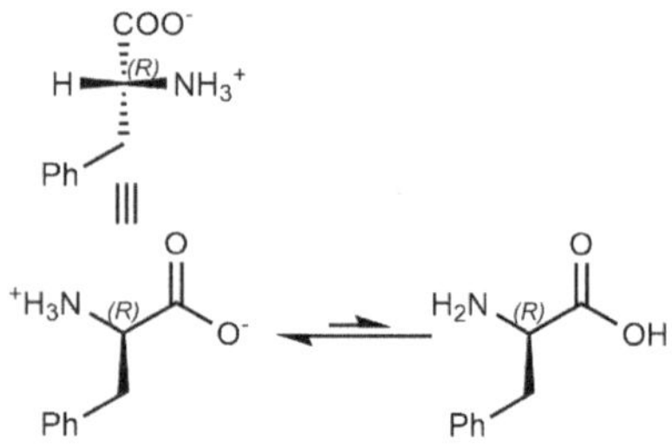

■ **Abb. 13.34**

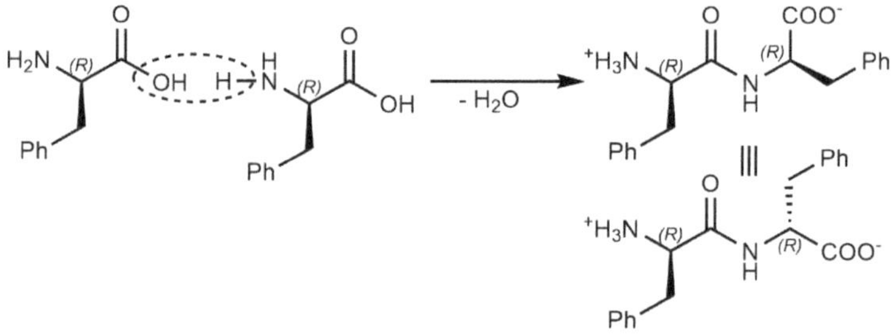

■ **Abb. 13.35**

Zur Übung auch eine alternative Darstellung ohne Fischer-Projektion (■ Abb. 13.34).

Die Fischer-Projektion kann in eine übliche 3-dimensionale Schreibweise übersetzt werden. Der Rest der Reaktion ist direkt analog (■ Abb. 13.35).

GK 9.2.5

■ Aufgabe: Proteine

Ein Protein wurde in einem Massenspektrometer untersucht und es wurde ein intensiver Peak bei $m/z = 472{,}18\ \text{g mol}^{-1}$ gefunden. Wie die weitere Analyse zeigte, handelte es sich um ein Tetrapeptid aus den 3 Aminosäuren Phenylalanin (F), Cystein (C) und Glycin (G). Welche Aminosäure kommt 2-mal in diesem kurzen Peptid vor? Wie viele unterschiedliche Tetrapeptide lassen sich aus diesen 3 Aminosäuren aufbauen?

■ Lösungshinweis

► Phenylalanin, 12

■ Lösung

Der Lösungsweg führt über die Masse zum Ziel (■ Abb. 13.36).

Das Proteinrückgrat teilt sich in:

- N-Terminus: Masse ohne Substituent 58 g mol^{-1}
- Wiederholungseinheiten: je 56 g mol^{-1}
- C-Terminus: 72 g mol^{-1}

Ergibt für das Rückgrat 242 g mol^{-1}.

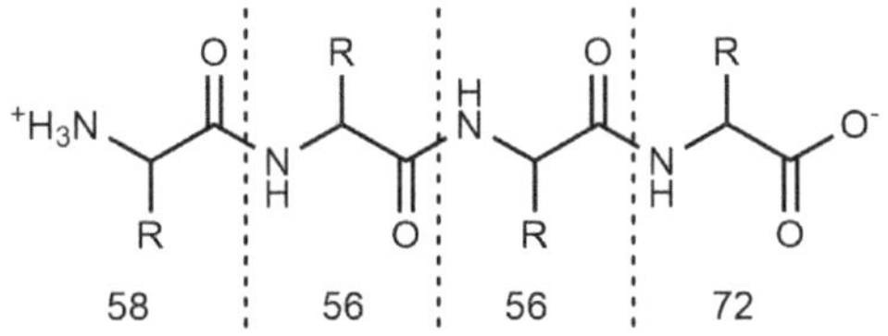

Abb. 13.36

Die Reste der Aminosäuren sind Ph-CH_2 (91), HS-CH_2 (47) und H (1)

$$472 - 242 = 230 = 2 \cdot 91 + 47 + 1$$

Damit ist Phenylalanin die Aminosäure, die 2-mal vorkommt.

Wie viele verschiedene Proteine kann man damit zusammenbauen? Das ist keine chemische, sondern eine mathematische Frage. Permutation mit Wiederholung ist das Problem, dessen Lösung lautet:

$$N = \frac{n!}{k_1! \cdot k_2! \cdot \dots \cdot k_s!}$$

Für n Teilchen und s Gruppen mit jeweils k identischen Objekten ist die Anzahl der Proteine N:

$$N = \frac{4!}{2! \cdot 1! \cdot 1!} = 12$$

Kann man auch ausprobieren:

FFCG, FFGC, FCGF, FGCF, FCFG, FGFC, CFFG, CFGF, CGFF, GCFF, GFCF, GFFC

Anschaulicher ist ein Ereignisbaum (**Abb. 13.37**).

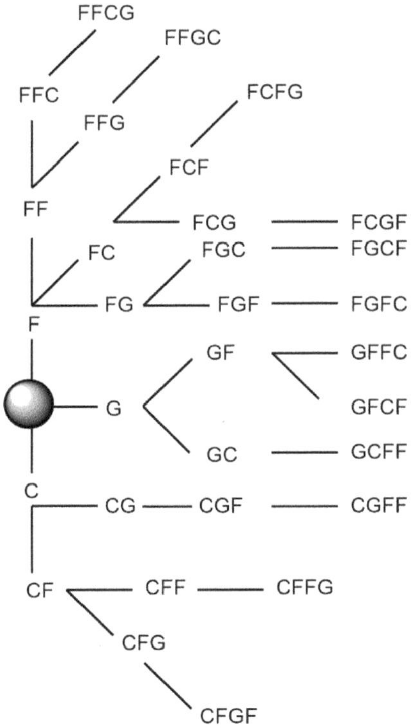

Abb. 13.37

Metallkomplexe

Metallkomplexe

J. Schatz, *Übungsbuch Chemie für Mediziner*,
DOI 10.1007/978-3-662-53488-5_14,

Metallkomplexe sind eine weitere Großklasse von Verbindungen mit struktureller Vielfalt und eigener Nomenklatur. Begriffe wie Zentralion, Ligand, Zähnigkeit stehen im Mittelpunkt struktureller Fragen. Die Stabilität von Komplexen lässt sich wieder rechnerisch, quantitativ beschreiben, was z. B. den Einsatz von EDTA in Blutproben (»EDTA-Blut«) erklärt.

14.1 Zusammenfassung

Komplex: Zentralteilchen + Ligand(en)
Koordinative Bindung: Lewis-Säure + Lewis-Base

Komplexe bestehen aus einem neutralen oder positiv geladenen Metall als Zentralteilchen, an das über koordinative Bindungen Liganden angebunden sind. Die Eigenschaften des Metalls werden durch diese Komplexierung fundamental geändert.

Die Stabilität eines Komplexes kann quantitativ direkt mit dem Massenwirkungsgesetz beschrieben werden:

$$\mathrm{Met}^{n+} + y\,\mathrm{L} \rightleftharpoons [\mathrm{Met\ L}_y]^{m+}$$

$$K_\mathrm{B} = \frac{c(\mathrm{Komplex})}{c(\mathrm{Met}) \cdot c(\mathrm{Ligand})^y}$$

$K_B = K_Z^{-1}$

Wird die Bildung des Komplexes betrachtet, spricht man dann von Komplexbildungskonstante K_B oder von Komplexzerfallskonstante K_Z, wenn die Umkehrung der Reaktion im Fokus steht. Beide Konstanten können leicht ineinander umgewandelt werden.

Koordinationszahl

Komplexe sind über die Koordinationszahl (KZ) – die Zahl der »Andockstellen« für Liganden – charakterisiert. Die Geometrie hängt ebenfalls von dieser ab.

Zähnigkeit

Bietet ein Ligand die Möglichkeit, mit mehrerer Enden an das gleiche Zentralteichen zu binden, nennt man das Zähnigkeit. So ist Ethylendiamin 2-zähnig, EDTA 6-zähnig. Mehrzähnige Liganden bilden über den sog. Chelateffekt deutlich stabilere Komplexe als 1-zähnige Liganden, wobei für den direkten Vergleich in beiden Fällen das direkt angebundene Atom identisch sein muss (■ Abb. 14.1).

■ **Abb. 14.1** 2-zähniger Ligand

14.2 Aufgaben und Lösungen

GK 3.7.1

▪ Aufgabe: Nomenklatur

Benennen Sie folgende Komplexe:

$[Ni(CO)_4]$
$K_4[Fe(CN)_6])$
$[Cu(OH)_2(H_2O)_2]$
$[Co(NH_3)_3Cl_3]$
$[Pt(NH_3)_4][PtCl_6]$
$[Co(NH_3)_5(NO_2)]Cl_2$

▪ Lösungshinweis

$[Ni(CO)_4]$	Tetracarbonylnickel(0)
$K_4[Fe(CN)_6]$	Kaliumhexacyanoferrat(II)
$[Cu(OH)_2(H_2O)_2]$	Diaquadihydroxokupfer(II)
$[Co(NH_3)_3Cl_3]$	Triammintrichlorocobalt(III)
$[Pt(NH_3)_4][PtCl_6]$	Tetramminplatin(II)hexachloroplatinat(IV) oder Tetramminplatin(IV)hexachloroplatinat(II) (Platin existiert praktisch nur als Pt^0, Pt^{2+} und Pt^{4+})
$[Co(NH_3)_5(NO_2)]Cl_2$	Pentamminnitrocobalt(III)chlorid

▪ Aufgabe: Koordination

GK 3.7.1

Gegeben sind 3 Komplexe **A–C** (◘ Abb. 14.2). Vervollständigen Sie die Antworttabelle.

	A	B	C
Zähnigkeit des Liganden			
Ladung des Zentralatoms			

▪ Lösungshinweis

	A	B	C
Zähnigkeit des Liganden	1	2	6
Ladung des Zentralatoms	0	3+	2+

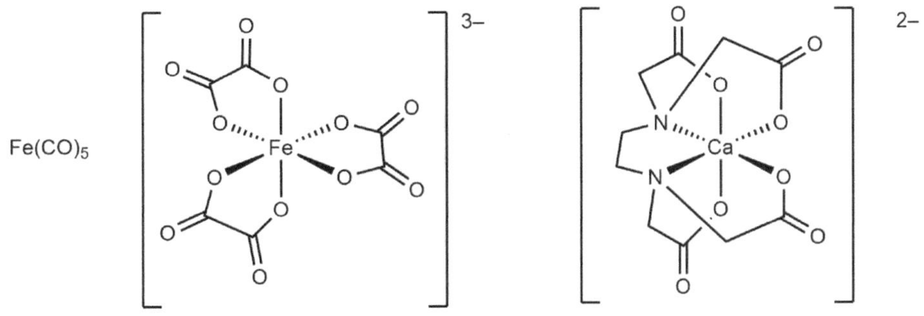

$Fe(CO)_5$

A　　**B** ($3-$, Fe)　　**C** ($2-$, Ca)

◘ **Abb. 14.2**

Neutrale Liganden: z. B. CO, H_2O, NR_3

Oxalat^{2-}: 2-zähnig (Abb. 14.3)

■ **Lösung**

Im Komplex **A** liegen 5 Carbonylliganden vor, die sind neutral. Da der Komplex ebenfalls neutral ist, muss Eisen als Fe^0 vorliegen. Kohlenmonoxid ist ein 1-zähniger Ligand.

Bei Komplex **B** ist das Oxalatdianion der Ligand, 3 davon ergeben 6 negative Ladungen, Gesamtladung des Komplexes also −3. Daher muss das Zentralion +3 Ladungen tragen → Fe^{3+}.

Komplex **C** ist ein wichtiges Beispiel eines Chelatkomplexes, der EDTA-Calcium-Komplex. EDTA ist 4-fach negativ geladen, dockt mit den 4 negativ geladenen Sauerstoffen und den 2 freien Elektronenpaaren des Stickstoffs an das Zentralion an (Abb. 14.3).

GK 3.7.1

Abb. 14.3

■ **Aufgabe: Koordination**

Welche Oxidationsstufe/-zahl und welche Koordinationszahl hat das jeweilige Zentralatom/-ion?

$[Au(CN)_4]^-$
$[Cd(NH_3)_4]^{2+}$
$[Cu(NH_3)_4(H_2O)_2]^+$
$[Cu(en)_2]SO_4$
$K_4[Fe(CN)_6]$
$[Fe(H_2O)_4(SCN)_2]Cl$

■ **Lösungshinweis**

Au^{3+}, KZ = 4	Cd^{2+}, KZ = 4	Cu^+, KZ = 6
Cu^{2+}, KZ = 4	Fe^{2+}, KZ = 6	Fe^{3+}, KZ = 6

GK 3.2.3, 3.7.2

■ **Aufgabe: Komplexstabilität**

Gegeben ist der Cobaltkomplex $[Co(CN)_6]^{3-}$; bestimmen Sie die Koordinationszahl und die Ladung des Zentralions und stellen Sie das Massenwirkungsgesetz für die Dissoziation des Komplexes in wässriger Lösung auf.

■ **Lösungshinweis**

► KZ = 6, Co^{3+}

► $$K_Z = \frac{\left[Co^{3+}\right]\cdot\left[CN^-\right]^6}{\left[Co(CN)_6^{3-}\right]}$$

■ **Lösung**

Aufgaben zur Komplexstabilität sind von der Struktur her identisch mit den Aufgaben zu Massenwirkungsgesetz, Säure-Base, Löslichkeitsprodukt etc. Deshalb nur wenige Beispiele in diesem Kapitel.

Wir betrachten die Dissoziation des Cobalthexacyanoferrats:

$$[Co(CN)_6]^{3-} \rightleftharpoons Co^{3+} + 6\ CN^-$$

Daraus ganz einfach das Massenwirkungsgesetz aufgestellt, ergibt die Komplexzerfallskonstante K_Z.

$$K_Z = \frac{\left[Co^{3+}\right] \cdot \left[CN^-\right]^6}{\left[Co(CN)_6^{3-}\right]}$$

- **Aufgabe: Komplexstabilität**

Eine Silbernitratlösung mit der Konzentration $c(AgNO_3) = 0{,}01$ mol L^{-1} wird mit Ammoniaklösung der Konzentration $c(NH_3) = 0{,}5$ mol L^{-1} versetzt, wobei der Komplex $[Ag(NH_3)_2]^+$ entsteht. Dessen Komplexzerfallskonstante K_Z beträgt $6 \cdot 10^{-8}$ mol^2 L^{-2}.

Formulieren Sie die Bruttogleichung der Komplexbildung, leiten Sie ausgehend davon die mathematische Beziehung für die Komplexbildungskonstante K_B ab und geben Sie einen Zahlenwert hierfür an.

Welche Silberionenkonzentration verbleibt in obiger ammoniakalischer Lösung mit $c(NH_3) = 0{,}5$ mol L^{-1}? Wie viel Prozent der gesamten Silbermenge liegt als Ag^+_{aq} vor?

- **Lösungshinweis**

► $2{,}6 \cdot 10^{-5}$ %

- **Lösung**

Bruttogleichung der Komplexbildung:

$$Ag^+ + 2\,NH_3 \rightleftharpoons [Ag(NH_3)_2]^+$$ Komplexbildung

$$[Ag(NH_3)_2]^+ \rightleftharpoons Ag^+ + 2\,NH_3$$ Komplexzerfall

$$K_Z = \frac{\left[Ag^+\right] \cdot [NH_3]^2}{\left[Ag(NH_3)_2^+\right]}$$

$$K_B = \frac{\left[Ag(NH_3)_2^+\right]}{\left[Ag^+\right] \cdot [NH_3]^2} = \frac{1}{K_Z} = \frac{1}{6 \cdot 10^{-8}} \frac{L^2}{mol^2} = 1{,}67 \cdot 10^7 \frac{L^2}{mol^2}$$

$$\left[Ag^+\right] = \frac{K_Z \cdot \left[Ag(NH_3)_2^+\right]}{[NH_3]^2}$$

Gemäß Stöchiometrie gilt: $[NH_3] = [NH_3]_0 - 2$ [Komplex]

$$[\text{Komplex}] + [Ag^+] = [Ag^+]_0$$

Geht man jetzt, wie aufgrund der hohen Bildungskonstante nachvollziehbar, von einem sehr stabilen Komplex aus, ist die Konzentration an freien Silberionen im Vergleich zum Komplex vernachlässigbar:

[Komplex] ~ $[Ag^+]_0$. Damit wird es leichter:

$$\left[Ag^+\right] = \frac{K_Z \cdot [Ag^+]_0}{\left([NH_3]_0 - 2\left[Ag^+\right]_0\right)^2} = 6 \cdot 10^{-8} \frac{mol^2}{L^2} \cdot \frac{0{,}01 \frac{mol}{L}}{(0{,}48 \frac{mol}{L})^2} = 2{,}6 \cdot 10^{-9} \frac{mol}{L}$$

Bezogen auf die Anfangskonzentration der Silberionen sind das $2{,}6 \cdot 10^{-5}$ Prozent.

GK 3.2.3, 3.7.2

▪ Aufgabe: Komplexstabilität

Calciumionen sind essenzielle Effektoren in der Blutgerinnungskaskade. Im Blutserum beträgt die Konzentration an freien, verfügbaren Calciumionen ca. 0,36 mmol L^{-1}. Calciumionen bilden mit EDTA einen sehr stabilen Komplex $[Ca(EDTA)]^{2-}$, dessen Komplexzerfallskonstante (ca.) 10^{-10} beträgt.

Geben Sie die Einheit der Komplexzerfallskonstante dieses Komplexes an. Berechnen Sie die Konzentration freier Calciumionen, wenn Sie 1 mol Komplex in 1 L Wasser geben. Ist EDTA geeignet, die Blutgerinnung zu unterbinden? Das heißt, wird durch EDTA-Zugabe die physiologische Calciumionenkonzentration signifikant reduziert?

▪ Lösungshinweis

► 10^{-5} mol L^{-1}, ja

▪ Lösung

Reaktionsgleichung

$$Ca^{2+} + EDTA^{4-} \rightleftharpoons [Ca(EDTA)]^{2-}$$

$$K_Z = \frac{\left[Ca^{2+}\right]\cdot\left[EDTA^{4-}\right]}{\left[Ca(EDTA)^{2-}\right]} \text{ in } \frac{\text{mol}}{\text{L}}$$

$$\rightarrow \left[Ca^{2+}\right]\cdot\left[EDTA^{4-}\right] = \left[Ca^{2+}\right]^2 = K_Z \cdot \left[Ca(EDTA)^{2-}\right]$$

$$\left[Ca^{2+}\right] = \sqrt{K_Z \cdot \left[Ca(EDTA)^{2-}\right]} = 10^{-5}\,\frac{\text{mol}}{\text{L}}$$

Da die Konzentration der Calciumionen im Blutplasma 4 Zehnerpotenzen größer ist als die hier berechnete Konzentration freier Calciumionen, entsteht der Komplex spontan unter erheblicher Reduktion des freien Calciumspiegels. Damit wird die Blutgerinnung signifikant blockiert.

GK 3.7.1

▪ Aufgabe: Komplexstabilität

Ordnen Sie folgende Metallkomplexe **A–E** (**◘** Abb. 14.4) nach steigender Stabilität.

▪ Lösungshinweis

► A < C < E < B < D

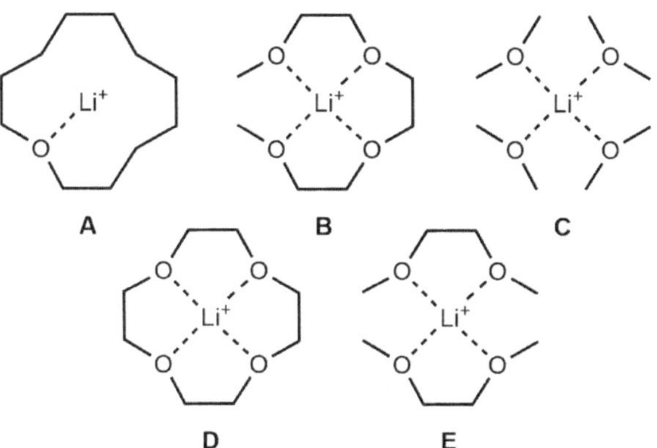

◘ Abb. 14.4

■ Lösung

Wichtig: In allen Komplexen erfolgt die Anbindung des Liganden über ein Sauerstoffatom. Damit ist die Bindungsstärke zwischen dem Zentralteilchen und dem Liganden pro Bindung ungefähr gleich. Folglich kommen entropische Faktoren stark zum Tragen.

Anzahl und Art der Bindungsstellen der Liganden

Komplex **A** hat nur 1 Bindung zwischen Ligand und Zentralion, er ist deshalb am schwächsten. Die Komplexe **B–E** haben jeweils 4 Bindungen, hinsichtlich der Enthalpie gibt es also kaum einen Unterschied. Entscheidend ist aber die Entropie.

Entropie

Betrachten wir die Bildung der Komplexe ausgehend vom gleichen Ausgangspunkt, einem Aquakomplex (früher auch: Aquokomplex, ■ Abb. 14.5). Mit 4 Molekülen Dimethylether (Me_2O, Me–O–Me) als Liganden werden 4 Wassermoleküle freigesetzt, aus 5 Teilchen werden wieder 5. Entropisch also wenig Änderung. Anders sieht das im Fall des sog. Kronenethers aus:

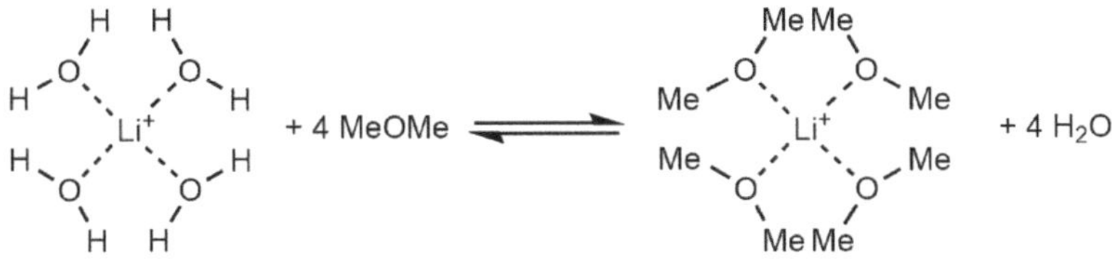

■ **Abb. 14.5**

Aus 2 Teilchen werden wieder 5 (■ Abb. 14.6). Das ist eine signifikante Zunahme der Entropie, die in erster Linie durch die freigesetzten Wassermolekülen begründet ist.

Diese Bilanz ergibt dann für die Fälle **B–E**:

B: 2 → 5	**C:** 5 → 5	**D:** 2 → 5	**E:** 3 → 5

Chelateffekt

Wie sieht das dann mit der Unterscheidung von **B** und **D** aus (■ Abb. 14.7)? Hier kommt die vollständig geschlossene Struktur im Fall **D** zum Zug. Der Ligand ist ideal auf die Komplexbildung vorbereitet, alles ist schon dort, wo es später sein soll. Der offenkettige Ligand **B** muss sich erst um das Metall »wickeln«, seine Konformation muss geändert werden, sodass alles passt. Das kostet Energie, der Komplex ist deshalb weniger stabil.

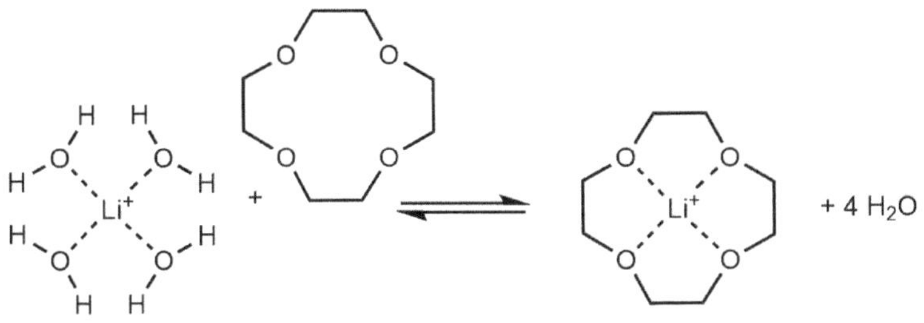

■ **Abb. 14.6**

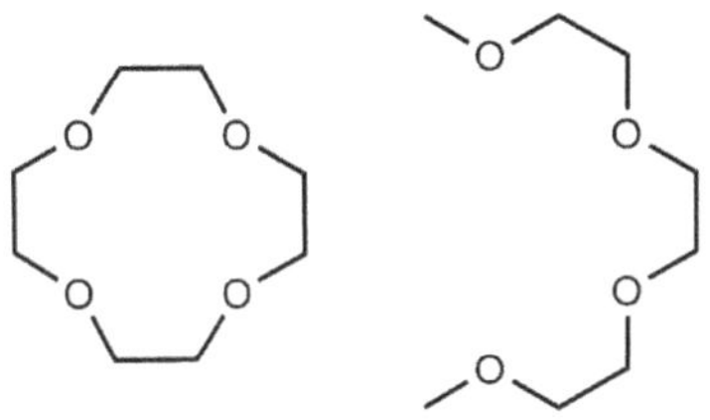

■ **Abb. 14.7**

Medizinisch relevante Materialien

Medizinisch relevante Materialien

J. Schatz, *Übungsbuch Chemie für Mediziner*,
DOI 10.1007/978-3-662-53488-5_15,

Das Übungsbuch schließt mit einem kurzen Kapitel zu dem erst kürzlich in den Gegenstandskatalog eingeführten Themenschwerpunkt »medizinische-relevante Materialien«. Hier finden sich kurze Aufgaben zu Polymeren und Polymerisationsreaktionen, Legierungen und Werkstoffen allgemein.

15.1 Zusammenfassung

Unter den medizinisch relevanten Materialien finden sich:
- Polymere (Kunststoffe)
- Keramiken, oxidische Werkstoffe
- Metalle und Legierungen

All diese genannten Dinge sind per se natürlich chemische Verbindungen, über deren Eigenschaften schon in anderem Zusammenhang gesprochen wurde. Deshalb ist in diesem Kapitel wenig Neues zum Verständnis notwendig. So ist zum Beispiel ein Polyester in erster Linie ein Ester. Alles was bisher galt, gilt hier natürlich genauso, das reduziert den Aufwand signifikant!

Monomere → Polymere

Polymere werden nach dem Monomer mit der Vorsilbe Poly- benannt. Die Polymerisation von Ethylen ergibt Polyethylen, Styrol wird zu Polystyrol. Aus den Monomeren lässt sich die Wiederholungseinheit der Polymere bestimmen.

Polymere lassen sich durch die Art der chemischen Bindung zwischen den Monomerbausteinen unterscheiden, man sprich zum Beispiel von Polyester, Polyamide, Polysiloxan etc. Gebildet werden diese in Polyadditionen, -kondensationen, radikalischer, anionischer, kationischer oder koordinativer Kettenpolymerisation.

Legierung = Mischung aus Metallen

Legierungen sind Mischungen aus Metallen. Die Eigenschaften können durch die Legierungsbestandteile modifiziert und an den Verwendungszweck angepasst werden. Wichtig in der Medizin sind die Edelstähle, da diese mit dem Körper kompatibel sind.

Oxidische und nichtoxidische Werkstoffe

Keramiken sind anorganische Materialien, die oft aus Oxiden bestehen. Sie sind meist sehr stabil, dabei aber spröde. Alternativ gibt es auch nichtoxidische Werkstoffe, zum Beispiel Nitride und Carbide.

Materialien können auch als Verbundmaterial eingesetzt werden, um die positiven Eigenschaften verschiedener Materialien zu vereinen.

Da das Thema neu in den Gegenstandskatalog aufgenommen wurde, sind hier noch wenig Fragentypen etabliert, vieles ist in erster Linie Reproduktion von Faktenwissen. Daher im Folgenden nur wenige Fragenbeispiele.

15.2 Aufgaben und Lösungen

GK 8.3

▪ Aufgabe: Polymere

Aus welchen monomeren Bausteinen sind folgende Polymere **A–E** aufgebaut (◘ Abb. 15.1). Um welche Art der Polymerisation handelt es sich wahrscheinlich dabei?

▪ Lösungshinweis

► Cyanonacrylsäuremethylester, anionische Polymerisation; Milchsäure, Polykondensation; Glycolsäure, Polykondensation; Polyalanin, Polykondensation; Dichlordimethylsilan; Polykondensation

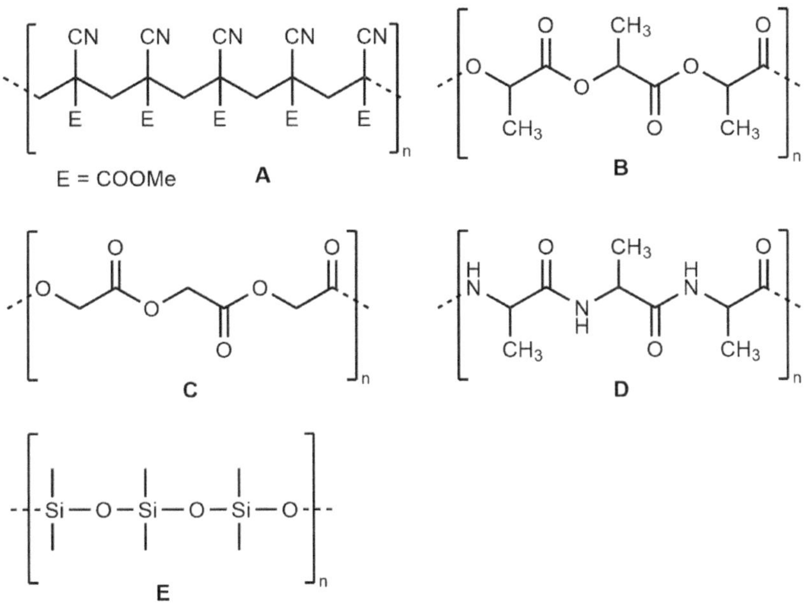

E = COOMe A

B

C

D

E

■ **Abb. 15.1**

■ Lösung

Zur Lösung bestimmt man als Erstes die Wiederholungseinheit, den kleinsten das Polymer aufbauenden Baustein (■ Abb. 15.2).

Da es sich hier um ein reines, gesättigtes Kohlenstoffgrundgerüst handelt, muss das Monomer ein Alken sein, die Polymerisation von Alkenen führt zu polymeren Kohlenwasserstoffen.

Durch welchen Typ Initiator (In*) wird die Polymerisation in Gang gesetzt? Diese Frage lässt sich beantworten, indem man die Stabilität der reaktiven Zwischenstufen betrachtet (■ Abb. 15.3).

Anionisch (–), radikalisch (•), kationisch (+)?

Der Initiator, entweder ein Elektrophil, Nucleophil oder Radikal, greift am Monomer an und die erste reaktive Spezies wird gebildet.

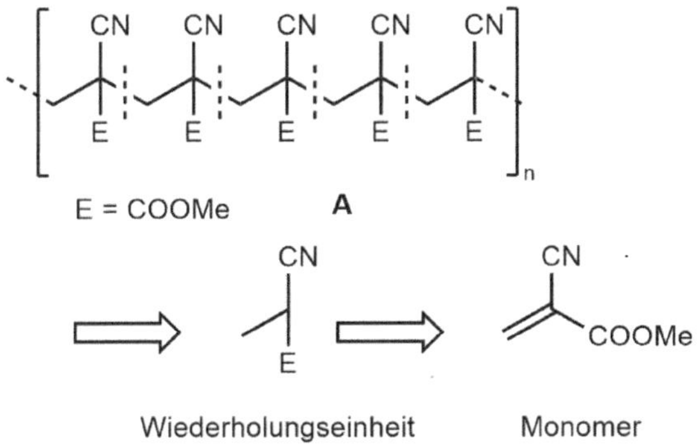

E = COOMe A

Wiederholungseinheit Monomer

■ **Abb. 15.2** Wiederholungseinheit → Monomer

+ In* * = +, –, •

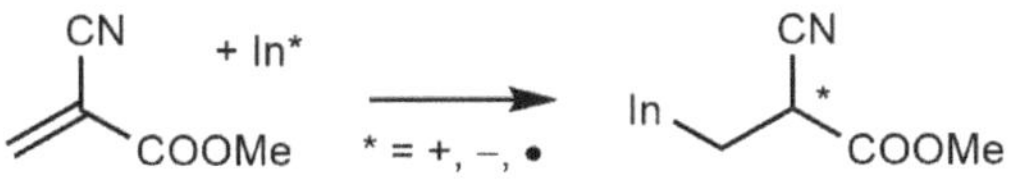

■ **Abb. 15.3** Stabilität der Zwischenstufen

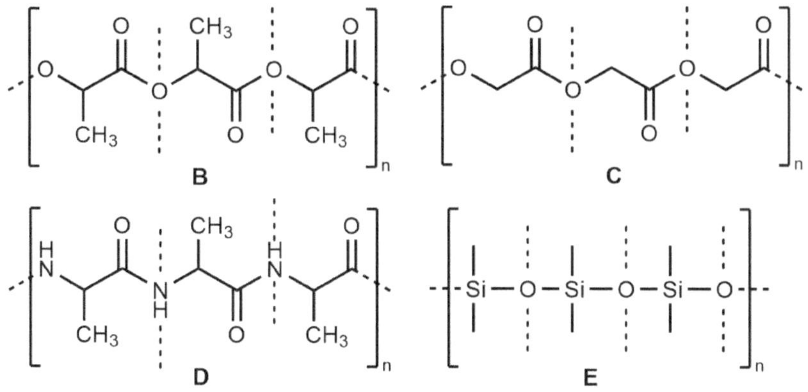

■ **Abb. 15.4**

Welche Zwischenstufe ist jetzt am stabilsten?

Da sowohl die CN- als auch die Estergruppe sehr gute Elektronenakzeptoren sind (EWG), stabilisieren beide effektiv negative Ladungen. Damit ist eine durch ein Nucleophil ausgelöste Polymerisation am wahrscheinlichsten. Tatsächlich reichen Feuchtigkeitsspuren in der Luft, um das Monomer zu polymerisieren. Cyan(o)acrylate sind die Monomere der typischen Sekundenkleber, die mit längeren Alkoholen in der Esterkomponente auch in der Medizin eingesetzt werden.

Natürliche Polymere:
- Peptide
- Polysaccharide
- DNA/RNA

Alle anderen Beispiele (Polymere **B–E**) sind Polykondensationen (■ Abb. 15.4).

- **B**: Polymilchsäure, auch als Polylactid bezeichnet, ein biologisch abbaubarer, biokompatibler Kunststoff.
- **C**: Polyglycolsäure (Polyhydroxyessigsäure) ist ebenfalls biologisch abbaubar und wird in der Medizin als Nahtmaterial verwendet, was nach ca. 60–90 Tagen vollständig vom Körper resorbiert werden kann.
- **D**: Polyalanin, ist als einfaches Peptid, ein Polyamid.
- **E**: Polydimethylsiloxan auch unter den Namen Dimeticon bekannt, wird als Entschäumer gegen Gasansammlungen im Magen-Darm-Trakt verwendet.

GK 8.1

■ Aufgabe: Legierung

Bilden Kupfer und Zinn eine gute Legierung? Begründen Sie Ihre Aussage.

■ Lösungshinweis

► Ja (Bronze)

■ Lösung

MK: Einlagerungs- und Substitutionsmischkristall

Sind die Metalle vollständig ineinander löslich, spricht man von Mischkristallen (MK). In diese Klasse fällt die als Bronze bekannte Legierung aus Kupfer und Zinn.

Atomradien

Komplizierte Sache, aber ein ganz einfache Betrachtungsweise hilft schon weiter: Kupfer und Zinn haben fast identische Atomradien, daher können sich die beiden Elemente in der Metallbindung der Legierung jeweils gut ersetzen, das Kristallgitter wird durch den Einbau des Fremdmetalls wenig gestört.

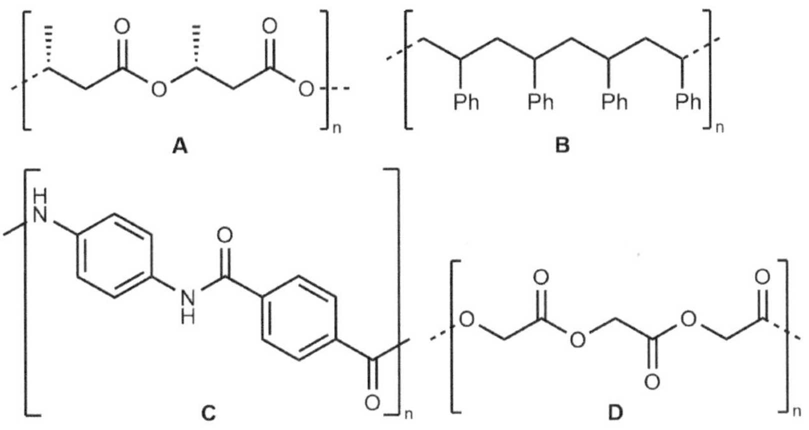

■ Abb. 15.5

■ **Aufgabe: Biologisch abbaubare Kunststoffe** GK 8.3

Welcher der folgenden Polymere **A–D** (■ Abb. 15.5) ist biologisch abbaubar?

■ **Lösungshinweis**

► A, D

■ **Lösung**

Die biologische Abbaubarkeit hängt stark von den Bindungen ab, die das Polymer aufbauen. Reine Kohlenstoffketten sind ziemlich stabil und damit schwer abbaubar, Polyester können dagegen hydrolysiert werden. Damit sind die beiden Polyester **A** und **D** gute Kandidaten. Bei **B** handelt es sich um Polystyrol, Kohlenwasserstoff und bekanntermaßen weniger gut abbaubar. Kunststoff **C** ist Kevlar, das Polymer, das in den schusssicheren Westen eingesetzt wird.

Natürlich ist das nur ein erster Hinweis. Schlussendlich muss der Versuch zeigen, ob etwas biologisch abbaubar ist oder nicht. Dies hängt unter anderem auch von der Größe der Teilchen ab, die betrachtet werden.

■ **Aufgabe: Werkstoffe** GK 8

Geben Sie an, um welchen Typus Werkstoff es sich bei den folgenden Verbindungen handelt:

$CuSn$, $[Ca_5(PO_4)_3F]$, (BN), Al_2O_3, $(C_6H_{10}O_5)_n$, Mo_2C

■ **Lösungshinweis**

► Legierung, oxidische Keramik, nichtoxidische Keramik (Nitrid), oxidische Keramik, Polymer, nichtoxidische Keramik (Carbid)

■ **Lösung**

$CuSn$: Bronze
$[Ca_5(PO_4)_3F]$: Fluorapatit, alter Bekannter aus der Zahnmedizin
(BN): Bornitrid, nichtoxidische Keramik, Schleifmittel, nach Diamant zweithärtestes Material
Al_2O_3: Aluminiumoxid, Korund, sehr hart
$(C_6H_{10}O_5)_n$: Stärke, Biopolymer
Mo_2C: Molybdäncarbid, deutlich weicher als Wolframcarbid (Handelsname »Widia« = »**Wie Dia**mant«).

Serviceteil

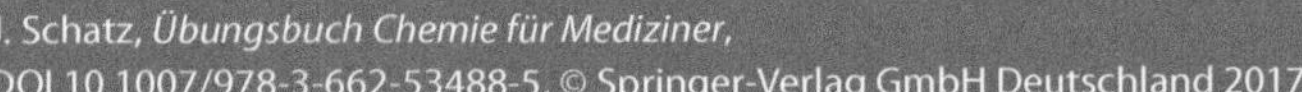
J. Schatz, *Übungsbuch Chemie für Mediziner*,
DOI 10.1007/978-3-662-53488-5, © Springer-Verlag GmbH Deutschland 2017

Stichwortverzeichnis

E

F

G

H

I

K

W

X

Z